RICHARD C. SCHWARTZ

Kein Teil von mir ist schlecht

Richard C. Schwartz

Kein Teil von mir ist schlecht

IFS
INTERNAL FAMILY SYSTEMS

Mit dem Modell des inneren Familiensystems Trauma heilen und zur Ganzheit zurückfinden

Mit einem Vorwort von Alanis Morissette

Aus dem amerikanischen Englisch übersetzt von Bernhard Kleinschmidt

arbor

Arbor Verlag
Freiburg im Breisgau

Die Originalausgabe erschien 2021 unter dem Titel: *No Bad Parts. Healing Trauma & Restoring Wholeness with the Internal Family Systems Model* bei Soundstrue, Boulder, CO, USA.

Deutsche Erstausgabe
5. Auflage 2025

This translation published by arrangement with Sounds True and by the agency of Agence Schweiger
Lektorat: Ralf Lay
Umschlaggestaltung: © mediengenossen.de nach einem Entwurf von Lisa Kerans
Satz: mediengenossen.de
Druck und Bindung: Memminger MedienCentrum Druckerei und Verlags-AG

Dieses Buch wurde auf 100 % Altpapier gedruckt und ist alterungsbeständig. Weitere Informationen über unser Umweltengagement finden Sie unter www.arbor-verlag.de/umwelt

www.arbor-verlag.de

ISBN 978-3-86781-367-9

INHALT

TEIL 2 SELBSTFÜHRUNG

TEIL 3 DAS SELBST IM KÖRPER UND IN DER WELT

VORWORT

Ich erinnere mich gut daran, wie ich das von Dick Schwartz entwickelte Modell der Inneren Familie IFS *(The Inner family systems Therapy)* praktisch kennenlernte. Inmitten des zweiten Schubs einer Wochenbettdepression war ich nach Asheville in North Carolina geflogen, um mich damit auseinanderzusetzen, weshalb ich chronisch überarbeitet war, mehr tat, als von mir verlangt wurde, und mich allgemein zu sehr strapazierte. Eine solche Lebensweise gilt heute zunehmend als normal und wird sogar propagiert, obwohl sie verheerende Folgen für unseren Körper, unser Gefühlsleben und unsere Beziehungen hat. In Asheville verbrachte ich mehrere Tage bei Bryan Robinson, der einen wichtigen Beitrag zur Behandlung von Arbeitssucht geleistet hat. Ich wollte mit aller Kraft einen Blick auf die Elemente meiner inneren Welt richten, die mich in Erstarrung versetzten, während ich mich zugleich hektisch im immer schneller werdenden Hamsterrad des Lebens abstrampelte.

Während einer tiefen Erkundung meines Zustands sah ich Bryan plötzlich an und fragte: »Was ist das eigentlich, Bryan?«

»Das ist IFS«, antwortete er.

Ich lächelte, weil ich diese Methode so elegant, zutiefst freundlich und umfassend fand. Ich konnte meinen Sitz des Bewusstseins wesentlich leichter finden, wenn ich einen Dialog mit den vielen unterschiedlichen Teilen in meinem Innern führte, von denen manche sich schon sehr lange nach Aufmerksamkeit sehnten. Bei der IFS-Arbeit fand ich einen Anker, eine Haltung der warmen Neutralität und des neugierigen Beobachtens. Außerdem fand ich Mitgefühl für mich selbst, obwohl ich es bis dahin als beinah unmöglich empfunden hatte, meiner Psyche so etwas zukommen zu lassen.

Solange ich mich erinnern kann, bin ich eine Person mit Teilen. Der komplexe, zerbrechliche und vielfältige Zustand des menschlichen Daseins hat mich schon immer fasziniert. Als ich anfing, mich mit IFS zu beschäftigen, begeisterte mich die Vorstellung, dass ich zu unserer angeborenen Ganzheit zurückkehren konnte, indem ich jedem »Teil« von mir Aufmerksamkeit und Fürsorge zukommen ließ, egal, wie bewundernswert, erschreckend, hartnäckig und manchmal auch schmerzhaft er sich darstellte. Es war ermutigend, dass mein wütender Teil, mein mütterlicher Teil, mein künstlerischer Teil, mein finanziell verantwortungsvoller (oder verantwortungsloser!) Teil und mein freigeistiger Teil mir irgendwie Erkenntnisse vermitteln konnten, wenn ich ihnen nur mein Herz öffnete und sie mit Neugier betrachtete. Jeder Teil – so beängstigend, erhellend oder geheimnisvoll er auch scheinen mochte – konnte mir Weisheit, Trost und Impulse vermitteln.

Mit der Zeit sah ich diese inneren Teile als Boten. Wenn ich mit ihnen in einen Dialog eintrat, brachten sie mir Orientierungshilfen und Einsichten. Dadurch konnte ich das ganze System meiner vielen »Ichs« in meine Persönlichkeit und meinen Alltag integrieren. Sogar mit- und untereinander konnten die Teile kommunizieren, unterstützt von meinem höchsten Selbst. Dadurch ergaben sich Klarheit, Ideen und Antworten auf scheinbar unüberwindlich komplizierte Fragen zu meinem Leben. Diese Antworten kamen schnell und spontan, während ich sprechend, schreibend, mit Bewegungen und durch künstlerische Mittel mit den vielen Teilen in mir kommunizierte, selbst und gerade dann, wenn es jene waren, die mir am meisten Angst machten.

In meiner inneren Welt begegnete ich meinem mörderischen Zorn, meiner Beschämung, ich begegnete Schrecken, Depression, Schmerzen und Sehnsüchten, Demütigungen und Kummer. Neben diesen »dunklen« oder »schlechten« Teilen, die mich scheinbar zur Wiederholung bestimmter Muster und zu schmerzhaften Gewohnheiten verdammen wollten, gab es aber auch »helle« oder »gute« Teile, bei denen es ebenfalls Mut erforderte, wenn ich mich ihnen öffnen wollte. Es waren visionäre, großzügige und intelligente Teile, solche mit Führungsqualitäten und mit Begabungen, Empfindsamkeit und Empathie. Mit manchen Teilen konnte ich leichter kommunizieren als mit anderen, wieder andere kamen mir riskanter oder geradezu bedrohlich vor. Je tiefer ich in die IFS-Arbeit vordrang, desto mehr kamen mir die Worte und Gedanken von Dick Schwartz befreiend wahr vor – dass jeder Teil, so quälend er sich auch verhielt und so verborgen, verwirrend oder schmerzhaft er auch war, die besten Absichten für mich hegte und hilfreiche Botschaften bereithielt. Ausnahmslos schenkte mir jeder einzelne Teil, ob verbannt oder beschützend, zutiefst wohlwollende und weise Einsichten, wenn ich ihn von meinem höchsten Selbst aus betrachtete und wenn ich mir nur die Zeit nahm, mich mit ihm zu beschäftigen.

Während ich immer vertrauter mit IFS wurde, kam ein erfüllendes Gefühl der Spiritualität zum Vorschein. Das war eine seelenvolle Belohnung dafür, dass ich meiner Neugier erlaubt hatte, ganz langsam mein gefesseltes Herz zu öffnen. Ich sah, dass das Selbst, das einen Dialog mit allen Teilen des Egos führte, meine Seele und die Seele an sich war. Durch dieses Gewahrsein ergab sich ein direktes, körperlich empfundenes Gefühl von Gott/Liebe/Geist/Mitgefühl. Mir wurde klar, dass der wahre Dialog dann begann, wenn ich den »Sitz« des Selbst fand. Erkennen würde ich das, wenn ich mir der acht an keine bestimmten Ziele gebundenen Eigenschaften bewusst wurde, die IFS dem Selbst zuschreibt: Kreativität, Mut, Neugier, Verbundenheit, Mitgefühl, Klarheit, Ruhe, Selbstvertrauen. Was mich mein ganzes Leben lang eingeschüchtert hatte – nach innen zu gehen, um Verantwortung für meine Begierden, Zwänge, Auslöser und Reaktionen zu übernehmen und sie zu erforschen –, wurde allmählich zu einer aufregenden Aufgabe. Durch IFS wurde die ganze analytische und Schattenarbeit, die ich bereits geleistet hatte, auf eine völlig neue Ebene der Heilung gehoben.

Ich bin sehr dankbar, dass Dick Schwartz sich weiterhin engagiert, IFS weltweit bekannt zu machen. Zu sehen, wie er mit Menschen arbeitet, ist eine wahrhaft bewegende Erfahrung. Ich glaube, wir brauchen IFS heute mehr denn je, denn wir können damit Freundlichkeit, Weisheit und Kraft gewinnen, wenn wir bereit sind, nach innen zu blicken. Dabei erhält jeder einzelne Teil von uns einen Moment im Licht. Indem wir den Teilen, die es am meisten brauchen, unsere Aufmerksamkeit zuwenden, kommt es zu einer echten Heilung. Und während in uns das Mitgefühl für uns selbst wächst, hat das auch langsam, aber sicher eine Wirkung auf unsere Umgebung. Es unterstützt unser Wachstum und die Entwicklung einer Welt, in der es weniger Uneinigkeit, Streit und sinnloses Leiden gibt. Wir erkennen, dass unsere zugleich empfindliche und strahlende Menschlichkeit uns allen gemeinsam zu eigen ist.

ALANIS MORISSETTE

San Francisco, Kalifornien
März 2021

EINLEITUNG

Als Psychotherapeut habe ich mit vielen Menschen gearbeitet, die zu mir kamen, nachdem ihr Leben kurz zuvor regelrecht zusammengebrochen war. Alles war bestens gelaufen, bis unvermutet ein Herzinfarkt, eine Scheidung oder der Tod eines Kindes auf den Plan traten. Ohne dieses erschütternde Ereignis wären sie nie auf die Idee gekommen, eine Therapie zu machen, denn sie hatten sich erfolgreich gefühlt.

Nachdem so etwas passiert ist, hat man nicht mehr dasselbe Maß an Antrieb und Entschlossenheit. Frühere Ziele wie ein großes Haus oder Anerkennung durch andere verlieren ihre Bedeutung. Man fühlt sich auf ungewohnte, beängstigende Weise haltlos und verletzlich. Außerdem ergibt sich eine neue Offenheit. Durch die Risse im Schutzpanzer kann etwas Licht dringen.

Ein solches Ereignis mag wie ein Weckruf wirken, wenn ich den Betroffenen helfen kann, die angestrengten, materialistischen und konkurrenzorientierten Teile, von denen ihr Leben bisher beherrscht wurde, davon abzuhalten, die Dominanz wiederzuerlangen. Dann können diese Menschen erforschen, was sonst noch in ihrem Innern vorhanden ist. Dabei finden sie in der Regel Zugang zu dem, was ich als das *Selbst* bezeichne.

Es ist ein Wesenskern aus Ruhe, Klarheit, Mitgefühl und Verbundenheit. Aus ihm heraus können sie jenen Teilen von sich zuhören, die von dominanteren Teilen in die Verbannung geschickt wurden. Wenn sie feststellen, dass sie einfache Freuden lieben – den Aufenthalt in der Natur, Lesen, kreative Tätigkeiten, ihren Freundeskreis, die Nähe zu Partnerin, Partner oder Kindern, die Unterstützung anderer Menschen –, dann entscheiden sie sich oft, ihr Leben so zu ändern, dass Raum für ihr Selbst und die neu entdeckten Teile in ihnen entsteht.

Es ist kein Zufall, dass solche Menschen und wir alle von angestrengten, materialistischen und konkurrenzorientierten Teilen beherrscht werden. Schließlich ist das genau die Einstellung, die in den meisten Ländern der Erde dominiert, besonders in meiner Heimat, den Vereinigten Staaten. Wenn meine Klientinnen und Klienten im Klammergriff solcher Teile sind, achten sie kaum auf den Schaden, den sie ihrer Gesundheit und ihren Beziehungen zufügen. In ähnlicher Weise nehmen von grenzenlosem Wachstum besessene Länder kaum Rücksicht auf die Wirkung, die ihr Verhalten auf die Mehrheit ihrer Bevölkerung, das Klima und die ganze Erde hat.

Solche blinden Bestrebungen – von einzelnen Menschen oder ganzen Ländern – führen normalerweise zu irgendeiner Art Zusammenbruch. Während ich dies schreibe, befinden wir uns inmitten der Covid-19-Pandemie. Sie hat das Potenzial, der Weckruf zu sein, den wir brauchen, um später nicht Schlimmeres zu erleiden, aber es bleibt abzuwarten, ob die Politik diese schmerzhafte Pause nutzen wird, der Mehrheit der Bevölkerung zuzuhören und zu lernen, mit anderen Ländern zu kooperieren, statt zu konkurrieren. Ob wir uns wohl national und international so ändern können, wie es meinen Klientinnen und Klienten oft gelingt?

Von Natur aus gut

Die nötigen Veränderungen werden wir nicht ohne ein neues Modell des Denkens zustande bringen. Dazu schreibt der Ökologe Daniel Christian Wahl:

> *»Die Menschheit wird erwachsen und braucht eine ›neue Geschichte‹, die kraftvoll und bedeutungsvoll genug ist, eine globale Zusammenarbeit in Bewegung zu setzen und eine kollektive Reaktion auf die parallelen herbeizuführen […] In dem fundamental vernetzten und von gegenseitiger Abhängigkeit geprägten Planetensystem, zu dem wir gehören, sorgen wir dann am besten für uns und uns nahestehende Menschen, indem wir uns mehr um den Nutzen für das Kollektiv (allen Lebens) kümmern. Sinnbildlich ausgedrückt, sitzen wir alle im selben Boot, unserem planetaren Lebenserhaltungssystem, das Buckminster Fuller als ›Raumschiff Erde‹ bezeichnete. Ein Denken im Sinne von ›die anderen gegen uns‹, das die Politik zwischen Nationen, Unternehmen und Menschen allzu lange beherrscht hat, ist zutiefst anachronistisch.«*[1]

Der frühere amerikanische Präsident Jimmy Carter ist derselben Meinung: »Was wir jetzt mehr denn je brauchen, ist eine politische Führung, die uns von der Angst wegsteuert und mehr Vertrauen in das angeborene Wohlwollen und den Erfindungsreichtum der Menschheit fördert.«[2] So, wie es momentan steht, können unsere Politiker das allerdings nicht tun, denn die gängige Denkweise hebt die dunklen Aspekte der Menschheit hervor.

Deshalb brauchen wir ein neues Paradigma, welches überzeugend darstellt, dass die Menschheit von Grund auf gut und untrennbar miteinander verflochten ist. Mit einem solchen Verständnis können wir endlich den Schritt von einer ego-, familien- und ethnozentrischen Haltung hin zu einer spezies-, bio- und planetenzentrischen Haltung tun.

Leicht wird diese Veränderung nicht sein, denn allzu viele unserer zentralen Institutionen basieren auf der dunklen Perspektive. Ein Beispiel ist der Neoliberalismus, die ökonomische Philosophie von Milton Friedman. Sie bildet die Basis des ruinösen Kapitalismus, der seit den Tagen von Ronald Reagan und Margaret Thatcher viele Länder beherrscht, darunter die Vereinigten Staaten. Der Neoliberalismus geht von der Annahme aus, dass der Mensch von Grund auf eigennützig ist, weshalb alle in einer Welt, in der nur die Tüchtigsten überleben, für sich selbst sorgen sollen. Die Regierung soll sich zurückhalten, damit die Tüchtigsten uns helfen können, nicht nur zu überleben, sondern auch zu gedeihen. Diese ökonomische Philosophie hat sowohl zu gewaltiger Ungleichheit geführt als auch zu der Vereinzelung und Polarisierung unter den Menschen, die heute so dramatisch sichtbar wird. Daher ist die Zeit reif für einen neuen Blick auf die menschliche Natur, die den Geist der Zusammenarbeit und Fürsorglichkeit freisetzt, der in unserem Herzen wohnt.

Das Versprechen von IFS

Ich weiß, es klingt vollmundig, aber dieses Buch bietet ein belebendes, von praktischen Anwendungsmöglichkeiten begleitetes Paradigma, mit dem die nötigen Veränderungen erreicht werden können. Es ist voller Übungen, die meine radikal positive Ansicht über den menschlichen Geist bestätigen werden. Dadurch können Sie selbst entsprechende Erfahrungen machen (statt mir einfach Glauben zu schenken).

Ich arbeite nun schon fast vier Jahrzehnte an IFS, dem System der Inneren Familie. Es war eine lange, faszinierende und – wie in diesem Buch deutlich werden wird – spirituelle Reise, von der ich Ihnen erzählen will. Sie hat meine Ansichten über mich selbst, über andere, über das Gute im Menschen und darüber, wie viel Wandel möglich ist, entscheidend verändert. Im Lauf der Zeit hat auch IFS sich verändert. Von einer reinen Psychotherapie ist es zu einer Art spiritueller Praxis geworden, auch wenn man sich nicht als spirituell bezeichnen muss, um es zu praktizieren. Im Kern ist IFS ein liebevoller Umgang mit dem Inneren (also mit den eigenen Teilen) und der Außenwelt (den Menschen in unserem Leben), weshalb es in diesem Sinne auch eine Lebenspraxis ist. Es ist etwas, was Sie täglich in jedem Moment tun können – zu jeder beliebigen Zeit, allein oder im Umgang mit anderen.

An diesem Punkt meldet sich womöglich ein Teil von Ihnen, der skeptisch ist. Für die Einleitung eines Buchs waren das schließlich eine Menge Versprechen. Ich bitte daher nur darum, dass Ihr kritischer Teil Ihnen genügend inneren Raum lässt, sich eine Weile mit den hier vorgestellten Ideen zu beschäftigen und dabei auch einige von den Übungen auszuprobieren. Nach meiner Erfahrung ist es schwer, an das Versprechen von IFS zu glauben, bis man sich tatsächlich an die Arbeit macht.

TEIL 1

Innere Familiensysteme

1 | WIR SIND ALLE MULTIPEL VERANLAGT

Wir sind allesamt in einem Glaubenssystem aufgewachsen, das als eingleisig bezeichnet werden kann. Es ist die Vorstellung, wir hätten einen einheitlichen Geist, aus dem verschiedene Gedanken, Emotionen, Impulse und Bedürfnisse kämen. An dieses Paradigma glaubte auch ich, bis ich in meiner therapeutischen Praxis auf Menschen stieß, die mich etwas anderes lehrten. Weil die Idee von einem einheitlichen Geist in unserer Kultur allgemein vorausgesetzt wird, zweifeln wir eigentlich nie daran, ob es sich wirklich um die Wahrheit handelt. Deshalb möchte ich Ihnen vorschlagen, einen Blick – einen zweiten Blick – darauf zu werfen, wer Sie wirklich sind. Konkret lade ich Sie ein, das Paradigma der Vielfalt auszuprobieren, von dem IFS ausgeht, und die Möglichkeit in Betracht zu ziehen, dass Sie wie alle anderen Menschen eine multiple Persönlichkeit haben. Was eine gute Sache ist.

Natürlich will ich damit nicht sagen, Sie hätten eine multiple Persönlichkeitsstörung (die heute als »dissoziative Persönlichkeitsstörung« bezeichnet wird). Allerdings glaube ich, dass Menschen mit dieser Diagnose sich gar nicht so sehr von allen anderen unterscheiden. Was bei diesen Personen als »Alters« bezeichnet wird, ist dasselbe, was wir in IFS *»Teile«* nennen, und sie existieren in uns allen. Der einzige Unterschied besteht darin, dass Menschen mit einer dissoziativen Persönlichkeitsstörung meist furchtbare traumatische Erlebnisse hinter sich haben, durch die ihr Teile-System mehr als üblich auseinandergesprengt wurde. Daher hebt sich jeder Teil deutlicher heraus und ist stärker mit den anderen polarisiert und von ihnen getrennt.

Anders ausgedrückt, werden wir alle mit vielen Unterpersönlichkeiten geboren, die in unserem Innern unablässig interagieren. Das ist genau das, was wir im Allgemeinen als »Denken« bezeichnen, denn die Teile sprechen ständig miteinander und mit uns, zum Beispiel über das, was wir tun müssten, über die beste Vorgehensweise und so weiter. Erinnern Sie sich doch daran, wie Sie einmal vor einer schwierigen Entscheidung standen. Wahrscheinlich haben Sie dann einen Teil sagen hören: »Pack's an!«, während ein anderer warnte: »Lass bloß die Finger davon!« Weil wir meinen, es würde sich in einem solchen Fall nur darum handeln, dass wir zwiespältige Gedanken haben, achten wir nicht auf die inneren Akteure, die hinter der Debatte stehen. IFS hilft Ihnen dabei, diese Akteure nicht nur wahrzunehmen, sondern auch aktiv die innere Führung zu übernehmen, die Ihr Teile-System braucht.

Vielleicht kommt es Ihnen zuerst unheimlich oder verrückt vor, sich als multiple Persönlichkeit vorzustellen, aber ich hoffe, Sie davon überzeugen zu können, dass dies in Wirklichkeit befreiend wirkt. Beunruhigend klingt es nur, weil eine innere Multiplizität in unserer Kultur pathologisiert worden ist. Wer getrennte autonome Persönlichkeiten besitzt, wird als krank oder beschädigt betrachtet, und die Existenz seiner »Alters« wird schlicht für das Ergebnis von traumatischen Erfahrungen gehalten, für die Zersplitterung eines vorher einheitlichen Geistes. Aus dieser Perspektive ist unser natürlicher Zustand ein einheitlicher Geist, sofern dieser nicht durch ein Trauma in Stücke geschlagen wird wie eine Vase, von der nur noch Scherben übrig sind.

Das herrschende Paradigma hat dazu geführt, dass wir unsere Teile fürchten und sie als pathologisch betrachten. Bei unseren Versuchen, etwas zu kontrollieren, was wir für beunruhigende Gedanken und Emotionen halten, bekämpfen, ignorieren, disziplinieren oder verbergen wir jedoch nur genau jene Impulse, die uns davon abhalten, das zu tun, was wir in unserem Leben tun wollen. Oder wir schämen uns für sie und sind beschämt, weil wir nicht in der Lage sind, sie zu kontrollieren. Anders gesagt, hassen wir alles, was uns in den Weg kommt.

Eine solche Verfahrensweise ergibt durchaus Sinn, aber nur dann, wenn wir unsere inneren Hindernisse lediglich als irrationale Gedanken oder extreme Emotionen sehen, die einem einheitlichen Geist entspringen. Wenn wir zum Beispiel Angst davor haben, einen Vortrag zu halten, können wir versuchen, diese Angst mit Willenskraft zu überspielen oder sie mit rationalen Gedanken zu korrigieren. Hält sie trotzdem an, können wir unsere Kontrollversuche eskalieren lassen, indem wir uns als Feigling kritisieren, uns mit irgendetwas im Übermaß betäuben oder meditieren, um uns darüber zu erheben. Wenn keine dieser Maßnahmen funktioniert, passen wir der Angst unser Leben an. Das heißt, wir meiden Situationen, in denen wir in der Öffentlichkeit sprechen müssen, fühlen uns als Versager und fragen uns, was mit uns eigentlich nicht in Ordnung ist. Zu allem Übel suchen wir schließlich eine therapeutische Praxis auf, wo man uns eine Diagnose für unseren verwirrten einheitlichen Geist ausstellt. Durch diese Diagnose fühlen wir uns mangelhaft, unser Selbstwertgefühl nimmt ab, und unsere Beschämung bringt uns dazu, alle unsere Schwächen zu verbergen und der Welt ein perfektes Image zu präsentieren. Vielleicht ziehen wir uns auch aus allen Beziehungen zurück, weil wir fürchten, die Leute würden hinter unsere Maske blicken und uns dafür verurteilen. Wir identifizieren uns mit unseren Schwächen und nehmen an, dass wir tatsächlich mangelhaft sind. Wir meinen, wenn andere Menschen unser wahres Ich sähen, würden sie davon regelrecht angewidert sein.

»Wenn die Leute mich fragten, ob ich bereit dafür sei, dass sich mein Leben ändern würde, kapierten sie wohl nicht richtig, was das bedeutete. Es ging nicht nur darum, dass Fremde erfahren würden, wer ich war. Es war etwas anderes, was ich immer wieder erlebte. Wenn ich den Leuten in die Augen blickte, meldete sich manchmal eine leise Stimme in meinem Kopf und fragte: ›Wärt ihr auch so begeistert, mich kennenzulernen, wenn ihr wirklich wüsstet, wer ich bin? Wenn ihr alles wüsstet, was ich getan habe? Wenn ihr alle meine Teile sehen könntet?‹«[3]

JONATHAN VAN NESS, Experte in der TV-Sendung *Queer Eye*

Eine kurze Geschichte

Ein solcher Hintergrund aus inneren Polarisierungen entsteht durch die Perspektive, es gäbe einen einheitlichen Geist, verbunden mit wissenschaftlichen und religiösen Theorien darüber, wie primitiv die menschlichen Impulse angeblich sind. Ein vielsagendes Beispiel ist die Theologie des einflussreichen Reformators Johannes Calvin. »Denn unsere Natur«, schreibt dieser, »ist nicht etwa bloß des Guten arm und leer, sondern sie ist fruchtbar und ertragreich im Bösen, sodass sie nie müßig sein kann! […] der ganze Mensch ist von Kopf bis Fuß wie von einer Sintflut derart über und über (mit Sünde) bedeckt, dass kein Teil unberührt ist, und deshalb wird alles, was von ihm kommt, als Sünde gerechnet.«[4] Das wird als Doktrin der *totalen Verderbtheit* bezeichnet und geht davon aus, dass wir nur durch die Gnade Gottes dem Schicksal der ewigen Verdammnis entgehen können. In verschiedenen Versionen hat diese Doktrin jahrhundertelang Protestantismus und Evangelikalismus beeinflusst und eine erhebliche kulturelle Wirkung gehabt. Verwandt damit ist die auch in der katholischen Kirche vorhandene Vorstellung der Erbsünde.

Für diese Denkweise können wir allerdings nicht *allein* die Religion verantwortlich machen. Generationen von Philosophen und Politikern haben behauptet, gleich unterhalb der zivilisierten Fassade, die wir der Welt präsentierten, würden urtümliche Impulse lauern. Sigmund Freud hat zwar wichtige Einblicke in die Psyche vermittelt, von denen viele mit IFS vereinbar sind, aber seine einflussreiche Triebtheorie ist pessimistisch, was die menschliche Natur angeht. Nach ihr befinden sich unter der Oberfläche der Psyche egoistische, aggressive und nach Vergnügen strebende Instinktkräfte, die unbewusst unser Leben bestimmen. Der niederländische Historiker Rutger Bregman fasst diese grundlegenden Annahmen über die menschliche Natur so zusammen:

> *»Dass Menschen von Natur aus egoistisch sind, ist ein Lehrsatz, der im Westen seit Jahrhunderten unterrichtet wird. Große Denker wie Thukydides, Augustinus, Machiavelli, Hobbes, Luther, Calvin, Burke, Bentham, Nietzsche, Freud und die amerikanischen Founding Fathers unterstützten die Fassadentheorie der Gesellschaft.«*[5]

Willenskraft und Scham

Die Betonung von Willenskraft und Selbstkontrolle durchdringt die gesamte amerikanische Kultur. Wir meinen, wir sollten in der Lage sein, unseren primitiven, impulsiven und sündigen Geist durch Willenskraft zu zähmen. Zahllose Selbsthilfebücher machen uns weis, es gehe nur darum, unsere Fähigkeit zur Selbstkontrolle zu stärken und mehr Disziplin zu entwickeln. Auch das Konzept der Willenskraft hat historische Wurzeln, vor allem in der viktorianischen Zeit mit ihrem christlichen Appell, man müsse sich gegen unheilvolle Impulse wehren. Die Idee, Verantwortung für sich selbst zu übernehmen und keine Ausflüchte zu machen, ist tief vor allem im amerikanischen Denken verwurzelt.

Traurigerweise ist unsere Begeisterung für Willenskraft von Politikern und Meinungsmachern dazu benutzt worden, ständig größer werdende Einkommensunterschiede zu rechtfertigen. Man erklärt uns, bestimmte Leute seien arm, weil sie zu wenig Selbstkontrolle hätten, während reiche Leute wohlhabend seien, da sie sich besser kontrollieren könnten. Die Forschung vermittelt ein anderes Bild. Zum Beispiel hat man in Studien nachgewiesen, dass Menschen mit niederem Einkommen handlungsfähig und produktiv werden, sobald man ihnen genügend Geld gibt, ihre Grundbedürfnisse zu decken.[6] Nicht zuletzt angesichts der wirtschaftlichen Auswirkungen der derzeit grassierenden Pandemie ist es jedoch eine sehr reale Tatsache, dass den meisten von uns jederzeit der Teppich unter den Füßen weggezogen werden kann, und diese Bedrohung hält die mit unserem Überlebensinstinkt verbundenen Teile von uns in Gang.

Weil wir das Ethos von der Willenskraft verinnerlicht haben, lernen wir bereits in jungen Jahren, unsere widerspenstigen Teile zu beschämen und zu manipulieren. Wir zwingen sie mit Gewalt, sich zu unterwerfen. Ein bestimmter Teil wird von diesem kulturellen Zwangsregime dazu rekrutiert, unser innerer Feldwebel zu werden, und entwickelt sich oft zu der boshaften kritischen Instanz in uns, die wir liebend gern hassen. Das ist die Stimme, die versucht, uns zu beschämen oder jene Teile von uns loszuwerden, die scheinbar der Beschämung wert sind (weil sie zum Beispiel fiese Gedanken über andere Menschen hervorrufen oder uns an Suchtmittel fesseln).

Wir stellen oft fest, dass Emotionen und Gedanken nur umso stärker werden, je angestrengter wir uns bemühen, sie loszuwerden.

Wir stellen oft fest, dass Emotionen und Gedanken nur umso stärker werden, je angestrengter wir uns bemühen, sie loszuwerden. Das liegt daran, dass unsere Teile sich – wie Menschen – dagegen wehren, beschämt oder verbannt zu werden. Und wenn es uns doch gelingt, sie mit strenger Selbstdisziplin zu beherrschen, werden wir tyrannisiert von dem starren, kontrollsüchtigen inneren Feldwebel. Anders gesagt, sind wir zwar diszipliniert, haben aber nicht viel Freude dabei. Und weil die verbannten (trunksüchtigen, wütenden, hypersexuellen und so weiter) Teile jede vorübergehende Schwäche dazu nutzen, wieder auszubrechen und die Führung zu übernehmen, müssen wir uns ständig vor Personen und Situationen in Acht nehmen, durch die diese Teile aktiviert werden könnten.

Jonathan Van Ness hat es vergeblich mehrfach mit Drogenentzug versucht. Er berichtet:

> *»Nachdem ich schon in der Jugend so viel mit Zwölf-Schritte-Programmen zu tun hatte und mitbekam, wie beim Entzug und in der Kirche ständig Abstinenz gepredigt wurde, übernahm ich die Vorstellung, dass es bei der Heilung um alles oder nichts gehen muss. Für mich trifft das aber eigentlich nicht zu. Ich versuchte, mit sexuellem Missbrauch, Drogenmissbrauch und einer posttraumatischen Belastungsstörung fertigzuwerden, und das passte für mich nicht zu der Idee, ich dürfte nie wieder einen einzigen Joint rauchen […] Der Spruch* Einmal süchtig, immer süchtig *leuchtet mir nicht ein. Ich glaube nicht, dass Sucht eine Krankheit ist, die mit einer lebenslänglichen Strafe belegt werden muss […] Wenn man es ab und zu mal verpatzt oder es nicht schafft, mehrere Monate ohne einen Ausrutscher zustande zu bringen, ist man noch lange nicht geliefert.«*[7]

Es gibt Zwölf-Schritte-Programme, die nicht an den starren Überzeugungen haften, denen Van Ness begegnet ist, und solche Gruppen können einen wunderbaren Rahmen dafür bieten, die eigene Verletzlichkeit zu zeigen und Unterstützung zu bekommen. Außerdem hilft die dort vermittelte Idee, sich einer größeren Macht anzuvertrauen, dem inneren Feldwebel oft dabei, sich zu entspannen oder gar ganz abzutreten. Hingegen funktioniert jede Methode, die unseren inneren Feldwebel noch mehr veranlasst, uns durch Beschämung zu Wohlverhalten zu bringen (und uns als Versager dastehen zu lassen, wenn wir das nicht schaffen), in der Inneren Familie nicht besser als in äußeren Familien, in denen die Eltern Beschämungstaktiken anwenden, um ihre Kinder unter Kontrolle zu halten.

Diese kritischen Bemerkungen zur Willenskraft bedeuten nicht, dass es in IFS keinen Raum für innere Disziplin gäbe. In uns allen gibt es Teile, die sich ähnlich verhalten wie manche Kinder in äußeren Familien – sie wollen etwas, was weder für sie noch für das restliche System gut ist. In IFS weist das Selbst impulsive Teile jedoch entschieden, aber mit Liebe und Geduld in die Schranken, so wie es ideale Eltern tun würden. Außerdem beschämen wir unsere Teile nicht, wenn sie die Führung übernehmen. Stattdessen zeigen wir Interesse an ihnen und nutzen ihre Impulse als Wegweiser, um herauszubekommen, was sie antreibt und geheilt werden muss.

Teile sind keine Hindernisse

Das Paradigma vom einheitlichen Geist kann uns leicht dazu bringen, uns selbst zu fürchten oder zu hassen, weil wir meinen, wir hätten nur einen einzigen Geist (voll primitiver oder sündiger Aspekte), den wir nicht kontrollieren könnten. Während wir das doch verzweifelt versuchen, verheddern wir uns und erzeugen brutale kritische Teile, die uns wegen unseres Versagens angreifen. »Ich habe unheimlich viel Zeit damit verbracht, den kleinen Jack beiseitezuschieben«, schreibt Jonathan Van Ness. »Statt ihn zu unterstützen, habe ich ihn in Stücke gerissen [...] Zu lernen, wie man sich mit tröstendem, liebevollem Mitgefühl selbst um sich kümmert [...] ist von entscheidender Bedeutung, um sich erfüllt zu fühlen.«[8]

Da die meisten psychotherapeutischen Verfahren und die meisten spirituellen Traditionen die Vorstellung eines einheitlichen Geistes vertreten, verstärken ihre Lösungsversuche ihn oft, indem sie uns suggerieren, wir sollten unsere irrationalen Überzeugungen korrigieren oder wegmeditieren, weil sie aus unserem Geist stammende Hindernisse seien. Zum Beispiel bezeichnen viele Meditationsmethoden alle Gedanken als lästig und das Ego als Hindernis oder Ärgernis, weshalb sie ihre Anhänger anweisen, ihre Gedanken entweder zu ignorieren oder zu transzendieren.

In manchen hinduistischen Richtungen heißt es, das Ego wirke für das Prinzip Maya (Sanskrit für »Illusion, Zauberei«), dessen Ziel es sei, dass wir ständig nach Materiellem und nach hedonistischen Vergnügungen strebten. Wie Satan im Christentum gilt es als Versucher, der uns dazu bringt, uns an die äußere Welt der Illusion zu klammern.

In den buddhistischen Lehren verwendet man den Begriff *Affengeist*, um zu beschreiben, wie unsere Gedanken im Bewusstsein umherspringen wie ein aufgeregter Affe. In seinem Buch *Monkey Mind* kommentiert Ralph De La Rosa:

> *»Ist es da verwunderlich, dass der Monkey Mind weltweit der Feind der Meditierenden ist? Diejenigen, die meditieren, um Ruhe zu finden, empfinden Gedanken oft als ein irritierendes Ärgernis, einen primitiven Unruhestifter, der [sich] durch eine Seitentür hereinschleicht […] In Meditationskreisen hat Buddhas Affen-Metapher bis heute oft einen negativen Touch: Als sei unser denkender Geist eine schmutzige, primitive, niedere Lebensform, die weder Erkenntnisse bietet noch sonst einen Wert für uns hat.«*[9]

De La Rosa gehört zu einer ganzen Reihe neuer Autoren, die sich gegen die in spirituellen Traditionen geläufige Diskreditierung des Egos wenden. In dieselbe Kerbe schlägt der Psychotherapeut Matt Licata, der schreibt:

> *»Von ›dem Ego‹ spricht man oft, als wäre es eine Art eigenständige Instanz – eine fiese, total unspirituelle, dumme kleine Person in*

> *unserem Innern –, die gelegentlich Besitz von uns ergreift und uns dazu bringt, zutiefst primitiv zu handeln. Dabei, heißt es, schafft sie ein endloses Durcheinander in unserem Leben und hindert uns daran, auf dem Weg irgendwelche Fortschritte zu machen. Deshalb sollen wir uns furchtbar für sie schämen, und je spiritueller wir sind, desto mehr sollen wir uns bemühen, sie ›loszuwerden‹, zu transzendieren oder einen imaginären spirituellen Krieg damit zu führen. Bei sorgfältiger Betrachtung erkennen wir jedoch, dass es sich bei dem Ego – falls es so etwas überhaupt geben sollte – wahrscheinlich um genau jene Stimmen handelt, die uns anbrüllen, wir sollten das Ego loswerden.«*[10]

Bei der Ansammlung von Aspekten, die in solchen Systemen als *Ego* bezeichnet wird, handelt es sich eigentlich um beschützende Teile, die einfach versuchen, für uns zu sorgen. Dabei reagieren sie einschränkend auf andere Teile mit Emotionen und Erinnerungen an frühere Verletzungen, die wir im Innern weggeschlossen haben.

Später werden wir uns genauer mit dem beschäftigen, was John Welwood in den 1980er-Jahren als *Spiritual Bypassing* (»spirituelles Vermeiden«) bezeichnet hat. Jeff Brown erforscht dieses Phänomen ausführlich in seinem Film *Karmageddon*. »Nach meiner Kindheit«, sagt er, »brauchte ich jene Arten von Spiritualität, die mich daran hinderten, den Schmerz an die Oberfläche steigen zu lassen […] Ich verwechselte Selbstvermeidung mit Erleuchtung.«[11] Tatsächlich lautet eine zentrale Aussage in der überlieferten Geschichte von Buddhas Erwachen, dass Gedanken und sinnliches Begehren die größten Hindernisse für die Erleuchtung seien. Während der Buddha meditierend unter dem Bodhi-Baum saß, bestürmte ihn eine Reihe von Impulsen und Trieben – Sinnenlust, Begierde, Bedauern, Angst, Unsicherheit und mehr –, und nur indem er alles ignorierte oder sich dagegen wehrte, konnte er die Erleuchtung erlangen.

Davon einmal abgesehen sind die bekannten, aus dem Buddhismus abgeleiteten Achtsamkeitsübungen ein Schritt in die richtige Richtung. Sie ermöglichen es, Gedanken und Emotionen aus einem gewissen Abstand zu betrachten und sie zu akzeptieren, statt sie zu bekämpfen oder zu ignorieren. Aus meiner Sicht ist das ein guter erster Schritt. Allerdings ist Achtsamkeit nicht immer angenehm. Bei Studien mit erfahrenen Meditierenden hat man festgestellt, dass ein beträchtlicher Prozentsatz von ihnen beunruhigende, teils länger andauernde Erfahrungen gemacht hatte. Am häufigsten erwähnt wurden Emotionen wie Angst, Beklemmung, Paranoia, Realitätsverlust und das Wiedererleben traumatischer Erinnerungen.[12] Aus der Perspektive von IFS kommt eine mentale Beruhigung durch Achtsamkeit dann zustande, wenn die Teile, die normalerweise unser Leben bestimmen (unsere Egos), sich entspannen. Dadurch können Teile, die wir zu vergraben versucht haben (Verbannte), zum Vorschein kommen. Dabei bringen sie die Emotionen, Überzeugungen und Erinnerungen mit, die sie tragen (wir sprechen von *Lasten*) und derentwegen sie verbannt wurden. Die meisten Achtsamkeitskonzepte, mit denen ich vertraut bin, gehen hingegen vom Paradigma eines einheitlichen Geistes aus und bewerten solche Episoden als vorübergehendes Auftauchen von beunruhigenden Gedanken und Emotionen statt als das Erscheinen leidender Teile, die gehört und geliebt werden sollten. Warum sollte man auch mit Gedanken und Emotionen sprechen? Die können ja doch nichts erwidern, oder? Tja, wie sich herausgestellt hat, können sie das durchaus. Sie haben uns sogar eine Menge wichtiger Dinge zu erzählen.

Wie ich von unseren Teilen erfuhr

Wie alle anderen hielt ich den menschlichen Geist für einheitlich, als ich mich jahrelang in der Ausbildung zum Familientherapeuten befand (ich habe zu diesem Thema sogar promoviert). In diesem Bereich schenkten wir der Psyche überhaupt keine große Aufmerksamkeit. Wir dachten, die Therapeutinnen und Therapeuten, die in der inneren Welt herumwühlten, würden nur ihre Zeit vergeuden, weil man alles ganz einfach dadurch regeln könne, indem man die äußeren Beziehungen veränderte.

Das einzige Problem bestand darin, dass diese Methode nicht funktionierte. Als ich eine Ergebnisstudie mit Bulimiekranken durchführte, stellte ich erschrocken fest, dass sie weiterhin Ess-Brech-Anfälle hatten, ohne zu erkennen, dass sie geheilt worden waren. Als ich sie nach den Gründen fragte, erzählten sie mir von verschiedenen Teilen in ihnen. Über solche Teile sprachen sie, als besäßen diese eine große Autonomie – als könnten sie die Führung übernehmen und die Betroffenen zu etwas bringen, was sie nicht tun wollten. Zuerst fürchtete ich, es mit einem Ausbruch an multiplen Persönlichkeitsstörungen zu tun zu haben, aber dann lauschte ich in mich hinein und entdeckte verblüfft, dass ich ebenfalls Teile hatte. Einige von ihnen waren sogar ziemlich extrem.

Das weckte meine Neugier. Ich forderte die Betroffenen auf, ihre Teile zu beschreiben, was sie sehr detailliert tun konnten. Nicht nur das, sie schilderten auch, wie diese Teile sich gegenseitig beeinflussten und Beziehungen zueinander hatten. Manche kämpften miteinander, manche verbündeten sich, manche beschützten andere. Mit der Zeit dämmerte es mir, dass ich von einer Art innerem System erfuhr, vergleichbar mit den »äußeren« Familien, die ich in der Therapie behandelte. So entstand die Bezeichnung *IFS (Inner Family System)* für das System der inneren Familie.

Zum Beispiel erzählte man mir von einem kritischen Teil, der die Betroffenen gnadenlos attackierte, wenn sie einen Fehler machten. Ein solcher Angriff wiederum löste einen Teil aus, der sich total desillusioniert, einsam, leer und wertlos fühlte. Diesen wertlosen Teil zu spüren war so qualvoll, dass der folgende Essanfall beinahe als Rettung empfunden wurde. Er holte die Betroffenen aus ihrem Körper heraus und verwandelte sie in eine gefühllose Essmaschine. Anschließend griff der kritische Teil sie wegen ihres Verhaltens an, was wieder ein Gefühl der Wertlosigkeit auslöste, weshalb sie tagelang in diesem Teufelskreis gefangen waren.

Zuerst versuchte ich, die Betroffenen dazu zu bringen, die entsprechenden Teile auszuschließen oder zu stoppen. Zum Beispiel schlug ich vor, den kritischen Teil zu ignorieren oder mit ihm zu diskutieren. Dieses Vorgehen verschlimmerte die Lage nur, aber mir fiel nichts anderes ein, als die Betroffenen zu ermutigen, dass sie härter kämpften, um siegreich aus ihren inneren Auseinandersetzungen hervorzugehen.

Eine Klientin hatte einen Teil, der sie dazu brachte, sich die Handgelenke zu ritzen. Das konnte ich natürlich nicht zulassen. In einer Sitzung bedrängten meine Klientin und ich den verantwortlichen Teil daher geschlagene zwei Stunden lang, bis er sich bereit erklärte, die Handgelenke nicht mehr zu ritzen. Anschließend war ich zwar erschöpft, aber zufrieden damit, dass wir den Kampf gewonnen hatten.

Als ich vor der nächsten Sitzung die Tür öffnete, stand meine Klientin mit einer großen Schnittwunde im Gesicht vor mir. In diesem Moment brach ich emotional zusammen und sagte spontan: »Ich gebe auf, ich kann dich nicht besiegen.« Worauf auch der Teil sich bewegte und sagte: »Ich will dich eigentlich auch nicht besiegen.« Das war ein Wendepunkt in dieser Therapie, weil ich nicht mehr nach Kontrolle strebte, sondern eine eher neugierige Haltung einnahm: »Warum tust du ihr das an?« Daraufhin erzählte der Teil, er hätte die Klientin aus ihrem Körper herausholen müssen, als sie missbraucht wurde, um ihre Wut zu kontrollieren, die nur zu weiterem Missbrauch geführt hätte. Ich veränderte wieder meine Position und vermittelte dem Teil Anerkennung für die heroische Rolle, die er im Leben der Klientin spielte. Nun brach der Teil in Tränen aus. Bisher hatten ihn alle nur verteufelt und versucht, ihn loszuwerden. Zum ersten Mal hatte er jetzt die Gelegenheit, seine Geschichte zu erzählen.

Ich sagte dem Teil, es würde mir völlig einleuchten, dass er sich früher so hatte verhalten müssen, um der Klientin das Leben zu retten. Aber weshalb musste er sie jetzt immer noch ritzen? Er müsse, sagte er, andere sehr verwundbare Teile von ihr schützen und außerdem die weiterhin vorhandene Wut kontrollieren. Während er darüber sprach, wurde mir klar, dass er nicht in der Gegenwart lebte. Er schien in der Missbrauchssituation eingefroren zu sein und glaubte, die Klientin sei immer noch ein Kind und in großer Gefahr, obwohl das längst nicht mehr der Fall war.

Mir dämmerte, dass unsere Teile nicht das waren, was sie zu sein schienen. Vielleicht waren sie wie Kinder in dysfunktionalen Familien aus ihrem ursprünglich wertvollen Zustand in Rollen gezwungen worden, die manchmal destruktiv wirkten, aber ihrer Meinung nach notwendig waren, um die Person beziehungsweise das System, zu dem sie gehörten, zu beschützen. Daher unterstützte ich meine Klientinnen und Klienten von da an, ihren unbequemen Teilen zuzuhören, statt sie zu bekämpfen. Verblüfft stellte ich fest, dass alle Teile ähnliche Geschichten darüber zu erzählen hatten, wie sie zu irgendeinem Zeitpunkt in der Vergangenheit eine beschützende Rolle übernommen hatten. Oft hassten sie diese Rolle, glaubten jedoch, dass sie nötig war, um die Person zu retten.

Wenn ich solche beschützenden Teile fragte, was sie lieber tun würden, wenn sie ihre Rolle nicht mehr ausüben müssten, wollten sie oft etwas Gegenteiliges tun. Kritische Teile wollten die Person anfeuern oder ihr weisen Rat geben, extrem behütende Teile wollten helfen, Grenzen zu setzen, zornige Teile wollten unterscheiden helfen, wer eine Gefahr darstellte und wer nicht. Offenbar waren Teile nicht nur etwas anderes, als sie zu sein schienen, sie besaßen auch individuelle Eigenschaften und Ressourcen, die sie in das Leben der Betroffenen einbringen konnten. Allerdings war das nicht möglich, solange sie an ihre beschützende Rolle gefesselt waren.

Seither sind mehrere Jahrzehnte vergangen, ich habe mit Tausenden Menschen gearbeitet, und Tausende Therapeutinnen und Therapeuten wenden IFS weltweit an. Angesichts dessen kann ich mit Gewissheit sagen, dass die obigen Aussagen zutreffen. Unsere Teile können ziemlich extrem werden und in unserem Leben viel Schaden anrichten, aber es gibt keinen einzigen Teil, der von Natur aus schlecht oder böse wäre. Selbst jene Teile, die bei Bulimie zu Essattacken und bei Anorexie zum Hungern führen, oder jene, die wollen, dass man sich umbringt oder andere Menschen ermordet – selbst sie sind zugänglich, wenn man sich ihnen mit Achtsamkeit, Respekt, Offenheit und Interesse zuwendet. Dann offenbaren sie uns die geheime Geschichte, wie sie in ihre Rolle hineingezwungen wurden, und sie berichten uns, dass sie in dieser Rolle feststecken, weil sie schreckliche Angst haben, dass sonst etwas Furchtbares passieren würde. Und dass sie gleichsam in der Vergangenheit eingefroren sind, in jenen traumatischen Momenten, als sie ihre Rolle einnehmen mussten.

Halten wir hier kurz inne, um die spirituelle Bedeutung dieser Entdeckung zu erkunden. Im Grunde habe ich damals festgestellt, dass Liebe die Antwort in der inneren Welt ist, genau wie in der äußeren Welt. Wenn wir unseren Teilen zuhören, sie annehmen und lieben, können sie heilen und sich verwandeln, so wie das auch Menschen tun können. Mit buddhistischen Begriffen ausgedrückt, hilft IFS uns dabei, zum Bodhisattva unserer Psyche zu werden, indem wir jedes fühlende innere Wesen (jeden Teil) dabei unterstützen, durch Mitgefühl und Liebe erleuchtet zu werden. Aus christlicher Perspektive tun wir durch IFS in unserer inneren Welt das, was Jesus in der äußeren getan hat; wir gehen auf innere Verbannte und Feinde mit Liebe zu, heilen sie und holen sie nach Hause – so wie Jesus es mit den Leprakranken, Armen und Ausgestoßenen getan hat.

Mit buddhistischen Begriffen ausgedrückt, hilft IFS uns dabei, zum Bodhisattva unserer Psyche zu werden.

Die wichtigste Erkenntnis lautet jedoch, dass unsere Teile nicht das sind, wofür man sie im Allgemeinen gehalten hat. Es sind keine kognitiven Anpassungen oder sündhafte Impulse. Vielmehr sind unsere Teile kostbare, spirituelle Wesen und verdienen es, entsprechend behandelt zu werden.

Ein weiteres Thema, mit dem wir uns in diesem Buch beschäftigen werden, ist die Parallelität von Innen und Außen. So wie wir mit unserer inneren Welt umgehen, gehen wir auch mit der äußeren um. Wenn wir Wertschätzung und Mitgefühl für unsere Teile empfinden, selbst für jene, die wir für feindlich halten, dann können wir uns gegenüber Menschen, die diesen Teilen ähneln, ebenso verhalten. Hassen oder verachten wir unsere Teile hingegen, so treten wir allen Personen, die uns an sie erinnern, auf dieselbe Weise entgegen.

Einige meiner Entdeckungen über Teile

- Selbst die destruktivsten Teile haben beschützende Absichten.
- Teile sind oft in einem Trauma aus der Vergangenheit erstarrt, bei dem ihre extreme Rolle nötig war.
- Wenn sie darauf vertrauen, ihre Rolle ungefährdet verlassen zu können, sind sie für das System außerordentlich wertvoll.

Lasten

Eine weitere entscheidende Entdeckung, auf die ich gestoßen bin, lautet: Teile tragen extreme Überzeugungen und Emotionen in, an oder um ihren »Körper« herum. Diese sind dafür verantwortlich, wie sie fühlen und handeln.

Die Vorstellung, dass Teile einen eigenen Körper haben, der sich von dem der Person unterscheidet, zu der sie gehören, kommt Ihnen auf den ersten Blick wahrscheinlich merkwürdig oder gar grotesk vor. Deshalb will ich hier betonen, dass ich einfach berichte, was mir im Lauf der Jahre bewusst geworden ist, während ich das innere Territorium ohne Vorurteile hinsichtlich der ontologischen Realität erforschte. Wenn Sie Ihre eigenen Teile nach ihrem Körper fragen, werden Sie voraussichtlich dieselbe Antwort erhalten.

Lange wusste ich nicht, was ich mit meiner Entdeckung anfangen sollte. Ungeachtet dessen beschreiben Teile sich so – dass sie einen Körper haben und dass dieser Emotionen und Überzeugungen enthält, die sie angenommen haben, ohne dass sie wesenhaft zu ihnen gehören würden. Oft können sie uns genau von dem traumatischen Augenblick berichten, in dem diese Emotionen und Überzeugungen in sie hineingekommen sind oder sich an sie geheftet haben. Erzählen können sie auch, wo sie diese ihnen fremd erscheinenden Objekte im oder um den Körper herum tragen. Zum Beispiel sagen sie: »Das ist wie Teer auf meinen Armen«, »Eine feurige Kugel in meinem Buch« oder »Ein riesiges Gewicht auf meinen Schultern«. Solche fremden Gefühle oder Überzeugungen, die manchmal auch als Energien geschildert werden, nenne ich *Lasten*. Sie spielen eine zentrale Rolle dabei, das Erleben und die Aktivität eines Teils zu strukturieren, beinahe so, wie ein Virus einen Computer strukturiert.

Wichtig ist hier, dass Lasten durch die direkte Erfahrung einer Person entstanden sind. Sie sind das Gefühl der Wertlosigkeit, das ein Kind empfindet, wenn es von einem Elternteil missbraucht wird; der Schrecken, der sich bei einem Autounfall an bestimmte Teile heftet; die Überzeugung, niemandem trauen zu können, die junge Teile annehmen, wenn sie in der Kindheit hintergangen oder verlassen werden. Wenn wir jung sind, können wir kaum beurteilen, wie gültig solche Emotionen und Überzeugungen sind. Daher nisten sie sich im Körper unserer jungen Teile ein und strukturieren anschließend machtvoll unser Leben, ohne dass wir uns dessen bewusst wären. Wir bezeichnen sie als *persönliche Lasten*.

Manche der machtvollsten persönlichen Lasten ähneln dem, was John Bowlby, ein Pionier der Bindungstheorie, als *innere Arbeitsmodelle bezeichnete.*[13] Das sind Strukturen, die wir als Kind im Hinblick darauf entwickelten, was wir von unseren Bezugspersonen und der Welt ganz allgemein erwarten können. Später wenden wir sie auf alle engen Beziehungen an. Außerdem sagen sie uns, inwieweit wir gut sind und inwiefern wir Liebe und Unterstützung verdienen.

Es gibt noch eine weitere Kategorie von Lasten, die wir als *Erblasten* bezeichnen, weil sie nicht direkt durch unsere Lebenserfahrung entstanden sind. Vielmehr haben wir sie von unseren Eltern geerbt, die sie wiederum von ihren Eltern hatten – und so weiter. Wir können sie auch von unserer ethnischen Gruppe oder der Kultur übernommen haben, in der wir leben. Erblasten können unser Leben gleichermaßen, wenn nicht gar stärker beeinflussen als persönliche Lasten, und weil sie schon so lange in uns sind, haben wir uns an sie gewöhnt, weshalb sie oft schwerer zu entdecken sind als die Lasten, die wir durch ein Trauma auf uns genommen haben. Daher können Erblasten für uns zugleich so allgegenwärtig und so unbemerkt sein, wie es Wasser für einen Fisch ist.

Teile sind nicht identisch mit ihren Lasten

Es ist von entscheidender Bedeutung, einen Unterschied zwischen Teilen und den von ihnen getragenen Lasten zu machen, denn viele Probleme dieser Welt rühren von dem Irrtum her, dem die meisten Paradigmen zum menschlichen Geist unterliegen: Sie verwechseln die Last mit dem Teil, der sie trägt.

Im Allgemeinen wird angenommen, dass Personen, die ständig Opiate nehmen, süchtig sind, also einen unwiderstehlichen Drang zur Verwendung solcher Drogen haben. Diese Annahme führt dazu, dass man diesen Drang mit Opioid-Antagonisten bekämpft, mit Entzugsprogrammen, die den süchtigen Teil unter Umständen polarisieren, oder indem man versucht, die Willenskraft der Süchtigen zu stärken. Nimmt man hingegen an, dass der nach Drogen greifende Teil eine beschützende Absicht hat und die Last der Verantwortung dafür trägt, die Betroffenen vor schweren emotionalen Schmerzen oder gar Suizid zu bewahren, ergibt sich ein ganz anderer Behandlungsansatz. Man kann den Betroffenen helfen, den Teil kennenzulernen und dessen Versuche zu würdigen, das Leben in Gang zu halten. Und man kann mit dem Teil verhandeln, um die Erlaubnis zu erhalten, die von ihm beschützten Teile zu heilen oder zu transformieren.

Anschließend verhilft man der betroffenen Person zur Heilung, indem man sich wieder dem jetzt befreiten »süchtigen« Teil zuwendet und ihn dabei unterstützt, all seine Angst und Verantwortung loszulassen. Das wird als *Entlastung* bezeichnet und ist ein weiterer Aspekt von IFS, der offenbar einen spirituellen Charakter hat, denn sobald die Last den Körper eines Teils verlässt, verwandelt dieser sich sofort in seinen ursprünglichen, wertvollen Zustand. Es ist, als wäre ein Fluch von einem inneren Dornröschen, einem Troll, einem Süchtigen genommen worden. Der soeben entlastete Teil erklärt fast immer, dass er sich wesentlich leichter fühlt und herumtollen oder sich ausruhen will. Danach sucht er sich eine neue Rolle. Zum Beispiel will ein früher süchtiger Teil nun dazu beitragen, Kontakt zu anderen Menschen herzustellen. Ein extrem wachsamer Teil gibt Ratschläge, wie man Grenzen setzt; ein kritischer Teil feuert an und ermutigt. Anders gesagt, ist es so, als wäre jetzt jeder Teil wie eine Person mit einem nützlichen Zweck.

Es ist so, als wäre jeder Teil wie eine Person mit einem nützlichen Zweck.

Keine schlechten Teile

Falls der Titel des Buchs diese Frage nicht bereits bei Ihnen ausgelöst haben sollte, stelle ich sie jetzt direkt: Was sollen wir mit Teilen anfangen, die schreckliche Gewalt verübt haben? Mit Teilen, die andere Menschen umgebracht oder sexuell missbraucht haben? Oder mit Teilen, die dazu entschlossen sind, die Person, zu der sie gehören, zu töten? Wie in aller Welt kann es sich dabei um gute Teile in einer schlechten Rolle handeln?

Bei meiner therapeutischen IFS-Arbeit wurde mir zunehmend klar, dass die Lasten, die bestimmte Teile antrieben, in früh erlebten Traumen wurzelten. Daher spezialisierte ich mich in den späten 1980er- und frühen 1990er-Jahren auf die Behandlung von Menschen, die komplexe Traumen erlitten hatten und bei denen man schwere Diagnosen gestellt hatte, zum Beispiel Borderline-Persönlichkeitsstörung, chronische Depression und Essstörungen. Interessiert war ich auch daran, Missbrauchstäter und -täterinnen zu verstehen und zu behandeln, denn wenn sie geheilt werden konnten, verhinderte das möglicherweise viele zukünftige Opfer.

Über sieben Jahre hinweg war ich für die Onarga Academy in Illinois tätig, ein Behandlungszentrum für Personen, die Sexualstraftaten begangen hatten. Dabei bekam ich die Gelegenheit, diesen Menschen zu helfen, jenen Teilen von ihnen zuzuhören, die Kinder missbraucht hatten. Immer wieder hörte ich dieselbe Geschichte: Während die betreffende Person selbst als Kind missbraucht worden war, wollte einer ihrer Teile sie unbedingt beschützen. Deshalb übernahm er die zornige oder sexuell gewaltsame Energie von Täterin oder Täter und verwendete sie, um sich selbst zu schützen. Ab diesem Moment trug der beschützende Teil jedoch die Last der für den Missbrauch verantwortlichen Person, bestehend aus Hass und dem Wunsch, ein verletzliches Wesen zu dominieren und zu bestrafen. Außerdem wurde der Teil zum Zeitpunkt des Missbrauchs gleichsam eingefroren.

Der »Kick«, ein Kind zu missbrauchen, entstand also durch die Fähigkeit, ein schwaches, unschuldiges Wesen zu verletzen und Macht über es auszuüben. Dasselbe taten die Täter-Teile in der Psyche ihren eigenen verletzlichen kindlichen Teilen an. Dieser Vorgang, bei dem die beschützenden Teile einer Generation die Täter-Lasten ihrer Eltern annehmen, während sie von diesen Eltern missbraucht werden, ist ein Beispiel für die Übertragung von Erblasten.

Während wir die in Missbrauchssituationen aus der Kindheit steckenden Teile heilten, entlasteten die Täter-Teile die gewalttätigen oder sexuellen Energien der Eltern, um sich dann schnell zu transformieren und wertvolle Rollen anzunehmen. In derselben Zeit hatte ich Gelegenheit, mit anderen Arten von Straffälligen zu arbeiten (darunter Mörder), wobei sich ähnliche Ergebnisse einstellten. Dabei fiel mir ein bekannter Spruch des Komikers und Schauspielers Will Rogers ein: »Ich habe noch nie jemand getroffen, den ich nicht gemocht hätte.« Mir wurde klar, dass ich das auch über Teile sagen konnte. Im Grunde mochte ich sie alle, selbst jene, die furchtbare Dinge getan hatten.

Nachdem ich inzwischen mit zahllosen Menschen gearbeitet habe (wie andere IFS-Therapeutinnen und -therapeuten auf der ganzen Welt), glaube ich, sagen zu können, dass es keine schlechten Teile gibt. In spirituellen Traditionen heißt es, wir sollten Mitgefühl für alle Wesen haben. Dieser Aspekt von IFS trägt tatsächlich dazu bei, das möglich zu machen. IFS geht von einer Annahme aus, die sich radikal von der üblichen Denkweise unterscheidet: Jeder Teil, so dämonisch er uns auch vorkommen mag, hat eine geheime, schmerzhafte Geschichte darüber mitzuteilen, wie er in seine Rolle gezwungen wurde. Er kann uns sagen, dass er seither Lasten trägt, die er nicht mag, die ihn aber trotzdem immer weiter antreiben. Dadurch ergeben sich klare Schritte, wie man solchen Teilen und den Menschen, zu denen sie gehören, helfen kann, zu heilen und sich zu verändern. Das bedeutet Hoffnung auch für scheinbar hoffnungslose Fälle.

Das Selbst

Als ich anfing, Menschen zu helfen, ihren Teilen zuzuhören und eine bessere Beziehung zu ihnen zu bilden, probierte ich eine Technik aus der Gestalttherapie aus, bei der mehrere Stühle verwendet werden. Klientin oder Klient sitzen auf einem Stuhl und sprechen mit einem leeren Stuhl gegenüber. Bei der IFS-Arbeit sagte ich, man solle sich den Teil, mit dem man gerade spreche, auf diesem Stuhl vorstellen. Weil auch die Teile etwas sagten, wanderten die Leute ständig hin und her; und damit alles klappte, stand mein Sprechzimmer schließlich voller Stühle. Während ich zusah, wie die Leute sich von einem Stuhl auf den anderen setzten, um ihre verschiedenen Teile zu Wort kommen zu lassen, erfuhr ich viel über die zwischen den Teilen vorhandenen Muster.

Dann jedoch meinte eine findige Klientin, ob es nicht unnötig sei, von Stuhl zu Stuhl zu wandern, weil man dieselbe Arbeit doch von einem einzigen Stuhl aus machen könne. Bei dieser Klientin funktionierte das gut, und als ich es mit anderen ausprobierte, stellten sie fest, dass es auch für sie passte.

Mein Hauptziel bestand darin, dass meine Klientinnen und Klienten eine bessere Beziehung zu ihren Teilen aufbauten. Manche der Muster, die ich bei Einzelnen immer wieder sah, ähnelten dem, was ich als Familientherapeut erlebt hatte. Zum Beispiel sprach eine bulimische Jugendliche gerade mit ihrem kritischen Teil, als sie urplötzlich wütend auf ihn wurde und ihn anbrüllte. Eine ähnliche Situation in der Familientherapie wäre, dass so ein Mädchen mit ihrer Mutter spricht, dann jedoch ausrastet und sie anschreit. In solchen Fällen sieht man sich im Raum um, um festzustellen, ob jemand verstohlen Partei für das Mädchen ergreift. Zum Beispiel könnte der Vater seiner Tochter zu verstehen geben, dass er ebenfalls anderer Meinung als die Mutter ist. Dann würde ich den Vater bitten, aus dem Blickfeld der Tochter zu treten, worauf diese sich allmählich beruhigen würde und besser mit ihrer Mutter sprechen könnte.

Diese Technik des »Zurücktretens« verwendete ich nun bei einzelnen Personen. Sie sollten bestimmte Teile bitten beiseitezutreten, damit zwei andere Teile sich richtig konzentrieren und einander zuhören konnten. Zum Beispiel sagte ich: »Können Sie den Teil finden, der wütend auf den Ziel-Teil ist [in obigem Fall der kritische Teil], und ihn bitten, eine kleine Weile beiseitezutreten?« Zu meinem Erstaunen bekam ich dann meist ohne großes Zögern zu hören: »Okay, hat geklappt«, und sobald der betreffende Teil beiseitestand, geriet die Person in einen ganz anderen Zustand. Dann kamen wieder andere Teile zum Vorschein (zum Beispiel ein angstvoller Teil), und je mehr von ihnen beiseitetraten und die Person sprechen ließen, desto achtsamer und interessierter wurde diese. Der simple Akt, die anderen Teile dazu zu bringen, mehr inneren Raum zu schaffen, schien eine Instanz freizusetzen, die Neugier und Interesse hatte, dem kritischen Teil jedoch zugleich ruhig und souverän gegenüberstand.

Wenn die Person sich in diesem Zustand befand, lief der innere Dialog gut. Der kritische Teil gab seine Schutzhaltung auf und erzählte seine geheime Geschichte, worauf die Person Mitgefühl für ihn empfand; Anschließend erfuhren wir, wer von dem Teil beschützt wurde und so weiter. Immer wieder kam derselbe achtsame, neugierige, ruhige, souveräne und oft sogar mitfühlende Teil urplötzlich zum Vorschein und schien zu wissen, wie er eine heilsame Beziehung zu den anderen Teilen aufbauen konnte. Wenn meine Klientinnen und Klienten sich in diesem Zustand befanden, fragte ich: »Was für ein Teil von Ihnen ist das jetzt?« Worauf ich zur Antwort bekam: »Das ist kein Teil wie die anderen, sondern mehr ich selbst«, »Das ist eher mein Kern« oder »Das ist, wer ich wirklich bin«.

Das ist der Teil, den ich als »Selbst« bezeichne. Nach vielen tausend Stunden therapeutischer Arbeit kann ich mit Gewissheit sagen, dass das Selbst in jedem Menschen vorhanden ist. Sagen kann ich auch, dass das Selbst nicht beschädigt werden kann, dass es sich nicht entwickeln muss und dass es seine eigene Weisheit darüber besitzt, wie innere und äußere Beziehungen geheilt werden können.

Das Selbst ist in jedem.

Für mich ist das die wichtigste Entdeckung, auf die ich gestoßen bin. Durch sie ändert sich alles. Das Selbst befindet sich gleich unter der Oberfläche unserer beschützenden Teile, und wenn diese Raum dafür schaffen, kommt es spontan und oft ganz plötzlich zum Vorschein, und zwar in jedem einzelnen Fall.

Jetzt sind Sie an der Reihe

Das war sie also, meine Einführung in IFS. Viele Menschen finden sie von Anfang an objektiv einleuchtend, aber bis Sie eine praktische Erfahrung damit gemacht haben, werden Sie nur schwer voll und ganz verstehen, wovon ich spreche. Daher sind jetzt Sie an der Reihe. Ich lade Sie zu einer Übung ein, mit der Sie anfangen können, sich auf die beschriebene Weise – und damit anders als gewohnt – kennenzulernen.

Übung: Einen beschützenden Teil kennenlernen

Nehmen Sie sich einen Moment Zeit, es sich bequem zu machen. Setzen Sie sich so hin, als wollten Sie meditieren. Wenn es Ihnen hilft, ein paarmal tief durchzuatmen, tun Sie das bitte.

Spüren Sie jetzt in Ihren Körper und Ihren Kopf hinein, und achten Sie dabei besonders auf alle Gedanken, Emotionen, Körperempfindungen und Impulse, die auftauchen. Vorläufig ist das ganz ähnlich wie eine Achtsamkeitsübung, bei der Sie einfach wahrnehmen, was vorhanden ist, und ein bisschen Abstand davon gewinnen.

Stellen Sie, während Sie das tun, fest, ob irgendetwas von diesen Emotionen, Gedanken, Körperempfindungen und Impulsen Sie gewissermaßen ruft, weil es Ihre Aufmerksamkeit braucht. Ist das der Fall, versuchen Sie, sich etwa eine Minute ausschließlich darauf zu konzentrieren. Das ist ein Teil von Ihnen. Können Sie bestimmen, wo er sich in oder um Ihren Körper herum zu befinden scheint?

Achten Sie, während Sie diesen Teil wahrnehmen, darauf, welche Gefühle Sie ihm entgegenbringen. Damit meine ich: Lehnen Sie ihn ab? Ärgern Sie sich darüber? Haben Sie Angst davor? Wollen Sie ihn loswerden? Sind Sie davon abhängig? Sie nehmen also einfach wahr, dass Sie eine Beziehung zu diesem Gedanken, dieser Emotion, dieser Körperempfindung oder diesem Impuls haben. Falls Sie irgendetwas anderes als Offenheit und Neugier empfinden, bitten Sie all die Teile von Ihnen, die diesen Teil eventuell nicht mögen, sich vor ihm fürchten oder ein anderes extremes Gefühl ihm gegenüber haben, sich innerlich zu entspannen und Ihnen ein bisschen Raum zu lassen, den Teil ohne Voreingenommenheit kennenzulernen.

Wenn es Ihnen nicht gelingt, diese interessierte Haltung einzunehmen, macht das nichts. Sie können dann eine Weile mit den Teilen von Ihnen sprechen, die weiterhin Angst davor haben, dass Sie Kontakt zu dem einen Teil aufnehmen.

Gelingt es Ihnen jedoch, gegenüber dem Teil eine achtsame und neugierige Haltung einzunehmen, können Sie gefahrlos mit ihm interagieren. Momentan kommt Ihnen das eventuell etwas merkwürdig vor, aber versuchen Sie es bitte trotzdem. Das heißt: Während Sie sich auf die Emotion, den Impuls, den Gedanken oder die Körperempfindung konzentrieren und den Teil an seinem Ort im oder am Körper wahrnehmen, fragen Sie ihn, ob er Ihnen etwas mitteilen will. Warten Sie auf eine Antwort. Denken Sie aber nicht an die Antwort, damit sich auch alle denkenden Teile von Ihnen entspannen können. Warten Sie einfach schweigend, und konzentrieren Sie sich auf den betreffenden Ort im oder um den Körper herum, bis die Antwort kommt. Falls nichts kommt, ist das völlig in Ordnung.

Wenn Sie eine Antwort erhalten, können Sie fragen, wovor der Teil Angst hat, wenn er sich in Ihrem Innern nicht so verhalten würde. Was könnte passieren, wenn er das, was er tut, nicht tun würde? Wenn er auch diese Frage beantwortet, haben Sie wahrscheinlich etwas darüber erfahren, wie er Sie zu beschützen versucht. Stellen Sie dann fest, ob es Ihnen möglich ist, ihm für diesen Versuch etwas Wertschätzung entgegenzubringen. Wie reagiert er darauf? Fragen Sie schließlich diesen Teil von Ihnen, was er in der Zukunft von Ihnen braucht.

Wenn nach Ihrem Gefühl der richtige Zeitpunkt dafür gekommen ist, öffnen Sie sich wieder für die Außenwelt, und nehmen Sie Ihre Umgebung wahr. Danken Sie Ihren Teilen für alles, was sie Ihnen erlaubt haben, und sagen Sie ihnen, dass dies nicht ihre letzte Chance war, ein Gespräch mit Ihnen zu führen, weil Sie vorhaben, sie noch besser kennenzulernen.

Ich hoffe, Sie konnten mir auf dieser Reise folgen und haben einige Informationen erhalten. Was man bei so etwas erfährt, ist manchmal ziemlich überraschend. Für mich sind diese Emotionen, Körperempfindungen, Gedanken, Impulse und so weiter etwas, was von Teilen ausstrahlt. In IFS bezeichnen wir sie als *Wegweiser*, denn wenn wir uns darauf konzentrieren, ist es so, als würden wir uns auf einen Weg begeben. Dieser Weg führt uns zu dem Teil, von dem dieser Gedanke, diese Emotion, dieser Impuls oder diese Körperempfindung kommt. Während wir diesen Teil näher kennenlernen, erfahren wir, dass er nicht nur aus dem Gedanken, der Körperempfindung, dem Impuls, der Emotion besteht. Tatsächlich teilt er uns mit, dass er über ein ganzes Spektrum an Gefühlen und Gedanken verfügt; er kann uns von der Rolle erzählen, in der er sich befindet, und uns sagen, weshalb er das tut, was er tut. Dadurch fühlt er sich von uns gesehen, und wir können ihm Wertschätzung entgegenbringen.

Als ich Anfang der 1980er-Jahre in meiner therapeutischen Praxis mit dieser Arbeit begann, eröffnete sich mir eine völlig neue Welt. Das erinnerte mich an den Biologieunterricht in der Schule, als wir durchs Mikroskop einen Tropfen Teichwasser betrachteten und verblüfft allerhand winzige Pantoffeltierchen, Protozoen und Amöben herumflitzen sahen. Wenn wir einfach die Aufmerksamkeit nach innen richten, erkennen wir, dass das, was wir für zufällige Gedanken und Emotionen hielten, eine lebhafte innere Gemeinschaft darstellt, die unser Leben lang hinter den Kulissen zusammenwirkt.

In diesem Prozess wenden Sie sich dem zu, was Sie beobachten, und beginnen eine neue Beziehung zu ihm.

Bei der Übung ist Ihnen vielleicht aufgefallen, dass Sie sich nur durch die Konzentration auf einen Ihrer Teile von ihm getrennt (wir sagen: *gelöst*) haben. Anders ausgedrückt, war plötzlich ein *Ich vorhanden, das beobachtete, und ein Es*, das beobachtet wurde. Wie gesagt findet eine solche *Lösung* auch in Achtsamkeitsübungen statt, und sie ist ein ausgezeichneter erster Schritt. Den nächsten haben Sie dann getan, als Sie erforschten, welche Gefühle Sie dem Teil entgegenbrachten und was andere Teile ihm gegenüber empfunden haben. Übrigens: Wenn Sie Wut, Ärger oder Angst empfanden, war das nicht das Selbst, sondern andere Teile, die noch mit dem Selbst verschmolzen waren.

Falls Sie die betreffenden Teile dazu bringen konnten, beiseitezutreten und einen Raum zu öffnen, spürten Sie wahrscheinlich, dass in Ihnen mehr Achtsamkeit entstand. Aus meiner Sicht bedeutet dies, dass Sie dadurch Zugang zu Ihrem Selbst fanden. Der schlichte Akt, andere Teile dazu zu bringen, Raum zu schaffen, lässt das Selbst hervortreten. Auch bei vielen Meditationstechniken geht es darum, in einen offeneren, leereren Geisteszustand zu kommen, um das Gefühl eines ruhigen Wohlbefindens zu spüren, das den entstandenen Raum füllt.

Statt jedoch nur zu beobachten, was herkömmlich meist für das Ego oder für flüchtige Gedanken und Emotionen gehalten wird, wenden wir uns bei diesem Prozess dem zu, was wir beobachten, und beginnen eine neue Beziehung damit, die von viel Neugier und Interesse geprägt ist. Im Idealfall können wir diese Beziehung immer weiter vertiefen, was von unseren Teilen sehr geschätzt wird. Normalerweise haben sie im Innern ganz alleine ohne jede erwachsene Betreuung operiert, und meistens sind sie ziemlich jung. Wenn wir uns endlich umwenden und ihnen etwas Aufmerksamkeit schenken, verhalten wir uns wie Eltern, die bisher relativ nachlässig waren, sich jetzt aber für ihre Kinder endlich mehr interessieren und sie unterstützen.

Übung: Eine Teile-Karte zeichnen

Jetzt lade ich Sie ein, eine Gruppe von Teilen kennenzulernen, die Beziehungen zueinander haben. Dazu brauchen Sie einen Notizblock und einen Bleistift oder Kugelschreiber. Richten Sie den Blick wieder nach innen, und denken Sie an einen Teil, aber nicht an den, mit dem Sie sich vorher beschäftigt haben, sondern an einen anderen, mit dem Sie diesmal anfangen möchten. Als Wegweiser können alle Emotionen, Gedanken, Überzeugungen, Impulse und Körperempfindungen dienen.

Suchen Sie den neuen Teil, während Sie sich auf ihn konzentrieren, in oder um Ihren Körper herum. Bleiben Sie dann darauf fokussiert, bis Sie genügend Eindruck von ihm haben, um ihn auf dem Papier vor sich darstellen zu können. Das muss keine hohe Kunst sein, jede Art Bild reicht aus. Es kann sogar reines Gekritzel sein. Finden Sie einfach eine Möglichkeit, den Teil auf einem leeren Blatt Papier darzustellen. Konzentrieren Sie sich auf den Teil, bis Sie wissen, wie das geht, und zeichnen Sie ihn dann.

Nachdem Sie den ersten Teil gezeichnet haben, konzentrieren Sie sich wieder auf ihn dort, wo er im oder am Körper ist, und zwar so lange, bis Sie irgendeine Veränderung wahrnehmen und ein anderer Wegweiser – und damit ein anderer Teil – zum Vorschein kommt. Sobald das geschieht, konzentrieren Sie sich darauf, suchen Sie den Teil in oder um Ihren Körper herum und bleiben Sie bei ihm, bis Sie ihn ebenfalls auf dem Papier darstellen können.

Nachdem Sie den zweiten Teil gezeichnet haben, wenden Sie sich ihm wieder im Körper zu, bis Sie eine weitere Veränderung wahrnehmen und ein neuer Wegweiser zum Vorschein kommt. Verlagern Sie die Aufmerksamkeit darauf, suchen Sie ihn im Körper und bleiben Sie bei ihm, bis Sie ihn darstellen können. Dann wenden Sie sich ihm wieder zu, konzentrieren sich auf die Stelle, wo er im oder am Körper ist, und bleiben Sie präsent, bis wieder ein weiterer Teil zum Vorschein kommt. Konzentrieren Sie sich darauf, suchen Sie ihn im oder am Körper und bleiben Sie bei ihm, bis Sie ihn darstellen können.

Diesen Prozess wiederholen Sie so lange, bis Sie das Gefühl haben, ein vollständiges System in Ihrem Innern dargestellt zu haben. Sobald das der Fall ist, wenden Sie die Aufmerksamkeit wieder Ihrem Umfeld zu.

Was Sie entdeckt haben, ist wahrscheinlich eine *Knoblauchzehe,* wie wir in IFS sagen. Vielleicht kennen Sie das Bild von der Zwiebel, das man in der Psychotherapie verwendet – man entfernt eine Schicht nach der anderen, bis man zum Kern kommt, und wenn man den geheilt hat, ist man fertig. In IFS denken wir eher an eine Knoblauchknolle. In diesem Sinne bestehen wir aus vielen verschiedenen Zehen, die jeweils wiederum aus einer Handvoll miteinander in Beziehung stehender Teile zusammengesetzt sind. Eventuell stecken diese alle an einem Ort in der Vergangenheit fest. Während wir uns mit einer Zehe beschäftigen, erleichtern wir die in ihr enthaltenen Lasten, haben aber andere Zehen, die sich um andere Traumen drehen, eventuell noch nicht einmal berührt. Diese Übung dient dazu, eine von Ihren »Knoblauchzehen« und damit ein Subsystem in Ihrem Innern zum Vorschein zu bringen. Sie können ein andermal gern weitermachen und sich einen Überblick über andere Zehen verschaffen.

Jetzt bitte ich Sie jedoch, das Blatt Papier ein Stück von sich wegzuhalten. Strecken Sie die Arme mit dem Notizblock in den Händen ganz aus, und betrachten Sie die vier oder fünf Teile, die Sie gezeichnet haben, aus der Distanz. In welcher Beziehung stehen diese Teile zueinander? Werden manche von anderen beschützt? Kämpfen manche miteinander? Sind irgendwelche Bündnisse erkennbar? Wenn sich Antworten auf diese Fragen ergeben, notieren Sie sie bitte auf der Zeichnung.

Werfen Sie jetzt noch einmal einen Blick auf die Teile, und erkunden Sie, welche Gefühle Sie jedem entgegenbringen. Wenn Sie das getan haben, denken Sie bitte darüber nach, was das System da von Ihnen braucht. Nehmen Sie sich schließlich einen Moment Zeit, wieder nach innen zu blicken und den Teilen zu danken, dass sie sich gezeigt haben. Sagen Sie ihnen, dass Sie nicht zum letzten Mal mit ihnen gesprochen haben. Richten Sie dann die Aufmerksamkeit wieder nach außen.

Die Übung empfehle ich für viele Situationen. Wenn Sie zum Beispiel ein drängendes Problem haben, können Sie nach innen gehen und eine Karte mit den damit verbundenen Teilen zeichnen, worauf Sie voraussichtlich manche Antworten auf Ihre Fragen bekommen werden – entweder darüber, welche Entscheidung Sie treffen sollten, oder darüber, welche Teile die Lage so schwierig werden lassen. Indem wir unsere Teile aufzeichnen, lösen wir uns außerdem von ihnen, was wichtig ist, weil wir oft mit mehr als einem Teil verschmolzen sind.

2 | WARUM TEILE MIT UNS VERSCHMELZEN

In IFS sprechen wir von Verschmelzung, um das Phänomen zu beschreiben, bei dem die Perspektive, die Emotion, die Überzeugungen und die Impulse eines Teils mit unserem Selbst zusammenfließen. Wenn das geschieht, sind die Eigenschaften des Selbst verschleiert und scheinen durch die des Teils ersetzt zu sein. Das heißt, wir fühlen uns überflutet von Angst, Wut oder Apathie, wir geraten in einen dissoziativen Zustand, sind verwirrt oder gierig auf irgendetwas. Anders ausgedrückt, werden wir zumindest vorübergehend zu dem Teil, der mit uns verschmolzen ist. Wir sind etwas, was wir früher einmal waren, zum Beispiel ein verängstigtes kleines Mädchen oder ein schmollender kleiner Junge.

Warum aber verschmelzen Teile mit dem Selbst? Beschützende Teile tun das, weil sie meinen, sie müssten bestimmte Situationen in unserem Leben regeln. Sie trauen unserem Selbst nicht zu, das zu schaffen. Wenn etwa Ihr Vater Sie als Kind geschlagen hat und Sie ihn nicht daran hindern konnten, haben Ihre Teile das Vertrauen in die Fähigkeit Ihres Selbst verloren, das System zu beschützen, und sind zu der Überzeugung gelangt, stattdessen müssten sie das tun. Um eine Parallele zur äußeren

Familie zu ziehen, sind sie zu parentifizierten inneren Kindern geworden (zu Kindern, die eine Elternrolle übernehmen). Das heißt, sie tragen die Verantwortung, Sie zu beschützen, obwohl sie wie äußere parentifizierte Kinder dazu eigentlich nicht in der Lage sind.

Bei ihren Schutzbemühungen werden Teile oft extrem und übernehmen das ganze System, indem sie mit uns verschmelzen. Manche machen uns übermäßig wachsam, andere bringen uns dazu, wütend auf vermeintliche Kränkungen überzureagieren oder angesichts von wahrgenommenen Bedrohungen völlig zu erstarren. Andere werden zu inneren Kritikerinnen oder Kritikern, während sie uns zu motivieren versuchen, besser auszusehen oder mehr zu leisten, oder indem sie uns durch Beschämung dazu bringen, keine Risiken einzugehen. Wieder andere sorgen dafür, dass wir uns zwar um alle anderen Menschen in unserer Umgebung kümmern, uns selbst jedoch vernachlässigen.

Diese Liste von beschützenden Rollen in traumatisierten Systemen könnte man endlos weiterführen. Hier geht es jedoch darum, dass solche Symptome und Muster die Aktivitäten von jungen, extrem gestressten Teilen sind, die oft im Verlauf eines vor langem erlebten Traumas gleichsam eingefroren sind und glauben, wir seien noch immer ganz jung und machtlos. Häufig meinen sie, sie müssten mit uns verschmelzen, weil sonst etwas Furchtbares passieren würde (oft, dass wir sterben würden). In Anbetracht des Orts in der Vergangenheit, an dem sie feststecken, leuchtet ihr Verhalten durchaus ein.

Manche Menschen sind die meiste Zeit mit einigen ihrer Teile verschmolzen und so daran gewöhnt, dass sie nicht einmal auf die Idee kommen, ihre dadurch geprägten Überzeugungen wären extrem. Vorhanden ist lediglich das unterschwellige Gefühl, dass sie beispielsweise anderen etwas vormachen würden, dass sie niemandem ganz vertrauen sollten oder dass sie unablässig arbeiten müssten, um nicht zu verarmen. Auch wenn wir uns solcher Überzeugungen und Lasten gar nicht bewusst sind, bestimmen sie unser Leben, ohne jemals überprüft oder hinterfragt zu werden.

Andere Teile verschmelzen nur mit uns, wenn sie durch etwas ausgelöst werden – jemand weist uns zurück, worauf wir plötzlich zutiefst beschämt sind; ein Auto schneidet uns beim Überholen, was uns wütend macht; wir müssen uns auf einen Vortrag vorbereiten und haben eine Panikattacke. In solchen Fällen wissen wir zwar, dass wir überreagieren, haben jedoch keine Ahnung, was uns derart aus der Fassung bringt. Und weil wir nie fragend in uns hineinblicken, sind wir der Meinung, wir seien einfach zu sensibel, zu wütend oder zu ängstlich.

Wie die Sonne, so kann auch das Selbst vorübergehend verdeckt werden, doch es verschwindet nie.

Aus diesen Gründen sollten wir uns unbedingt daran erinnern, dass das Selbst immer in uns vorhanden ist, so sehr wir auch mit einem Teil verschmolzen sein mögen. Das Selbst verlässt uns nie. Wenn in früheren Zeiten eine Sonnenfinsternis auftrat und es plötzlich dunkel wurde, weil der Mond die Sonne verdeckte, gerieten die Menschen in Panik, weil sie meinten, die Sonne sei verschwunden. Wie die Sonne, so kann auch das Selbst vorübergehend verdeckt werden, doch es verschwindet nie. Wenn der Mond vorüberwandert oder die Wolken sich verziehen, scheint die Sonne hell wie eh und je. Auf ähnliche Weise ist auch die nährende Energie des Selbst wieder verfügbar, wenn die Teile sich von ihm lösen, und diese finden Trost darin, die Gegenwart einer so starken, liebevollen inneren Führung zu spüren.

Unsere schützenden Teile sehen nur die schützenden Teile der anderen.

Mit uns verschmolzene Teile vermitteln uns die Projektionen, die Übertragungen und die anderen verzerrten Ansichten, die das Hauptgeschäft der Psychotherapie sind. Der Blick des Selbst hingegen wird davon nicht getrübt. Wenn wir im Selbst sind, sehen wir den Schmerz, der unsere Gegner antreibt, statt nur deren schützende Teile zu sehen. Die Klarheit des Selbst verleiht uns eine Art Röntgenblick, durch den wir hinter die beschützenden Teile von anderen Menschen auf deren Verletzlichkeit blicken. Dann können wir ihnen unser Herz öffnen.

Zudem spürt unser Selbst das Selbst in allen anderen Menschen und besitzt daher ein tiefes Gefühl des Verbundenseins und den starken Wunsch, eine Verbindung zum Selbst von anderen herzustellen. Dieses Gefühl der Verbundenheit hat ein spirituelles Element an sich, das wir später in diesem Buch erkunden werden. Kurz gesagt, fühlen wir uns mit dem Geist an sich, dem Tao, Gott, dem Brahman, dem Großen Selbst verbunden. Das fühlen wir, weil wir tatsächlich damit verbunden sind.

Wenn wir mit belasteten Teilen verschmelzen, verlieren wir jeden Sinn für diese Verbundenheit und fühlen uns voneinander und vom Geist an sich getrennt – allein und einsam. Das ist eine weitere Parallele zwischen dem inneren und dem äußeren System. Sobald unsere Teile belastet sind, fühlen sie sich einsam und voneinander wie auch von unserem Selbst abgekapselt. Sie erkennen nicht, dass sie alle von dem, was mit jedem einzelnen Teil geschieht, betroffen sind und dass sie vom Selbst geliebt werden. Und wir erkennen das auch nicht.

Daher ist es ein entscheidender Aspekt von IFS, verschmolzene Teile zu finden und ihnen Vertrauen dafür zu vermitteln, dass sie sich ungefährdet lösen können. Wie Sie vielleicht bereits bei der Übung mit der Teile-Karte entdeckt haben, schafft oft schon der simple Akt, Teile wahrzunehmen und auf einem Blatt Papier darzustellen, genügend Trennung (Lösung) von ihnen, um sie aus einer anderen Perspektive betrachten zu können. Wie beim Blick aus der Vogelperspektive auf eine Stadt kann man dann deutlicher erkennen, welche Rollen sie angenommen haben und wie sie als System zusammenwirken. Vorher ist es so wie mit dem Wald, den man vor lauter Bäumen nicht sieht.

Wenn wir uns nicht mehr im Kreuzfeuer unserer Teile befinden, sondern darüber, können wir sie nicht nur besser sehen, sondern uns auch leichter um jeden von ihnen kümmern. Sobald wir uns zum Beispiel genügend von den Teilen lösen, die unsere Angst hassen, erkennen wir plötzlich, dass wir kein Knäuel aus irrationalen Neurosen vor uns haben, sondern einen verängstigten kindlichen Teil, der Trost braucht. Für ein solches kleines Wesen haben wir Mitgefühl und wollen es in die Arme nehmen, statt es auszuschelten. Und wir stellen fest, dass die Umarmung tatsächlich wirkt – wir werden nicht mehr von Angst geplagt.

In vielen spirituellen Traditionen wird betont, wie wichtig es ist, sich selbst zu lieben oder zumindest Mitgefühl für sich zu haben. Zum Beispiel haben Kristin Neff und Christopher Germer eine wunderbare, weitverbreitete Methode publik gemacht, das *achtsame Selbstmitgefühl.* Es basiert auf buddhistischen Übungen, die mit IFS weitgehend kompatibel sind. In IFS werden die Übungen etwas konkreter, indem sie uns helfen, fürsorglich mit bestimmten Teilen umzugehen, die leiden oder ehemalige Gegner sind. Dabei können wir wahrnehmen, wie sie reagieren.

Während es in manchen Traditionen heißt, man müsste den sprichwörtlichen Muskel des Selbstmitgefühls mit bestimmten Übungen aufbauen, verfügt das Selbst in IFS bereits über genügend Mitgefühl, das lediglich freigesetzt statt gestärkt werden muss. Tägliche Übungen können nützlich sein, unseren Teilen Vertrauen darin zu vermitteln, dass der Ausdruck von Mitgefühl keine Gefahr darstellt. Fördern kann man das, indem man die Ängste dieser Teile kennenlernt und auf sie eingeht.

Im Grunde können die meisten Meditationstechniken als Lösungspraxis gelten. Ob man sich nun achtsam von Gedanken und Emotionen löst, indem man sie mit ruhiger Akzeptanz wahrnimmt, oder ob man ein Mantra wiederholt, das sie gewissermaßen einschläfert, man findet damit Zugang zum Selbst. Da solche Meditationen dabei helfen, mehr Ruhe, Selbstvertrauen, Klarheit, Mitgefühl, Mut, Kreativität, Neugier und Verbundenheit im Leben zu haben (mehr über diese acht Eigenschaften später), trauen unsere Teile dem Selbst mehr zu, innerlich wie äußerlich die Führung zu übernehmen. IFS bietet einen besonderen Meditationsansatz, den Sie in der nächsten Übung kennenlernen können.

Übung: Sich von Teilen lösen und in den Körper kommen

Dies ist eine kurze Meditation, die ich wie viele Menschen, die dem IFS-Weg folgen, jeden Tag mache. Ich schlage Ihnen vor, sie als tägliche Praxis auszuprobieren.

Machen Sie es sich bequem, und atmen Sie, wenn das hilfreich ist, einige Male tief ein und aus. Fangen Sie dann an, indem Sie sich auf die Teile konzentrieren, mit denen Sie sich zurzeit aktiv beschäftigen. Stellen Sie dazu fest, ob Sie alle in oder um Ihren Körper herum finden können, und zeigen Sie Interesse daran, wie es ihnen geht. Fragen Sie jeden Teil, ob er Ihnen irgendetwas mitteilen will oder ob er etwas braucht. Tun Sie das so wie bei einem Kind, um das Sie sich kümmern.

Oft ist dies die erste Begegnung der Teile mit Ihnen als einer Person, die neugierig auf sie ist und sie wichtig nimmt. Teilen Sie ihnen daher mit, wer Sie sind, und auch, wie alt Sie sind, da die Teile Sie oft für wesentlich jünger halten. Sagen Sie ihnen, dass sie jetzt nicht mehr allein sind, und nehmen Sie ihre Reaktion wahr. Wenn Sie möchten, können Sie fragen, für wie alt Sie gehalten wurden. Sie können die Teile sogar bitten, sich umzudrehen und Sie anzuschauen.

Nachdem Sie Kontakt zu den Teilen aufgenommen haben, mit denen Sie sich schon eine Weile beschäftigen, können Sie den Raum öffnen und alle anderen Teile, die Aufmerksamkeit brauchen, dazu einladen, zum Vorschein zu kommen. Warten Sie dann einfach und stellen Sie fest, welche Wegweiser – Gedanken, Emotionen, Körperempfindungen, Impulse – auftauchen. Machen Sie sich mit den neuen Teilen auf gewohnte Weise vertraut, und helfen Sie ihnen, Sie kennenzulernen.

Der nächste Schritt ist optional und kann geschehen oder nicht. Beschäftigen Sie sich nacheinander mit jedem Teil, und bitten Sie ihn, sich zu entspannen und Raum in Ihrem Innern zu schaffen, damit Sie mehr im Körper sein können. Wenn ein Teil dazu bereit ist, werden Sie in Körper oder Kopf eine spürbare Veränderung wahrnehmen. Das heißt, an dem Ort, wo der Teil sich zu befinden scheint, wird mehr Raum und Frieden zu spüren sein.

Machen Sie sich aber keine Sorgen, wenn das nicht geschieht, denn womöglich kennen die Teile Sie noch nicht gut genug, um darauf zu vertrauen, dass sie sich gefahrlos entspannen können. Das ist völlig in Ordnung.

Falls die Teile sich aber lösen, werden Sie ein körperlicheres, geräumigeres Gefühl dafür bekommen, wer Sie sind und welche Eigenschaften Sie in diesem Zustand haben. Wie drückt sich das in Ihrem Körper und Ihrem Kopf aus? Nehmen Sie die Weite wahr, das Wohlbefinden und das Gefühl, genug zu sein. Jetzt im Moment gibt es nichts mehr zu tun, weil alles in Ordnung ist. Manche Menschen spüren spontan, wie eine vibrierende Energie ihren Körper durchströmt und ihre Finger und Zehen kribbeln lässt. In anderem Kontext wird sie als Chi, Kundalini oder Prana bezeichnet, aber in IFS sprechen wir von der *Selbst-Energie*.

Was Sie gerade spüren, ist ein konkretes Gefühl dafür, wie es für Sie – Ihr Selbst – ist, stärker im Körper zu sein. Wenn Sie mit diesem Zustand vertraut werden, können Sie den Tag über wahrnehmen, ob Sie sich darin befinden oder nicht. Jedes Abweichen davon ist normalerweise auf die Aktivität von Teilen zurückzuführen, die zu einem gewissen Grad mit Ihnen verschmolzen sind und Ihnen ablenkende Gedanken senden, den Energiefluss blockieren, Ihr Herz verschließen, an unterschiedlichen Stellen im Körper Druck verursachen und so weiter. Solche Aktivitäten können Sie wahrnehmen und den verantwortlichen Teilen dann versichern, dass sie sich nicht so verhalten müssten, sondern sich gefahrlos lösen können, zumindest für die Dauer der Meditation. Anschließend könnten sie sich wieder bemerkbar machen, wenn sie das wirklich wollen. Allerdings habe ich festgestellt, dass unsere Teile durch diese Übung allmählich mehr Vertrauen darin bekommen, dass es sicher und nützlich ist, wenn das Selbst sich im Körper ausdrückt. Außerdem vertrauen sie darauf, dass das Selbst sich an sie erinnert und sich um sie kümmert, dass es also ein guter innerer Elternteil ist. Diese Aspekte der Selbstführung helfen Ihren Teilen, aus ihrer parentifizierten Rolle herauszutreten und allmählich zur Entlastung bereit zu sein.

Richten Sie in etwa einer Minute die Aufmerksamkeit wieder nach außen. Bedanken Sie sich jedoch vorher bei Ihren Teilen: entweder dafür, dass sie ein stärkeres Körpergefühl zuließen oder – falls sie das nicht taten – dass sie Ihnen mitteilten, sie hätten noch zu viel Angst davor. Kommen Sie dann zurück, sobald es sich richtig anfühlt.

Die vier zentralen Ziele von IFS

1. Unsere Teile aus den Rollen befreien, in die sie gezwungen wurden, damit sie das sein können, wozu sie bestimmt sind.
2. Das Vertrauen ins Selbst und in die Selbstführung wiederherstellen.
3. Das innere System wieder harmonisieren.
4. Dafür zu sorgen, dass wir in der Interaktion mit der Welt mehr vom Selbst geführt werden.

Sich auf diese Weise von Teilen zu lösen muss nicht auf eine zwanzigminütige Übung beschränkt bleiben, es kann zu einer Lebenspraxis werden. So beobachte ich den Tag über, wie sehr ich in meinem Körper bin, also wie viel von meinem Selbst gerade präsent ist. Ich spüre in mein Herz hinein, um festzustellen, wie offen es ist. Ich nehme wahr, ob auch mein Denken offen ist oder ob ich eine starke Absicht habe oder unter Druck bin; ich höre auf den Klang meiner Stimme, wenn ich spreche, und spüre nach, ob die vibrierende Selbst-Energie fließt oder nicht; ich stelle fest, ob in meiner Stirn Spannung vorhanden ist und ob ein Gewicht auf meinen Schultern liegt (wo sich meine Manager-Teile tummeln). Das sind einige von meinen Kennzeichen, und ich würde mich freuen, wenn Sie Ihre eigenen finden.

Nachdem ich mich bereits viele Jahre darin geübt habe, kann ich solche Anzeichen rasch überprüfen und gegebenenfalls die aktivierten Teile bitten, sich zu entspannen, sich zu lösen und zuzulassen, dass ich im Körper bin. Weil meine Teile mir inzwischen vertrauen, bemerke ich meist schnell, wenn sich etwas an den genannten Eigenschaften und Stellen in meinem Körper ändert. In manchen Umständen stellt das noch immer eine Herausforderung dar, aber das bedeutet einfach, dass ich noch einige Teile heilen muss, die durch solche Situationen ausgelöst werden. Wenn man bei den Teilen der inneren Welt präsent sein kann, ist man in der Lage, auch das Leben in der äußeren Welt mehr auf diese Weise zu führen.

Bei der obigen Meditation sollten Sie Ihren Teilen sagen, wie alt Sie wirklich sind. Wenn ich meine Klientinnen und Klienten bitte, diese Frage zu stellen (zum Beispiel so: »Was meint ihr, wie alt ich bin?«), dann kommt in etwa 70 Prozent der Fälle ein einstelliges Alter heraus. Oft handelt es sich um das Alter, in dem die Betreffenden waren, wenn der antwortende Teil aus seinem wertvollen Zustand in die Rolle gezwungen wurde, in der er sich jetzt befindet. Sobald der Teil diese Rolle angenommen hat, hat er sich scheinbar völlig auf die Außenwelt konzentriert und nie wieder einen Blick auf die Person geworfen, zu der er gehört. Deshalb hat er nicht gemerkt, wie diese älter geworden ist. Viele Teile meinen also, sie würden weiterhin ein Kind beschützen. Wenn sie hören, wie alt man wirklich ist, ist das für sie oft eine so große Offenbarung, dass sie es zuerst gar nicht glauben.

Indem Sie Ihre Teile auf den aktuellen Stand bringen, erkennen diese, dass sie nicht die einsamen Kämpfer in Ihrem Innern sind, für die sie sich gehalten haben. Wenn sie sich nun daran gewöhnen, Ihnen – Ihrem Selbst – die innere Führung anzuvertrauen, spüren sie eine gewaltige Erleichterung und können zu dem werden, wozu sie bestimmt sind. Vielleicht werden sie dabei ein bisschen älter oder jünger, vielleicht behalten sie ihr Alter bei, aber sie machen immer eine Verwandlung durch und nehmen eine wertvolle Rolle ein.

Mehr darüber, was Teile sind

Bevor wir tiefer in die Arbeit einsteigen, will ich genau erklären, was ich als Teile bezeichne. Wie schon erwähnt, verwechseln wir unsere Teile üblicherweise mit der extremen Rolle, in der sie sich befinden. Das führt dazu, dass wir sie lediglich bekämpfen, meiden oder herabsetzen.

Hier ist eine Parallele mit bestimmten Menschen erkennbar. Nachdem diese traumatisiert oder wiederholt gedemütigt wurden, zeigen sie oft ein extremes Verhalten – sie werden süchtig, haben Wutanfälle oder Panikattacken, sie werden narzisstisch oder sind von etwas besessen. Unsere Kultur und das psychiatrische Establishment reagieren darauf normalerweise, indem sie die Erscheinung als *pathologisch* bezeichnen und monolithische Diagnosen stellen. Durch die heroischen Bemühungen von Bessel van der Kolk und anderen – wie Gabor Maté im Bereich der Suchttherapie – ändert sich diese Einstellung jedoch allmählich. Dadurch können solche Extreme als Produkte von Traumen oder Vernachlässigung gesehen und aus ihrer Geschichte befreit werden. Wie ich immer wieder betonen werde, sind weder Teile noch Menschen von Natur aus mangelhaft oder destruktiv.

Wir alle haben solche Teile, und die sind alle wertvoll, falls sie nicht durch etwas, was früh in unserem Leben geschehen ist, belastet und in eine verzerrte Rolle gezwungen wurden. Durch IFS beginnt ein Prozess, der es ihnen ermöglicht, sich wieder vollständig in ihren von Natur aus wertvollen Zustand zurückzuverwandeln. Sobald das geschehen ist, gibt der Teil nicht nur seine extreme Rolle auf, wir haben jetzt auch Zugang zu seinen Qualitäten und Ressourcen, zu denen wir vorher keine Verbindung herstellen konnten.

Teile sind kleine innere Wesen, die ihr Bestes versuchen, uns zu schützen.

Wie sich gezeigt hat, sind Teile nicht pathologisch, und das Ego stellen sie auch nicht dar. Es sind kleine innere Wesen, die ihr Bestes versuchen, uns zu schützen, sich gegenseitig zu schützen und unser Inneres zusammenzuhalten. Sie haben voll ausgeprägte

Persönlichkeiten, das heißt jeweils unterschiedliche Wünsche, ein unterschiedliches Alter, verschiedene Meinungen, Talente und Ressourcen. Statt uns nichts als Ärger und Leid zu bescheren (was sie freilich tun können, solange sie in ihrer extremen Rolle sind), sind es wunderbare innere Wesen.

Es ist ein natürlicher Zustand des menschlichen Geistes, Teile zu haben. Diese entstehen also nicht durch ein Trauma oder indem wir äußere Stimmen oder Energien verinnerlichen. So sind wir eben gebaut, und das ist gut, denn alle unsere Teile haben wertvolle Eigenschaften und Ressourcen, die sie uns schenken können.

Ein wütender Teil ist daher kein Knäuel aus Wut. Wenn wir ihm unvoreingenommen zuhören, erfahren wir, dass es viele Gründe gibt, weshalb er wütend ist. Er empfindet jedoch auch Angst und Traurigkeit, und er versucht sein Bestes, uns zu beschützen, indem er wütend ist. Dabei ist immer zu bedenken, dass Teile verschieden alt sind und unterschiedliche Wünsche, Emotionen und Meinungen haben. Sie sind also wie kleine innere Menschen, und weil die meisten ziemlich jung sind, handelt es sich eher um innere Kinder.

Wenn wir in der Kindheit ein Trauma oder eine Bindungsverletzung erlebt haben, hatten wir nicht genügend körperliche und geistige Ressourcen, um uns zu schützen. Anders gesagt, unser Selbst konnte unsere Teile nicht beschützen, weshalb diese das Vertrauen in die innere Führungsfähigkeit des Selbst verloren. Womöglich haben sie das Selbst sogar aus dem Körper gedrängt und den Schlag selbst eingesteckt, weil sie meinten, sie müssten die Führung übernehmen, um uns und unsere anderen Teile zu schützen. Indem sie versuchten, mit dem Notfall umzugehen, blieben sie jedoch in einem parentifizierten Zustand stecken und tragen nun eine gewaltige Last an Verantwortung und Angst, genau wie ein parentifiziertes Kind in einer realen Familie.

Aus diesem Grund hilft es den Teilen wirklich, wenn sie erkennen, dass wir nicht mehr so jung sind wie früher. Allerdings sind sie nicht deshalb stecken geblieben, weil sie sich nicht im Klaren darüber wären, wie alt wir sind, sondern weil sie in der Vergangenheit leben. Sie sind zeitlich in dem Trauma erstarrt, das wir erlebt haben. Deshalb denken sie weiterhin, sie müssten andere Teile beschützen, die von dem damaligen Erlebnis ebenfalls verletzt wurden, und sie tragen die Lasten – die extremen Überzeugungen und Emotionen – aus dieser Zeit. Mit all dem Druck und Schrecken fühlen sie sich allein gelassen. Der schlichte Akt, die Aufmerksamkeit nach innen zu richten, um ihnen zuzuhören, mit ihnen zu sprechen und ihnen mitzuteilen, dass sie doch nicht allein sind – weil *wir* da sind und uns um sie kümmern –, ist ein radikaler Schritt, auf den unser inneres Waisenhaus sehr positiv reagiert.

Fünf Wahrheiten über Teile

1. **Teile sind angeboren.** Aus der Säuglings- und Kleinkindforschung berichtet etwa T. Berry Brazelton, dass ganz kleine Kinder nacheinander fünf bis sechs Entwicklungsstufen durchlaufen.[14] Vielleicht sind das jene Teile, die bereits bei der Geburt aktiv sind, während andere inaktiv bleiben, bis der richtige Zeitpunkt in der Entwicklung kommt, an dem sie gebraucht werden. Dann kommen sie plötzlich zum Vorschein. Falls Sie Kinder haben, werden Sie sich vielleicht daran erinnern, wie »brav« ihr zweijähriges Kind immer war, wenn Sie es zu Bett gebracht haben, aber als dasselbe Kind eines Morgens aufgewacht ist, hat es zu praktisch allem *Nein* gesagt. Der selbstbewusste Teil, der dafür verantwortlich war, ist über Nacht zum Vorschein gekommen. Es ist also der natürliche Zustand des menschlichen Geistes, Teile zu haben.
2. **Es gibt keine schlechten Teile.** Während Sie Ihre Teile kennenlernen, werden Sie auf ein ganzes Spektrum an Persönlichkeiten treffen. Die meisten Teile sind jung, selbst jene, die Ihr Leben dominieren

und ziemlich intellektuell sein können. Nachdem sie entlastet sind, drückt sich ihre eigentliche Natur in wertvollen Eigenschaften (wie Vergnügen, Freude, Sensibilität, Empathie, Staunen, Sexualität) und Ressourcen aus (wie Konzentrations- und Problemlösungsfähigkeit, klares Urteilsvermögen und der Wunsch, anderen Menschen zu helfen). Dazu haben Sie nun Zugang, was Ihr Leben bereichern wird.

3. **Oft müssen wir uns ihr Vertrauen erst verdienen.** Wenn Teile Lasten tragen, weist das darauf hin, dass wir sie in der Vergangenheit nicht beschützten. Vielleicht haben wir sie eingesperrt, oder wir haben sie ausgebeutet, indem wir uns auf ihre extrem beschützende Rolle verließen. Daher haben sie normalerweise gute Gründe, uns nicht zu vertrauen. Wie wilde Kinder brauchen sie unsere Liebe und Fürsorge, sind wegen der Vergangenheit jedoch skeptisch. Manchmal müssen wir uns ihnen wiederholt vom Selbst aus zeigen und um Verzeihung bitten, um ihr Vertrauen wiederzugewinnen. Glücklicherweise sind es keine äußeren wilden Kinder, weshalb dieser Prozess oft nicht mehr als einige Besuche braucht.
4. **Teile können unserem Körper und unserem Leben viel Schaden zufügen.** Weil manche Teile in furchtbaren Szenen aus der Vergangenheit erstarrt sind und Lasten aus dieser Zeit tragen, werden sie alles Nötige tun, um uns auf sich aufmerksam zu machen, wenn wir nicht bereit sind, ihnen zuzuhören. Zum Beispiel bestrafen sie uns oder andere, sie bringen andere Menschen dazu, sich um sie zu kümmern, sie sabotieren unsere Pläne oder drängen Menschen, die sie als Bedrohung sehen, aus unserem Leben. Um das und mehr zustande zu bringen, können sie verschiedene Dinge hervorrufen oder verschlimmern: körperliche Symptome oder Krankheiten, Albträume und merkwürdige Träume, emotionale Ausbrüche und chronische emotionale Probleme. Tatsächlich sind die meisten Syndrome, die im *Diagnostic and Statistical Manual of Mental Disorders* (einem international gebräuchlichen psychiatrischen Diagnosesystem) auf-

geführt werden, schlicht Beschreibungen der verschiedenen Gruppen von beschützenden Teilen, von denen traumatisierte Menschen beherrscht werden. Wenn man solche Diagnosen aus dieser Perspektive betrachtet, fühlt man sich wesentlich weniger mangelhaft und gestört, und man ist deutlich besser in der Lage, den beschützenden Teilen aus ihrer Rolle herauszuhelfen.

5. **Teile sind von großer Bedeutung und verdienen es, ernst genommen zu werden.** Wenn es uns gelingt, eine neue, liebevolle Beziehung zu unseren Teilen aufzubauen und ihnen zu helfen, sich zu transformieren, werden sie zu wunderbaren Gefährten, Ratgebenden und Spielkameradinnen. Daher wollen wir von uns aus Zeit mit ihnen verbringen und hören, welche Ideen sie für uns haben. Die vorhandenen inneren Konflikte stören uns nicht mehr besonders, weil wir wissen, dass es nur um Teile geht, denen wir helfen können zurechtzukommen. Wenn nötig, werden wir zu einem guten inneren Elternteil. Und es wird zu einer wohltuenden Lebenspraxis, uns mit unseren Teilen zu beschäftigen.

SITZUNG 1: SAM

In diesem Buch finden Sie mehrere Protokolle von IFS-Sitzungen mit verschiedenen Personen, damit Sie ein besseres Verständnis dafür bekommen können, wie die von mir beschriebene Arbeit in der Realität abläuft. Falls das nicht klar sein sollte: Ich bin im Protokoll mit Dick oder einfach D. gekennzeichnet.

Jedes Jahr leite ich Workshops in Esalen, einem wunderschönen kalifornischen Retreat-Center in der Nähe von Big Sur. Im vergangenen Winter bat Sam Stern, damals für den Podcast des Centers verantwortlich, mich um ein Interview und war freundlicherweise bereit, sich als Demonstrationsobjekt zur Verfügung zu stellen. Es war seine erste Erfahrung mit IFS. Wenn Sie sich das Gespräch anhören wollen, finden Sie es auf https://soundcloud.com/voices-of-esalen/dr-richard-schwartz-internal-family-systems.

Dick: Also, woran würden Sie gern arbeiten?

Sam: Tja, Sie schreiben in Ihren Büchern über einen Wegweiser, durch den man auf einen Bereich stößt, der interessant sein könnte. Als ich in der achten Schulklasse war, hat jemand mich schikaniert, und das hat mir zu schaffen gemacht. Anders gesagt, ich hab es in mich aufgenommen. Es war so, als würden dadurch manche Stücke von mir kaltgestellt.

D: Wunderbar. Wollen Sie sich dann auf den Schmerz konzentrieren, den das verursacht hat? Oder auf Ihre Beschämung? Oder wollen Sie sich mit dem Teil beschäftigen, der Sie kaltgestellt hat?

S: Ja, auf den … den kaltgestellten.

D: Dann suchen Sie jetzt den Teil, der Sie kaltgestellt hat, und schauen Sie, ob Sie ihn in oder um Ihren Körper herum finden können.

S: Wonach suche ich da eigentlich, Dick?

D: Vielleicht nach einem Teil, der Sie betäubt … Das geht zum Beispiel so: Wenn Sie sich vorstellen, den dreizehnjährigen Jungen in Ihrem Innern zu besuchen, was für Ängste tauchen da auf?

S: Angst spüre ich nicht. Ich kann den Jungen sehen. Er ist weich oder schwach, und ich fühle mich nicht mit ihm verbunden.

D: Was für Gefühle bringen Sie ihm denn entgegen, wenn Sie ihn da drin sehen?

S: Ich will nicht bei ihm sein.

D: Gut, dann konzentrieren Sie sich bitte auf das Gefühl, dass Sie nicht bei ihm sein wollen, und fragen Sie den Teil, was er befürchtet, wenn er zulassen würde, dass Sie bei dem Jungen sind.

S: Hm, ich hab den Eindruck, er hat Angst, dass er verprügelt werden wird. Ja, fast so, als würde er sich vor mir fürchten.

D: Okay, aber was für Gefühle bringen Sie ihm entgegen?

S: Ich will, dass er sich zusammenreißt. Er sollte einfach drauflosschlagen und sich wehren.

D: Gut. Sagen Sie dem Teil, dass wir verstehen, warum er das tun will, aber wir werden ihn bitten, dass er uns Raum dafür lässt, dem Jungen auf andere Weise zu helfen. Schauen wir mal, ob er bereit ist, beiseitezutreten und sich ein bisschen zu entspannen.

S: Soll ich denn was zu ihm sagen?

D: Sie müssen es nicht laut aussprechen, nur innerlich. Schauen Sie dann, ob Sie spüren können, dass der Teil beiseitetritt oder sich entspannt.

S: Ja, der wütende, aggressive Teil ist bereit, ein Stück beiseitezutreten.

D: Wenn er das tut, was fühlen Sie dann dem Jungen gegenüber?

S: Ich spüre ein bisschen mehr Nähe. Als wäre er mein Bruder.

D: Prima. Also, dann teilen Sie ihm jetzt mit, dass Sie da sind und ihm helfen können, und schauen Sie, wie er auf diese Nachricht reagiert.

S: Ach, toll! Er fühlt sich gut. Fast so, als wäre er mehr mit Leben erfüllt. Außerdem ist er ziemlich schwungvoll und cool.

D: Wunderbar. Okay, fragen Sie ihn nun, was er Ihnen von sich erzählen will, und warten Sie einfach darauf, dass die Antwort kommt.

S: Ich höre, dass er im Baseballteam mitspielen will. Jetzt ist es so, als ob wir Freunde wären. Mensch, er öffnet sich mir, und es ist so, als ob wir uns richtig amüsieren könnten, wenn er mal bei mir übernachtet.

D: Das ist schön. Gut, Sam, dann bitten Sie ihn jetzt, Ihnen wirklich ein Verständnis dafür zu vermitteln, was passiert ist, als er sich schikaniert gefühlt hat. Warten Sie einfach, was er Ihnen durch Emotionen, Körperempfindungen oder Bilder mitteilen will.

S: Er sagt, dass er damals total verblüfft war. Man hat ihn nämlich betrogen. Er hat gedacht, zwischen ihm und diesem anderen Typen wär alles in bester Ordnung, so als ob sie auf derselben Seite stünden, und dann ruft der andere urplötzlich an und sagt, dass er ihn windelweich prügeln wird.

D: Aha. Leuchtet es Ihnen ein, Sam, dass das sich furchtbar anfühlt?

S: Klar.

D: Eben. Sagen Sie ihm daher, dass Sie das verstehen. Und fragen Sie, was er Ihnen sonst noch mitteilen will und wie es für ihn war.

S: Ich hab so viel über diese Sache nachgedacht, dass ich jetzt Probleme hab, meine Vermutungen und meine Erinnerungen daran auseinanderzuhalten.

D: Hm. Dann wollen wir jetzt den denkenden, erzählenden Teil bitten, uns ebenfalls etwas Raum zu lassen, genau wie wir es vorher getan haben, und feststellen, ob das möglich ist. Schauen Sie mal, ob der denkende Teil auch beiseitetreten will.

S: Das hat er schon getan.

D: Dann bitten Sie jetzt den dreizehnjährigen Jungen noch mal, Ihnen wirklich mitzuteilen, was passiert ist und wie schlimm es war.

S: Da ist bloß Ablehnung. Ich hatte das Gefühl, dass ich an ihm dran bin, aber dann hab ich mich zurückgezogen.

D: Aha. Dann suchen Sie den Teil, der sich zurückgezogen hat.

S: Der hat Angst, dass ich zu viele Gefühle haben werde und dass das peinlich sein wird. Und dass ich mich verurteilen werde.

D: Hat er vielleicht Angst vor dem harten Burschen von vorher? Davor, dass der Sie verprügelt, weil Sie geweint haben? [Sam stimmt zu.] Also, wir müssen nicht weitermachen, wenn es zu beängstigend ist, aber bitten wir den harten Burschen doch mal, eine Weile in ein anderes Zimmer da drin zu gehen. Sagen Sie ihm, dass wir anschließend mit ihm sprechen und ihn wieder herauslassen werden.

S: Das hat er kapiert.

D: Okay. Schauen Sie jetzt mal, ob der Teil, der sich eingemischt und Sie weggezogen hat, uns zurückkehren lässt. Wenn diese Teile Ihnen wirklich freie Bahn lassen, können wir den schikanierten Jungen so heilen, dass er nicht mehr in der Vergangenheit steckt, das verspreche ich. Er wird sich nicht mehr schlecht fühlen, und dann müssen die anderen sich keine Sorgen mehr um ihn machen. Dazu müssen sie uns einfach nur den nötigen Raum lassen.

S: Also, der harte Bursche sagt, dass er in dem anderen Zimmer bleiben wird. Er ist bereit dazu. Und er wird uns Raum lassen.

D: Gut, das ist prima. Schauen Sie, ob Sie zu dem Jungen zurückkehren können.

S: Ich hab nicht das Gefühl, dass ich bei ihm bin.

D: Dann ist noch ein weiterer Teil im Weg. Fragen Sie den Teil, der Sie blockiert, was er befürchtet, wenn er Sie bei dem Jungen sein lässt.

S: Da kommt nichts … es ist eher so wie ein leerer Raum.

D: Na gut, dann lassen Sie mich direkt mit dem Teil sprechen. Hallo, du da drin? Bist du bereit, mit mir zu sprechen?

S: Ja.

D: Gut, du bist also der Teil von Sam, der ihn davon abhält, bei dem Jungen zu sein. Stimmt das?

S: Ja.

D: Was fürchtest du denn, was passieren würde, wenn du ihn zu dem Jungen zurückkehren lässt, damit er etwas von damals spürt?

S: Wenn er eine Verbindung zu dem schwachen Jungen herstellt, würde das seine ganze Persönlichkeit weich machen.

D: Und was würde passieren, wenn Sam weicher wäre?

S: Ich müsste die ganze Persönlichkeit ändern, die ich in so langer Zeit aufgebaut hab. Damit will ich wohl sagen, dass ich den Laden fest im Griff hab. Alles läuft so, wie ich es will.

D: Hab verstanden. Na gut, wir wollen dir ja nicht alles vermasseln. Aber dass du den Laden so fest im Griff haben und dich so anstrengen musst, liegt wahrscheinlich daran, dass dieser Junge da drin ist und du versuchst, Sam von ihm fernzuhalten.

S: Das stimmt.

D: Deshalb biete ich dir die Möglichkeit an, dass du dich nicht mehr so anstrengen musst, weil der Junge sich gut fühlen wird.

S: Gut, aber wenn ich nicht da bin, wie soll ich Sam dann dabei helfen, was zu leisten und mit allem zurechtzukommen?

D: Das verstehe ich. Deshalb werden wir auch nichts ohne deine Erlaubnis tun. Aber wenn du bereit bist, verspreche ich, dass wir zustande bringen, was ich gerade gesagt hab, und dann wärst du frei, etwas anderes zu machen.

S: Tja, na gut, wenn es wirklich besser für Sam ist, bin ich einverstanden.

D: Okay, das ist toll. Gehst du jetzt also bitte in das Wartezimmer, bis wir fertig sind, damit ich wieder mit Sam sprechen kann? Sam, schauen Sie mal, ob Sie jetzt näher an den Jungen herankommen.

S: Ja, jetzt fühle ich mich ihm nahe.

D: Gut. Lassen Sie ihn wissen, dass Sie wieder da sind, und sagen Sie ihm, es täte Ihnen leid, dass Sie sich von den anderen Teilen haben wegziehen lassen. Und dass Sie jetzt bereit sind, die restliche Geschichte zu erfahren. Alles, was er Ihnen darüber mitteilen will, wie schlimm es war.

S: Hm. Er fühlt sich total klein. Jünger als dreizehn. Viel jünger. Genau. In etwa wie ein Zweijähriger.

D: Okay. Welche Gefühle bringen Sie dem Zweijährigen entgegen?

S: Zärtlichkeit.

D: Das ist schön. Lassen Sie also diesen Teil wissen, dass Sie bei ihm sind und dass er Ihnen etwas bedeutet. Und stellen Sie fest, was er Ihnen mitteilen will.

S: Jetzt spüre ich ganz viel Liebe. Als ob mein Herz sich öffnen würde. Ach ja, auch für den Dreizehnjährigen spüre ich Liebe. Und Zärtlichkeit, wie ein Vater.

D: Okay. Vermitteln Sie den beiden das.

S: Das fühlt sich gut an. Wirklich, wirklich gut.

D: Dann können wir einfach eine Weile dabei bleiben, wenn Sie wollen. Aber seien Sie auch offen, ob da etwas ist, was die beiden Ihnen mitteilen wollen.

S: Ich spüre das dreizehnjährige Ich. Ich sehe es als einen Jungen, der komische Klamotten anhat, wie man sie in der siebten oder achten Klasse trägt. Er hat das Gefühl, dass er nicht richtig in der Pubertät ist und sich körperlich nicht genug entwickelt hat. Er fühlt sich nicht wohl in seinen Klamotten, und er kann sich nicht richtig wehren. So als ob seine Knochen brüchig wären. Aber er kommt mir nicht mehr abstoßend vor. Jetzt hab ich Mitgefühl.

D: Vermitteln Sie ihm das, und schauen Sie, ob er Ihnen noch mehr zu dem allem sagen will.

S: Eigentlich will er lustig und beliebt sein, und die Sache hat ihm sehr wehgetan. So schikaniert zu werden hat ihm die

Vorstellung, beliebt zu sein, gründlich ausgetrieben. Das hat ihn richtig kaltgestellt. Genau. Jetzt fällt mir ein, wie ich später, als ich mich entwickelt hab, als ich neunzehn und auf dem College war und rausbekam, wie ich cool wirken konnte – wie wichtig das für mich war.

D: Kein Wunder. Erzählen Sie ihm einfach, dass Sie das alles verstehen, und schauen Sie, ob er Ihnen noch etwas mitteilen will.

S: Hm. Er hat überhaupt nichts Gemeines an sich. Wütend ist er auch nicht. Eher so, als würde er sagen: »Tu mir einfach nicht weh«, aber trotzdem ist er irgendwie optimistisch.

D: Gut. Fragen Sie ihn, ob er jetzt spürt, dass Sie verstehen, wie weh es getan hat. Oder ob er Ihnen in der Hinsicht noch mehr mitteilen will.

S: Ja, jetzt bekomme ich Zugang zu einem Gefühl wie von einer »dunklen Nacht der Seele«, das von ihm und seinem Schrecken kommt.

D: Sagen Sie ihm, dass Sie damit zurechtkommen. Dass Sie das wirklich spüren wollen, jedenfalls so, wie er das von Ihnen will. Spürt er, dass Sie jetzt wirklich verstehen, wie verängstigt er damals war?

S: Er sagt, das tut er.

D: Gut. Also, Sam, dann gehen Sie jetzt bitte in die damalige Zeit hinein, und seien Sie so bei ihm, wie er jemand gebraucht hätte. Sagen Sie mir einfach, wann Sie bei ihm sind.

S: Jetzt bin ich dort. Ich sage ihm, dass ich sein Freund bin – sein Beschützer.

D: Wunderbar. Wie reagiert er?

S: Er fühlt sich gut. Jetzt hat er jemanden, der ihn unterstützt.

D: Das stimmt. Fragen Sie ihn, ob Sie da, wo er ist, etwas für ihn tun sollen.

S: Er will, dass ich ihn ins Erwachsenensein bringe, wo er Sex haben und Dinge tun kann, wie Erwachsene sie tun. Er war schon immer daran interessiert, in diesem Bereich zu sein.

D: Okay, das werden wir gleich tun, aber sollen Sie zuerst, bevor wir ihn herausholen, etwas mit dem Jungen tun, der ihn schikaniert hat, oder irgendetwas anderes da in der Vergangenheit?

S: Nein. Offenbar ist er nicht nachtragend. Er scheint nicht zu wollen, dass irgendjemand verprügelt wird.

D: Na gut, dann wollen wir ihn mal da hinbringen, wo er hinwill. Das kann die Gegenwart sein oder ein Ort in der Fantasie. Wo immer er hinwill.

S: Er will zu diesem Festival. Zu Burning Man.

D: Ach, toll! Okay. *[Pause.]* Wie ist er denn, wenn er dort ist?

S: Ein bisschen schüchtern.

D: Sagen Sie ihm, dass Sie ihm helfen werden zu lernen, wie es da läuft. Und dass er nie wieder in die Zeit zurückmuss, als er schikaniert wurde. *[Sam bricht vor Erleichterung heftig in Tränen aus.]* Ja. Das ist die ganze Erleichterung, stimmt's? Richtig schön ist das. Genau. Er muss nie wieder dorthin zurück. Das ist wirklich toll, Sam.

S: Erstaunlich, Mann. Wie Freudentränen.

D: Das ist wirklich toll. Er muss nie wieder dorthin zurück, und Sie werden sich jetzt um ihn kümmern.

S: Das ist so schön. Genau das hat er immer gewollt.

D: Na bitte. Aber fragen Sie ihn jetzt, ob er bereit ist, die Gefühle und Überzeugungen zu entlasten, die er damals auf sich genommen und die ganze Zeit mit sich herumgeschleppt hat. Fragen Sie ihn, wo er das alles in oder an seinem Körper trägt.

S: Um seinen Kopf herum. Um den Kopf herum, aber auch um die Hüften und am Herzen.

D: Gut. Fragen Sie, worin er das alles ablegen will: in Licht, in Wasser, in Feuer, in Wind, in die Erde oder in irgendetwas anderes.

S: In Licht.

D: Gut, Sam, dann holen Sie etwas Licht herbei, und lassen Sie es auf den Jungen scheinen. Sagen Sie ihm, er soll alles, was ihn belastet, aus seinem Körper herauslassen, weg von dem Körper. Das Licht soll es davontragen. Es ist nicht nötig, es weiter mit sich herumzuschleppen. Er soll in seinem Körper nachspüren, ob er auch wirklich alles herausbekommen hat. Ja. Es soll einfach ins Licht fließen. So ist es richtig. Sagen Sie ihm jetzt, dass er alle Eigenschaften in seinen Körper aufnehmen kann, die er will, und beobachten Sie, was in ihn hineinströmt.

S: So etwas wie Stolz und wie Freundlichkeit gegenüber anderen. Ein Gefühl, als wäre er eine Art guter Superheld.

D: Toll. Und wie kommt er Ihnen jetzt vor?

S: Wie ein jüngerer Freund. Aber beschützt, wissen Sie, und stark.

D: Das stimmt. Dann wollen wir jetzt mal die ganzen Burschen aus dem Wartezimmer hereinlassen und sehen, wie sie reagieren. Sagen Sie denen, sie müssten den Jungen jetzt nicht mehr beschützen und Sie auch nicht mehr von ihm fernhalten. Deshalb könnten sie darüber nachdenken, eine neue Rolle zu spielen.

S: Auf dem Gesicht von dem harten Burschen sehe ich Neugier und Verwirrung. Er ist total verblüfft, dass er nicht ich ist.

D: Nein, er ist nicht Sie. Machen Sie ihm das klar. Er hat den Jungen verprügelt, was nicht gut war, also …

S: Genau!

D: Also muss er jetzt über eine neue Rolle nachdenken. Fragen Sie ihn, was er gerne tun würde, wenn er wirklich drauf vertrauen würde, dass er Sie nicht mehr beschützen muss wie bisher.

S: Tja, er sagt, dass er so ziemlich alles gut kann. Kann er einfach auswählen? Jedenfalls hält er wirklich ausgesprochen viel von sich. Eindeutig. Er rechnet sich alles, was ich im Leben gut gemacht habe, als Verdienst an. Puh.

D: Er kann über seine neue Rolle durchaus erst mal nachdenken. Das muss er nicht sofort entscheiden. Aber wie fühlt es sich jetzt eigentlich in Ihnen drin an?

D: Da ist Raum vorhanden. Es fühlt sich interessant und anders an.

D: Gut. Okay. Haben Sie den Eindruck, dass es vorläufig abgeschlossen ist?

S: Ja, aber mich interessiert, wie ich in Kontakt mit dem harten Burschen kommen kann, um ihm klarzumachen, dass er mir weiterhin wichtig ist, obwohl er das Geschehen nicht mehr kontrolliert.

D: Genau das werden Sie ihm in Zukunft sagen. Sie müssen sich gar nicht anstrengen, Kontakt zu ihm herzustellen, weil er sowieso immer da ist. Konzentrieren Sie sich einfach auf ihn, und sprechen Sie mit ihm darüber. So. Kommen Sie jetzt wieder in die Gegenwart zurück. Das war ein wunderbares Stück Arbeit.

S: Ja, das stimmt. Danke. So etwas hätte ich nicht erwartet.

Ich wollte diese Sitzung im Buch haben, weil sie viele Grundlagen von IFS demonstriert. Zum Beispiel bitte ich verschiedene beschützende Teile, einen Raum zu öffnen, bis schließlich das Selbst von Sam zum Vorschein kommt und er spontan sagt, er würde sich dem dreizehnjährigen Verbannten näher fühlen. Dann bezeugt er, wie dieser Junge schikaniert wurde, und bringt die Teile, die das Bezeugen zu verhindern versuchen, dazu, beiseitezutreten, damit der Schritt abgeschlossen werden kann. Anschließend lasse ich ihn den Dreizehnjährigen in der Vergangenheit aufsuchen und an einen sicheren Ort bringen (zum Burning-Man-Festival), worauf der Junge bereit ist, die Emotionen zu entlasten, die sein Erlebnis ihm vermittelt hat. Der Junge entlastet und transformiert sich. Und schließlich wenden wir uns an seinen dominantesten Beschützer, den harten Burschen, damit der sieht, dass der Junge keinen Schutz mehr braucht, weshalb er über eine neue Rolle nachdenken kann. Während dieses Prozesses haben Sams Teile zunehmend Vertrauen darin gewonnen, dass Sam die Führung übernehmen kann.

Am Anfang löste Sam sich also von seinen Teilen und brachte das Selbst zum Vorschein. Er fand Zugang zu einem verbannten Teil und entlastete ihn; und dann half er einem beschützenden Teil, über eine neue Rolle nachzudenken. Außerdem gab es einen Punkt, an dem ich direkt mit einem beschützenden Teil sprach. Diese Methode bezeichnen wir als *direkten Zugang*. Zwar haben mehrere von Sams beschützenden Teilen sich an verschiedenen Punkten eingemischt, waren jedoch schnell bereit, Raum zu schaffen, sobald er und ich sie beruhigt hatten. Bei den meisten Menschen ist das nicht so. Es dauert länger, bis ihre Teile ihnen und mir vertrauen. Seien Sie daher bitte nicht frustriert, wenn es bei Ihren Sitzungen nicht so rasch vorwärtsgeht.

Im Buch haben wollte ich die Sitzung auch, weil sie ein ausgezeichnetes Beispiel dafür ist, dass viele Jungen (ich eingeschlossen) gezwungen sind, mit ihren Wunden umzugehen. Dadurch werden sie von Teilen beherrscht, die sich als harte Burschen geben und jede Verletzlichkeit an sich selbst und anderen verachten. Sam war alles andere als ein Macho (schließlich war er für den Podcast eines Retreat-Zentrums verantwortlich), aber dass er als Junge schikaniert wurde und wie er darauf reagierte, hatte einen erheblichen Einfluss auf sein Leben.

Zum Abschluss möchte ich eine Nachricht wiedergeben, die Sam mir etwa ein halbes Jahr nach unserer Sitzung geschickt hat:

»Persönlich war es für mich ein gewaltiger Durchbruch. Ich habe VIEL über diesen Teil von mir nachgedacht (und gefühlt). Der kleine Junge in meinem Innern spürt viel Heilung und Akzeptanz. Viel nachgedacht habe ich auch über den ›harten Burschen‹, und mir ist klar geworden, wie tief ich mit ihm verbunden war. Von ihm ›getrennt‹ habe ich mich sozusagen nicht, aber seit ich durch Ihre Hilfe weiß, wie ich mich innerlich organisiert habe, bin ich mir wesentlich bewusster, dass er vorhanden ist und dass ich mich auf ihn verlasse. Jetzt bin ich neugierig darauf, als was er fungieren wird (als Kreativer, als jemand, der anderen hilft?), sobald ich ihn weiter von seinen Pflichten als ›echter Mann‹ befreit habe! Natürlich weiß ich, dass ich weiter an mir arbeiten muss, und da ich Vater bin, will ich das auch tun.«[15]

3 | DAS ÄNDERT ALLES

Im Christentum wird Sünde als alles definiert, was uns von Gott trennt und von unserem Weg abbringt. Lasten trennen das Selbst von unseren Teilen und verleihen diesen extreme Impulse. Belastete Teile nehmen das Selbst entweder überhaupt nicht wahr oder hören nicht auf es. Wenn Teile also entlastet werden, geht es nicht nur darum, dass sie sich sofort transformieren, sie haben jetzt auch wesentlich mehr Verbindung zum Selbst und vertrauen ihm mehr, was das zweite Ziel von IFS ist.

Es ist, als gäbe es ein Stück von Gott – mangels eines besseren Wortes – in uns allen und, wie wir sehen werden, in allen unseren Teilen.

Als mir das allmählich klar wurde, sah ich wieder Parallelen zwischen der inneren und der äußeren Welt. So wie Menschen sich wegen der Lasten (Sünden), die sie tragen, voneinander und von dem, was sie *Gott* nennen (ich bezeichne es im Folgenden als Selbst), getrennt fühlen, so können auch unsere Teile sich voneinander und von uns getrennt fühlen. Ihre Entlastung ermöglicht nicht nur, dass in unserem Innern wieder Verbindungen entstehen, sie fördert auch eine stärkere Verbindung zwischen uns und dem großen Selbst oder wie immer wir es nennen mögen.

Indem wir uns um eine solche Heilung kümmern, sorgen wir nicht nur dafür, dass wir keine Symptome mehr haben und dass wir uns besser fühlen, wir stellen auch einen Zusammenhang her. Es ist, als gäbe es ein Stück von Gott – mangels eines besseren Wortes – in uns allen und, wie wir sehen werden, in allen unseren Teilen.

Bei meiner IFS-Arbeit mit Menschen, bei denen man eine Dissoziative Identitätsstörung diagnostiziert hatte, habe ich oft unwillkürlich über mehrere Sitzungen hinweg direkt mit einem ihrer Teile gesprochen. Dabei hat der Teil von seinen eigenen Teilen erzählt, wodurch ich mit der Zeit erfuhr, dass so ein Teil ebenfalls ein Selbst besaß.

Zuerst fand ich das absolut unglaublich! Teile, die Teile hatten? Aber nachdem ich mich beruhigt hatte, ergab es eine Art ästhetischen oder spirituellen Sinn, dass wir auf jeder Ebene parallele oder isomorphe (gleichgestaltige) Systeme besitzen. Das ist wie bei den Matrjoschka-Puppen – ähnliche Systeme, die in größere Systeme eingebettet sind. Vergleichen könnte man es auch mit Fraktalen. So verwirrend das für mich erst auch war, ich finde eine gewisse Schönheit in diesem Phänomen aus verschachtelten, parallelen Systemen, wobei ich nicht weiß, wie weit es reicht. In der Therapie bin ich schon auf Subteile eines Teils gestoßen und stellte fest, dass diese ebenfalls Teile hatten.

Wie schon gesagt, sehe ich Teile inzwischen als kostbare Wesen. Sie enthalten ein eigenes Selbst, und sie sind es wert, dass unser Selbst ihnen Liebe und Mitgefühl zuwendet. Im Hinblick auf die christliche Denkweise ähnelt das der Vorstellung, dass die Menschen im Bilde Gottes geschaffen und seiner Liebe wert sind. Wenn wir uns entlasten, in unsere wahre Natur transformieren und mit etwas Größerem verbunden fühlen können, weshalb soll das nicht auch für unsere Teile gelten?

Mehrere Jahre haben wir IFS-Kurse am Reformierten Theologischen Seminar in Jackson, Mississippi, durchgeführt, wo alle Studierenden dem evangelikalen Christentum anhingen. Ich erwartete, als ich ihnen zu erklären versuchte, die Menschen seien von Grund auf gut, den Einwand, eigentlich seien die Menschen ursprünglich schlecht. Tatsächlich kam es zu einer Debatte. Ich fragte: »Steht nicht in der Bibel, dass der Mensch zum Bilde Gottes erschaffen ist?« – »Das stimmt schon«, bekam ich als Antwort, »aber das ist nur ein kleiner Samen in uns drin, und der ist ganz durch die Erbsünde verhüllt.« Worauf ich sagte: »Gut, wenn wir Erbsünde mit Lasten gleichsetzen können, sind wir auf derselben Wellenlänge.«

Bill Richardson, der dortige Professor, verstand mich sofort. »Wissen Sie«, sagte er, »mir ist schon klar, was Sie hier versuchen. Sie fordern uns auf, in unserem Innern das zu tun, was Jesus in der Außenwelt getan hat.« Damit war gemeint, dass Jesus mit Mitgefühl, Interesse und Fürsorglichkeit auf die Verbannten in der Außenwelt zugegangen ist und sie geheilt hat – die Leprakranken, die Armen, die Ausgestoßenen.

Um auf den größeren Zusammenhang zurückzukommen: Was wäre, wenn wir alle und jeder unserer Teile ein Stück SELBST enthalten, das sich danach sehnt, wieder eine Verbindung zu sich herzustellen? Was, wenn wir diesem größeren Projekt einer Verbindung mit dem Göttlichen dienen, indem wir unseren Teilen helfen, sich zu entlasten und unserem Selbst zu vertrauen, sodass wir uns mit anderen Menschen, der Erde und dem SELBST verbunden fühlen? Ich glaube, das ist es, was IFS Menschen anbietet, die auf der spirituellen Suche sind. Unser Erwachen ist wesentlich umfassender und beständiger, wenn wir in unserer Ganzheit involviert sind, statt das Ego als schlechten Teil zu behandeln, den wir unterwegs im Staub zurücklassen müssen. Unsere Teile sehnen sich nach Verbindung zu unserem Selbst, genau wie wir uns danach sehnen, uns mit dem SELBST zu verbinden.

Unsere Teile sehnen sich nach Verbindung zu unserem Selbst, genau wie wir uns danach sehnen, uns mit dem SELBST zu verbinden.

Wenn Menschen Zeit damit verbringen, ihr Inneres zu erforschen, kommen alle zu demselben Schluss – dass dieses essenzielle Selbst das ist, was wir wirklich sind. Ich glaube, was man als *Erwachen* oder *Erleuchtung* bezeichnet, ist die verkörperte Erkenntnis dieser Tatsache. Und wenn wir uns nicht mehr mit unseren Teilen und ihren Lasten identifizieren, sondern mit unserem Selbst, hat das tiefgreifende Folgen.

Es handelt sich hier um etwas, das über jede Art von Religion hinausgeht und nicht einmal erfordert, an etwas Spirituelles zu glauben. Wir müssen lediglich akzeptieren, dass diese wunderbare Essenz in uns und allen anderen Menschen vorhanden ist und dass wir Zugang dazu bekommen, indem wir einfach Raum in unserem Inneren öffnen. In manchen Meditationsformen geschieht das, indem der Geist geleert wird, aber statt mit Teilen zu ringen, die nicht geleert werden wollen, bitten wir sie in IFS liebevoll, einige Minuten lang Raum im Innern zu schaffen. Daraufhin stellen wir fest, dass das Selbst zum Vorschein kommt, augenblicklich und spontan.

Natürlich sind das alles nur Worte, bis Sie es tatsächlich selbst erlebt haben. Machen wir daher einige Übungen, die Ihnen helfen sollen, Ihre Teile besser kennenzulernen und ihnen mehr Selbst zu vermitteln.

Übung: Die Dilemma-Meditation

Machen Sie es sich wieder bequem, und atmen Sie ein paarmal tief durch. Denken Sie jetzt an ein Dilemma in Ihrem Leben – an eines, vor dem Sie momentan stehen, oder an eines, mit dem Sie es in der Vergangenheit zu tun hatten. Wählen Sie ein Problem aus, mit dem eine Menge Konflikte verbunden waren.

Nehmen Sie, während Sie sich auf das Dilemma konzentrieren, die Teile auf beiden Seiten wahr, und beobachten Sie, wie sie miteinander kämpfen. Nehmen Sie dann wahr, mit welchen Gefühlen Sie auf den Kampf und auf jeden der darin verwickelten Teile reagieren.

Jetzt wollen wir alle diese Teile kennenlernen, einen nach dem anderen. Zu diesem Zweck bitten Sie jetzt einen der Teile, in eine Art Wartezimmer zu gehen. Das schafft eine gewisse Grenze, durch die sich der Teil, mit dem Sie sich gerade beschäftigen, ein bisschen entspannen kann. Zuerst lernen Sie also den Teil kennen, der sich nicht im Wartezimmer befindet. Nehmen Sie wieder wahr, welche Gefühle sie ihm entgegenbringen. Wenn Sie dabei irgendetwas Negatives verspüren, bitten Sie die mit diesen negativen Gefühlen verbundenen Teile, Ihnen ein paar Minuten Zeit zu lassen, sich mit dem aktuellen Teil zu beschäftigen. Wir werden diesem Teil nicht die Macht geben, die Führung zu übernehmen und alles zu bekommen, was er will. Wir wollen nur versuchen, ihn kennenzulernen. Damit das möglich ist, muss der Teil im Wartezimmer (oder irgendwelche Verbündeten von ihm, die sich melden) seine Energie aus Ihnen herausziehen. Sie können ihm versichern, dass Sie sich später auch mit ihm beschäftigen werden. Das wird ihm vielleicht helfen, etwas geduldiger zu sein.

Wenn es Ihnen gelingt, zumindest neugierig auf den Teil zu sein, der nicht im Wartezimmer ist, folgen Sie Ihrer Neugier, und fragen Sie ihn, was er Ihnen über seine Position mitteilen will. Weshalb vertritt er einen derart entschiedenen Standpunkt zu der Frage, um die es geht? Was befürchtet er, wenn der andere Teil die Führung übernehmen und den Kampf gewinnen würde? Während Sie ihm zuhören, müssen Sie ihm weder zustimmen noch widersprechen – lassen Sie den Teil einfach wissen, dass Sie ihn respektieren, dass er Ihnen wichtig ist, dass Sie bei ihm sind und ihn hören. Stellen Sie fest, wie er reagiert.

In etwa einer Minute bitten Sie nun den Teil, mit dem Sie bisher gesprochen haben, in ein zweites Wartezimmer zu gehen. Lassen Sie dann den anderen heraus, um ihn wie gewohnt kennenzulernen. Versuchen Sie wieder, mit offenem Herzen und offenem Verstand zuzuhören. Sie müssen ihm nicht zustimmen. Sie wollen einfach verstehen, woher er stammt, weshalb er so geladen wegen dieser Frage ist, was er befürchtet, wenn die andere Seite gewinnen würde, und so weiter.

Nachdem Sie sich eine Weile mit dem zweiten Teil beschäftigt haben, fragen Sie ihn, ob er bereit ist, direkt mit dem anderen zu sprechen. Versichern

Sie ihm, dass Sie da sein werden, um vermittelnd einzugreifen und dafür zu sorgen, dass beide respektvoll miteinander umgehen werden. Es ist in Ordnung, wenn der Teil dazu nicht bereit ist. Sollte das der Fall sein, verzichten Sie auf die folgenden Schritte. Aber wenn er bereit ist, laden Sie den anderen ein, zu kommen und sich zu Ihnen beiden zu setzen.

Jetzt werden Sie gewissermaßen eine therapeutische Rolle übernehmen, während die beiden miteinander über das Dilemma sprechen. Wieder ist es Ihre Aufgabe, nicht Partei zu ergreifen, sondern nur den beiden zu helfen, sich anders als gewohnt kennenzulernen, und dafür zu sorgen, dass sie sich bei ihrem Gespräch respektvoll gegenüber bleiben. Erinnern Sie sie daran, dass sie beide Teile von Ihnen sind, also haben sie immerhin das gemein. Beobachten Sie dann, wie sie reagieren, während sie sich auf andere Weise kennenlernen. Achten Sie auch darauf, was mit dem Dilemma passiert.

Unterbrechen Sie das Gespräch der beiden irgendwann. Teilen Sie ihnen mit, dass Sie sich regelmäßig auf diese Weise mit ihnen treffen können. Fragen Sie außerdem, ob die beiden bereit wären, zwar ihre Meinung zu äußern, wenn in Zukunft ein Dilemma auftaucht, die endgültige Entscheidung aber Ihnen überlassen würden. Die beiden Teile würden also beratend wirken, statt die Verantwortung zu tragen, größere Entscheidungen wie die momentan anliegende alleine zu treffen. Beobachten Sie, wie die beiden auf diese Idee reagieren. Wie üblich kann es hilfreich sein, sie daran zu erinnern, wer Sie sind (altermäßig und so weiter) und wer Sie nicht sind.

In ein oder zwei Minuten können Sie den beiden Teilen für alles danken, was sie getan haben. Erinnern Sie sie außerdem unbedingt daran, dass Sie versuchen werden, wieder mit ihnen zu sprechen. Richten Sie die Aufmerksamkeit dann langsam wieder auf die Außenwelt.

Wenn Ihre Teile kooperativ waren, konnten Sie wahrscheinlich feststellen, dass sie einander nicht richtig kannten. Das lag daran, dass ihre Rollen polarisiert waren und dass sie einen extremen Eindruck von ihrem Gegenüber hatten. Dasselbe sehen wir bei internationalen Konflikten, aber auch innerhalb von Ländern, Unternehmen, Familien und Paaren. Je extremer eine Seite wird, desto extremer muss die andere sich in der Gegenrichtung entwickeln. Das geschieht auf allen Ebenen von menschlichen Systemen, vor allem wenn keine gute Führung vorhanden ist, und für innere Systeme gilt es ebenfalls. Die meisten Menschen vernachlässigen ihre innere Welt und überlassen es ihren inneren Kindern, über große Entscheidungen zu diskutieren und sie zu treffen, während sie selbst sich mit der äußeren Welt beschäftigen.

Die letzte Übung nur ein einziges Mal zu machen reicht wahrscheinlich nicht aus, um den Kampf zu beenden, weil beide Teile meinen, dass sehr viel auf dem Spiel steht. Die Vorstellung, sich völlig zu entspannen, ist ihnen regelrecht zuwider. Dennoch fühlen sie sich jetzt wahrscheinlich wenigstens ein bisschen mehr mit Ihnen und miteinander verbunden. Das ist die neue Führungsart, die Sie mit solchen Übungen ausprobieren sollen. Wenn ein Paar zu mir in die Therapie kommt, gehe ich genauso vor. Ich höre erst der einen und dann der anderen Person zu, und während ich das tue, baue ich eine Verbindung zu beiden auf, damit sie mir vertrauen können. Anschließend lasse ich sie miteinander sprechen, wobei ich dafür sorge, dass sie respektvoll bleiben.

Zwischenbilanz

Inzwischen habe ich Sie durch vier verschiedene Übungen geleitet, in denen Sie entweder Ihre Teile näher kennengelernt haben oder in denen diese Teile *Sie* kennenlernten. Vielleicht klappte das reibungslos, und Sie haben deshalb ein gutes Gefühl, aber es wäre nicht ungewöhnlich, wenn Sie eine oder alle Übungen nicht machen konnten oder nur einzelne Stücke davon. Das hat viel damit zu tun, wie bereit Ihre Teile sind, Sie auf diese Weise in ihre Welt eindringen zu lassen, und inwieweit sie Ihnen und einander vertrauen, Raum zu schaffen und sich voneinander zu trennen. Wenn Teile zum Beispiel nicht beiseitetreten, heißt das nicht, dass Sie gescheitert wären. Es bedeutet schlicht, dass diese Teile mehr Zeit brauchen, Vertrauen zu Ihnen aufzubauen, und dass man ihnen helfen muss, Sie besser kennenzulernen.

Wenn Sie jedoch in der Lage waren, die Übungen zu machen, bedeutet das einfach, dass Ihre Teile aus irgendeinem Grund bereits ein gewisses Vertrauen zu Ihnen haben und bereit sind, Raum zu schaffen. Das ist nicht bei allen Menschen so. Leider haben manche von uns viele schreckliche Erfahrungen im Leben gemacht, was jedoch wiederum nur bedeutet, dass ihre Teile etwas mehr Zeit brauchen, darauf zu vertrauen, dass ein solcher Dialog nützlich sein wird.

Inzwischen haben Sie womöglich festgestellt, dass Sie während der Übungen allerhand merkwürdige Erfahrungen machen. Zum Beispiel werden Sie ungewöhnlich schläfrig, denken plötzlich an irgendetwas, was Sie erledigen müssen, oder bekommen Kopfschmerzen. Nichts dergleichen ist ungewöhnlich. Wenn unsere beschützenden Teile nicht zum Dialog bereit sind, meinen sie, sie müssten uns ablenken oder es uns auf andere Weise erschweren, die Übung zu machen. Kämpfen Sie nicht dagegen an. Ich rate Ihnen, sich einfach mit Neugier mit solchen Teilen zu beschäftigen, um herauszufinden, wovor sie Angst haben, und um ihre Ängste zu würdigen.

Übung: Mit einem schwierigen beschützenden Teil umgehen

Diese Übung kann eine gewisse Herausforderung darstellen, vor allem, wenn Sie sich gerade erst mit IFS vertraut machen. Falls dem so ist, tun Sie einfach Ihr Bestes, die Teile kennenzulernen, die nicht so bereit dafür sind.

Nehmen Sie sich einen Moment Zeit, es sich bequem zu machen, und setzen Sie sich so hin wie zu einer Meditation. Denken Sie an einen Teil von Ihnen, der Ihnen richtig Probleme macht oder in den Weg kommt, dessentwegen Sie sich sehr schämen oder vor dem Sie Angst haben. Nehmen Sie sich auch dafür Zeit. Sie suchen eher nach einem beschützenden als nach einem sehr verletzlichen Teil. Manche konzentrieren sich bei dieser Übung sofort auf ihren inneren Kritiker oder ihre innere Kritikerin. Falls es Ihnen schwerfällt, einen anderen Teil zu finden, ist das normalerweise eine gute Lösung.

Achten Sie, während Sie an den Teil denken, darauf, wo Sie ihn im oder um den Körper herum finden. Konzentrieren Sie sich dann auf diesen Bereich, und nehmen Sie wahr, welche Gefühle Sie dem Teil entgegenbringen. Weil es sich um einen schwierigen Teil handelt, wird Ihr Verhältnis zu ihm wahrscheinlich relativ angespannt sein.

Setzen Sie diesen Teil von sich in ein eigenes Zimmer in Ihrem Inneren. Das wird anderen Teilen helfen, ihre Waffen sinken zu lassen und sich ein bisschen sicherer zu fühlen. Es sollte ein bequemes Zimmer sein, aber eines, aus dem der Teil nicht herauskann und in das Sie durch ein Fenster blicken können. Machen Sie den anderen Teilen, die Probleme mit diesem Teil haben, klar, dass er für die Dauer der Übung dort eingeschlossen sein wird. Bitten Sie sie, sich daher ein bisschen zu entspannen, damit Sie dem Teil im Zimmer mit Neugier entgegentreten können. Nehmen Sie wahr, ob die Teile dazu bereit sind.

Sollten die Teile nicht bereit sein, sich zu lösen, ist das völlig in Ordnung. Sie können die restliche Zeit damit verbringen, diese Teile kennenzulernen und zu erfahren, weshalb sie sich vor dem Teil im Zimmer fürchten und welche Probleme sie mit ihm haben. Falls es Ihnen jedoch gelingt, dem Teil im Zimmer mit Neugier oder einer gewissen Offenheit entgegenzutreten, dann sagen Sie ihm das, und stellen Sie fest, was er Ihnen mitteilen will, während er da drin ist. Versuchen Sie, mit ihm durchs Fenster hindurch zu kommunizieren. Was will er Ihnen über sich mitteilen? Was befürchtet er, wenn er aus seiner Rolle herausträte? Was würde dann passieren?

Wenn er diese Frage beantwortet, versuchen Sie, ihm etwas Wertschätzung dafür entgegenzubringen, dass er immerhin versucht hat, Sie zu beschützen. Für wie alt hält er Sie? Wenn er meint, Sie hätten ein anderes Alter als in Wirklichkeit, bringen Sie ihn auf den aktuellen Stand, und beobachten Sie, wie er reagiert.

Stellen Sie dem Teil nun eine Version der folgenden Frage: »Wenn du das, was du beschützt, so ändern oder heilen könntest, dass es eigentlich kein Problem mehr ist, und wenn du von der Verantwortung, Schutz zu bieten, befreit wärest und etwas anderes tun könntest – was würdest du dann gern tun?« Das heißt, wenn der Teil völlig von seiner Rolle befreit wäre, was würde er dann stattdessen tun wollen? Nachdem er diese Frage beantwortet hat, fragen Sie ihn, was er von Ihnen in der Zukunft braucht.

Bevor Sie aufhören, schauen Sie bitte, wie es Ihren anderen Teilen geht. Stellen Sie einfach fest, wie sie reagieren, während sie Ihr Gespräch mit dem beschützenden Teil beobachten.

Sobald es Ihnen passend erscheint, beenden Sie den Blick in Ihr Inneres. Danken Sie Ihren Teilen zuvor für alles, was sie zuließen, und sagen Sie ihnen, dass dies nicht ihr letzter Besuch war. Atmen Sie ein paarmal tief durch (wenn das nützlich ist), und richten Sie die Aufmerksamkeit wieder nach außen.

Vor einigen Jahren war ich in Europa bei einer Konferenz des Mind and Life Institute, wo man mich einlud, meine Arbeit kurz dem Dalai Lama vorzustellen. Nachdem ich ihm erklärt hatte, was auch in diesem Buch steht, stellte ich ihm eine Frage: »Eure Heiligkeit, Sie sagen, wir sollen Menschen, die unsere Feinde sind, Mitgefühl entgegenbringen oder zumindest mit Mitgefühl an sie denken. Wie wäre es, wenn wir das auch mit unseren inneren Feinden täten?« Darum ging es in der obigen Übung nämlich; sie sollte Ihnen helfen, auf Ihre inneren Feinde zuzugehen. Vielleicht fällt es Ihnen zuerst schwer, Mitgefühl für sie zu haben, aber im Idealfall werden Sie eine aufgeschlossene Haltung einnehmen und wirklich versuchen, diese Teile kennenzulernen.

Ich weiß nicht, ob das bei Ihnen gerade schon passiert ist, aber wenn Sie dranbleiben und Fragen stellen, die nicht bedrohlich sind, werden Ihre inneren Feinde ihre geheime Geschichte darüber enthüllen, wie sie in ihre Rolle gezwungen wurden, was sie beschützen und dass sie sich in vielen Fällen eigentlich heldenhaft verhielten. In diesem Sinne schreibt Henry Wadsworth Longfellow: »Könnten wir die geheime Geschichte unserer Feinde lesen, dürften wir im Leben eines jedes einzelnen genug Schmerz und Leid finden, um alle Feindseligkeit zu entwaffnen.«[16]

Indem wir auf einen inneren Feind zugehen und uns seine geheime Geschichte anhören, löst das unweigerlich alle Feindseligkeit in den anderen Teilen von uns auf, die diesen Teil nicht gemocht haben. Für innere Feinde ist das eine großartige Entwicklung. Schließlich handelt es sich bei allen um eigentlich gute Teile, die in Rollen hineingezwungen wurden, die ihnen nicht gefallen und die sie nicht verdienen. Diese Rollen würden sie gern aufgeben, meinen jedoch, das könnten sie nicht gefahrlos tun. Unter anderem meinen sie das, weil sie kein Vertrauen in unsere Fähigkeit haben, die Führung zu übernehmen. Wenn wir so auf sie zugehen wie beschrieben, trägt das dazu bei, Vertrauen aufzubauen.

Noch etwas: Während Sie so an sich arbeiten, werden Sie eventuell feststellen, dass sich sowohl in Ihrem inneren wie auch in Ihrem äußeren

Leben etwas verändert. Sobald Sie diese neue Haltung einnehmen, werden Sie andere Menschen kaum mehr so betrachten wie früher, was bedeutet, dass Sie allmählich anders mit ihnen umgehen. Manche Leute haben mit diesen Veränderungen in Ihnen vielleicht Probleme, doch dafür werden andere sich sicher darüber freuen.

4 | MEHR ÜBER SYSTEME

Vielleicht ist Ihnen aufgefallen, dass wir uns im Verlauf dieses Buchs allmählich weniger auf einzelne Teile konzentrieren und mehr auf ihre Beziehungen zueinander. Ich bin sehr dankbar, dass ich mich damals, als ich in meiner Arbeit zum ersten Mal auf Teile stieß, bereits eingehend mit dem *Systemdenken* beschäftigt hatte. Es half mir, meinen Klientinnen und Klienten besser zuzuhören, statt von der Komplexität des Ganzen überfordert zu sein. Ich konnte mich auf wiederkehrende Interaktionsmuster konzentrieren und ihre Bedeutung verstehen. Wenn beispielsweise die innere Kritikerin einer bulimischen Klientin auf den Plan trat, erkannte ich rasch, dass sie einen anderen Teil auslöste, der sich wertlos, jung, einsam und leer fühlte. Sobald nun dieser Teil dafür sorgte, dass die Klientin ihre Gefühle empfand, kam der Essanfall zu Hilfe und lenkte sie ab. Nach dem Anfall kehrte die Kritikerin jedoch mit aller Macht zurück und griff die Klientin jetzt deshalb an, weil sie so viel gegessen hatte. Das löste natürlich wieder den jungen, einsamen Teil aus, wodurch die Klientin in einem Teufelskreis gefangen war.

In diesem Kapitel geht es um einige Grundlagen des Systemdenkens, die für die innere Welt von Bedeutung sind. Darüber Bescheid zu wissen wird für Ihre innere Arbeit sehr nützlich sein. Außerdem werde ich später auf manche Aspekte davon zurückkommen.

Eine kleine Geschichte des Systemdenkens

Ursprünglich entwickelt wurde das Systemdenken in den 1920er-Jahren von europäischen Biologen. Bis dahin hatte man die Zellbiologie erforscht, indem man sich an die physikalischen Gesetze für jede Zelle hielt, also mit einem traditionellen mechanistischen und reduktionistischen Ansatz vorging. Nun stellte man fest, dass dieser Ansatz nicht ausreichte, um zu erklären, wie das Zusammenspiel der einzelnen Zellen einen lebenden Organismus bildete. Anders gesagt, konnte das Verhalten des Gesamtsystems nicht begriffen werden, indem man jeden Teil isoliert und außerhalb des systemischen Zusammenhangs betrachtete. Darauf bezieht sich der berühmte Spruch: »Das Ganze ist mehr als die Summe seiner Teile.«[17]

Andere Bereiche übernahmen das Systemdenken rasch, wodurch sich die Wissenschaft der Ökologie (die sich mit tierischen und pflanzlichen Gemeinschaften beschäftigt) entwickelte sowie die Kybernetik, aus der Konzepte wie *Rückkopplungsschleife*, *Selbstregulierung* und *Homöostase* stammen. Dieser Perspektivwechsel, durch den wir keine isolierten Objekte mehr studieren, sondern ihre Einbettung in darstellbare Netzwerke oder Muster, fällt uns nicht leicht, weil wir mit einem eher mechanistischen und reduktionistischen Paradigma aufgewachsen sind. Die Zeichnung, die Sie für die Karte Ihrer Teile gemacht haben, ist eine der Möglichkeiten, ein System darzustellen.

Als ich 1976 erstmals mit dem Systemdenken in Berührung kam, war ich begeistert von diesem alternativen Ansatz, der viele Fragen über von mir wahrgenommene Mängel der Psychiatrie beantwortete. Die Schriften von Gregory Bateson und anderen Systemtheoretikern waren wie eine Offenbarung, die mich dazu brachte, mich der Familientherapie zuzuwenden und später IFS zu entwickeln. Meine zentrale Einsicht war: Für eine Person mit Problemen eine psychiatrische Diagnose zu stellen und diese als einzigen oder hauptsächlichen Grund der Symptome zu sehen bedeutete eine unnötige Einschränkung. Es wirkte pathologisierend und konnte selbstverstärkend werden.

Wenn man einer Person sagt, sie sei krank, und den größeren Zusammenhang ignoriert, in dem ihre Symptome Sinn ergeben, verpasst man nicht nur Ansatzpunkte, die zu einem Wandel führen könnten, sondern erzeugt auch passive Patientinnen und Patienten, die sich für beschädigt halten. Glücklicherweise hält man die psychiatrische Diagnose bei der therapeutischen Arbeit inzwischen zunehmend für wenig hilfreich und für unwissenschaftlich.[18]

Es kommt auf den Kontext an

Das systemische Denken konzentriert sich darauf, welche Beziehung die Bestandteile eines Systems zueinander haben. Wenn man Symptome aus dieser Perspektive betrachtet, stellt man oft fest, dass sie ein Ausdruck von Problemen in der Struktur (dem Beziehungsmuster) der Systeme sind, in die die Person eingebettet ist (Familie, Nachbarschaft, Arbeit, Land und so weiter). Zugleich sind sie Ausdruck des Systems, das sich im Innern der Person befindet, das heißt ihrer Inneren Familie. Als Familientherapeut habe ich gelernt, dass man einem verhaltensauffälligen Kind wesentlich wirkungsvoller und dauerhafter hilft, indem man die Familienstruktur versteht und verbessert, als wenn man einfach eine Diagnose stellt und das Kind behandelt, ohne den familiären Kontext einzubeziehen.

Festgestellt habe ich außerdem, dass solche Familienstrukturen oft von extremen Überzeugungen oder Emotionen aufrechterhalten werden, die nicht notwendig offen sichtbar, aber doch ständig spürbar sind. Zum Beispiel herrschte in der Familie von manchen Bulimiekranken die Überzeugung, Konflikte seien gefährlich. Deshalb hatten die Eltern Angst, sobald es zu einem Konflikt kam. Oft vorhanden waren auch eine allgemeine Verachtung für Bedürftigkeit oder Verletzlichkeit und die Vorstellung, die Familie müsse der Außenwelt ein perfektes Erscheinungsbild präsentieren. Solche Überzeugungen und Emotionen waren zu einem Familienparadigma geworden, das die Beziehung der Mitglieder untereinander bestimmte. Beispielsweise reagierten die Eltern mit Verachtung, wenn das Kind verletzt oder wütend war oder Aufmerksamkeit brauchte.

In größeren Systemen ist dasselbe zu beobachten. Trotz aller Dysfunktionen und Symptome bleiben die Strukturen von Unternehmen und Ländern normalerweise gleich, falls sich die Grundüberzeugungen und damit die paradigmatischen Betriebssysteme nicht verändern. In den Vereinigten Staaten jedenfalls verrücken wir lieber die Liegestühle auf unserer nationalen Titanic (Steuern, Umwelt- und Einwanderungspolitik und so weiter), statt die grundlegenden Überzeugungen (wie die von einem unbegrenzten Wachstum) zu hinterfragen, die uns alle antreiben.

Negative (und irrtümliche) Ansichten über die menschliche Natur

Zu den machtvollsten Überzeugungen, die eine Gesellschaft beherrschen, gehören jene über die menschliche Natur und die Art und Weise, wie die Welt funktioniert. Oft sind sie nur unausgesprochen vorhanden und werden nicht infrage gestellt, weil man sie für die Realität hält – dafür, wie es eben ist. »Wachstum ist gut«, zählt Donella Meadows auf:

> *»Die Natur ist ein Vorrat von Ressourcen, der für menschliche Zwecke umgewandelt wird. Die Evolution hörte mit der Entstehung des Homo sapiens auf. Man kann Land ›besitzen‹. Dieses sind nur einige der vielen paradigmatischen Annahmen unserer heutigen Kultur, die allesamt bei anderen Kulturen blanke Verwunderung hervorgerufen haben, weil diese sie kein bisschen einleuchtend fanden.«*[19]

Die meisten Regeln und Ziele einer Gesellschaft sind von deren Annahmen darüber abgeleitet, ob Menschen im Grunde gut oder böse sind, konkurrenz- oder gemeinschaftsorientiert, vertrauenswürdig oder egoistisch, isoliert oder miteinander verbunden, hoffnungslos verloren oder noch zu retten, minderwertig oder überlegen. All diese Ansichten haben Einfluss auf die Mitglieder der betreffenden Gesellschaft.

Über den Placebo-Effekt wissen Sie wahrscheinlich Bescheid, aber das Gegenteil, der Nocebo-Effekt, ist ebenso real und wirkungsvoll. Wenn man zu Beispiel glaubt, von einer Zuckertablette krank zu werden, dann wird man wahrscheinlich krank. Was zwischenmenschliche Beziehungen angeht, deutet alles darauf hin, dass unsere negativen Erwartungen gegenüber anderen eine starke negative Wirkung auf deren Verhalten und Leistung haben.[20] Das kann leicht üble, sich verstärkende Rückkopplungsschleifen hervorrufen, bei denen negative Erwartungen zu sich selbst bewahrheitenden Prophezeiungen werden, die die negativen Ansichten weiter verstärken. Das ist einer der Gründe, weshalb Rassismus derart schädlich ist.

Wie in der Einleitung ausgeführt, neigt das in der westlichen Welt dominierende Menschheitsbild zu Pessimismus. Um die Sklaverei zu rechtfertigen, begannen die Europäer, sich von anderen, angeblich weniger »zivilisierten« Kulturen abzugrenzen. Nach dem entstandenen Paradigma hatten zwar alle Menschen mit primitiven Impulsen zu kämpfen, aber manche (typischerweise dunklere) Menschen waren nicht so geschickt darin, ihre irrationalen, tierhaften Teile zu beherrschen. Diese *Fassadentheorie* vom Beherrschen des Primitiven kann nicht nur auf Impulse angewendet werden, sondern auch auf Menschen. Ein Leitgedanke dieses Buchs lautet: Die Art und Weise, wie wir die Teile sehen und behandeln, die unsere innere Welt bevölkern, überträgt sich direkt darauf, wie wir andere Menschen sehen und mit ihnen umgehen. Wenn wir bestimmte Teile von uns fürchten und uns bemühen, sie zu kontrollieren, tun wir dasselbe mit Menschen, die diesen Teilen ähneln.

Nach der erwähnten Fassadentheorie bildet die Zivilisation eine Schutzschicht, die nötig ist, um all unsere primitiven Instinkte zu bändigen und zu verbergen, weil diese Instinkte ständig durchbrechen wollen. Im Gegensatz dazu behauptet der Historiker Rutger Bregman, dass Menschen im Grunde gut sind. Damit widerspricht er den Forschungen von namhaften Denkern wie Richard Dawkins, Philip Zimbardo und Stanley Milgram, die alle extrem pessimistische (und ausgesprochen einflussreiche) Ansichten über die Menschheit hatten. Als Bregman jedoch die Methoden und Daten ihrer berühmten Studien unter die Lupe nahm, entdeckte er genügend krasse Verzerrungen und Verfälschungen, um sie rundweg anzuzweifeln.

Bregman argumentiert, wir hätten alle unsere Institutionen auf der Grundlage organisiert, dass der Mensch egoistisch sei. Würden wir erkennen, dass das gar nicht der Fall ist, so würde das alles ändern. Sobald wir das Paradigma dahingehend ändern, dass wir alle wesensmäßig anständig und freundlich sind, können wir unser Wirtschafts-, Schul- und Strafvollzugssystem umstrukturieren. Bregman führt viele Beispiele für erfolgreiche Institutionen und Programme an, die auf einer positiven Sicht auf die menschliche Natur basieren, zum Beispiel den Strafvollzug in Norwegen, der die weltweit niedrigste Rückfallquote zur Folge hat. Im Gegensatz zur Situation in amerikanischen Gefängnissen wird das Personal in Norwegen instruiert, Freundschaft mit den Häftlingen zu schließen und ihnen zu helfen, sich auf das Leben in Freiheit vorzubereiten. Die Zahl der in amerikanischen Gefängnissen sitzenden Personen hingegen ist seit 1972 um mehr als 500 Prozent angewachsen, wodurch die USA beinahe ein Viertel aller Häftlinge weltweit stellt. Was Rassismus angeht, sind fast 60 Prozent dieser Häftlinge Schwarze oder Hispanics.[21]

Das heißt, unser auf der Fassadentheorie basierender Ansatz, irgendetwas zu kontrollieren und im Zaum zu halten, funktioniert nicht. Was wäre, wenn es keine schlechten Teile gäbe, nur solche, die Lasten tragen, in der Vergangenheit eingefroren sind und entlastet statt bestraft werden müssen? Was, wenn wir alle im Kern aus einem Selbst bestünden, das uns schnell zugänglich wäre? Wie würde das die Welt verändern?

Warum die negative Perspektive nicht funktioniert

In den Krieg gegen ein gesellschaftliches Problem zu ziehen, indem man beispielsweise Zwang, harte Strafen oder Beschämung anwendet, setzt sich verstärkende Rückkopplungsschleifen in Gang. Diese haben das Potenzial, das ganze System zu zerstören, weil sie mit der Zeit eskalieren und die systemeigenen Ressourcen erschöpfen.

Für die innere Welt gilt das ebenfalls. Wenn wir gegen beschützende Teile in den Krieg ziehen, macht sie das nur stärker. Hören wir ihnen hingegen zu und bringen ihnen Liebe entgegen, hilft ihnen das, zu heilen und sich zu transformieren. Dabei stellt sich allerdings die Herausforderung, dass wir individuell wie kollektiv von harten, strafenden Teilen beherrscht werden, die meinen, Menschen (und deren Teile) wären im Grunde schlecht und müssten bekriegt werden. Wenn wir glauben, in unserem Inneren befänden sich gefährliche, tierhafte oder sündige Impulse, die ständig überwacht, kontrolliert und – falls nötig – bekämpft werden müssten (laut der auf die Innenwelt angewendeten Fassadentheorie), dann leuchtet es ein, dass wir auch andere Menschen so sehen. Zu unserem Umgang mit gesellschaftlichen Problemen werden daher unweigerlich Kontrolltaktiken und Krieg gehören.

Wieder und wieder haben wir erlebt, wie die Politiker eines Landes die Menschen eines anderen Landes verteufelten, um einen Krieg gegen sie zu rechtfertigen. Dazu schreibt Charles Eisenstein: »Es gibt so viele Kämpfe, Kreuzzüge, Kampagnen, so viele Aufrufe, den Feind mit Gewalt zu besiegen […] So kommt es, dass die innerliche Verwüstung der westlichen Psyche sich genau mit der äußeren Verwüstung deckt, die sie auf dem Planeten angerichtet hat.«[22]

Ich habe IFS entwickelt, während ich therapeutisch mit Menschen arbeitete, die an Essstörungen litten. Der häufigste Behandlungsansatz für solche Personen konzentriert sich noch heute darauf, ihre Störung zu »beseitigen« (mit dem zu erwartenden Ergebnis). Auch unser Kulturkrieg gegen Drogen ist eine absolute Katastrophe mit gewaltigen unbeabsichtigten Folgen in der ganzen Welt. Daher brauchen wir einen neuen Ansatz, der nicht mehr auf dem Versuch beruht, den Überbringer der schlechten Botschaft zu eliminieren, sondern darauf, der Botschaft zu lauschen. Das heißt, wir dürfen die Natur ebenso wie die menschliche Natur nicht mehr bekriegen.

Die Ansicht, wir Menschen hätten eine sündhafte, aggressive, egoistische und impulsive Natur, die wir mit unserer Vernunft kontrollieren müssten (oder mit der Hilfe Gottes), führt außerdem zu einem tiefgreifenden Gefühl des Abgetrenntseins von anderen Menschen sowie zu Selbstverachtung. Wenn alle anderen nur an sich selbst denken, sollten wir das natürlich auch tun. Wir müssen uns also schützen. Wir dürfen nicht zu offen und naiv sein. Wir müssen auf der Hut sein. Problematisch daran ist, dass das schlicht nicht funktioniert. Es sorgt nur dafür, dass wir einsam, beschämt und verängstigt sind – und aus Angst vor Zurückweisung glauben, diese Gefühle verbergen zu müssen. Wenn wir uns für ein vereinzeltes, egoistisches und sündiges Wesen unter lauter ähnlichen armen Wesen halten, ist es schwer, sich nicht einsam zu fühlen, selbst wenn wir mit anderen Menschen zusammen sind. Sind wir allein mit unserem erbärmlichen Selbst, fühlen wir uns noch wertloser und noch stärker abgelehnt, weshalb wir uns wahrscheinlich weiter in uns zurückziehen.

Was wäre, wenn wir stattdessen wüssten, dass unsere Einsamkeit durch einen anderen Teil von uns gelindert wird? Was, wenn wir uns mit unserem Selbst identifizierten statt mit unseren verbannten Teilen? Und was, wenn wir das Selbst auch in allen Menschen ringsum sehen könnten?

Rückkopplungsschleifen

Im ersten Kapitel war unter anderem von unseren Erblasten die Rede. Besonders vier davon – Rassismus, Patriarchat, Individualismus und Materialismus – beherrschen seit Langem die westliche Mentalität. Miteinander verknüpft, erzeugen diese Erblasten das allgegenwärtige Gefühl, wir seien voneinander abgetrennt und in einer gefährlichen Welt, in der alle gegeneinander kämpfen, auf uns selbst gestellt. Dadurch entsteht etwas, was in der Systemtheorie als sich selbst verstärkende *Rückkopplungsschleife* bezeichnet wird. Das Gefühl, als Einzelwesen mit anderen in Konkurrenz zu stehen (und die Überzeugung, mit genügend Willenskraft könnte man es immer schaffen), führt uns dazu, jene zu verbannen und zu verachten, die weniger erfolgreich sind als wir. Das wiederum erzeugt im System nur noch mehr Getrenntheit und Überlebensangst, was zu mehr Verbannung führt und so weiter.

Eine Rückkopplungsschleife, die in allen Arten von Systemen häufig vorkommt, ist der »Erfolg für Erfolgreiche«. Auf die Wohlstandsverteilung in den Vereinigten Staaten angewandt, bedeutet dies, dass Personen mit mehr Privilegien, akkumuliertem Kapital, Insiderinformationen, besonderen Zugangsrechten und viel Einfluss in der Lage sind, noch mehr Privilegien, Kapital, Zugangsrechte und Informationen zu erlangen. Personen ohne diese Vorteile hingegen werden (im IFS-Jargon) »verbannt«. Das heißt, sie und ihre Kinder erhalten eine schlechtere Schulbildung, sie haben Probleme, Kredite zu einem akzeptablen Zinssatz zu bekommen, sie werden ausgegrenzt und wegen ihrer Hautfarbe oder ihres sozialen Status diskriminiert. Zudem dringt ihre Stimme kaum zu den Politikern durch, die sich normalerweise mehr um die einflussreichen Mitglieder der Gesellschaft, also die Wohlhabenden, kümmern. Genau für solche Situationen gilt die Warnung von Donella Meadows: »Ein System mit einer ungebremsten selbstverstärkenden Rückkopplung wird sich selbst zerstören.«[23]

In allen lebenden Systemen gibt es jedoch eine andere wichtige Rückkopplungsschleife, die für das Überleben notwendig ist. Jeder Organismus muss bei verschiedenen Vitalprozessen eine Homöostase – einen Gleichgewichtszustand – aufrechterhalten. Bei Menschen gilt das unter anderem für die Körpertemperatur, den Blutzucker, den Sauerstoffgehalt im Blut und den Blutdruck. Sobald eine der betreffenden Variablen aus dem gesunden Bereich ausbricht, treten Rezeptoren auf den Plan und setzen einen Rückkopplungsprozess in Gang, durch den die Variable entsprechend reguliert wird. Im Gegensatz zu einer selbstverstärkenden Rückkopplungsschleife, die zur Eskalation einer Variablen führt, wird der Vorgang zur Wiederherstellung der Homöostase als *stabilisierende* oder *ausgleichende Rückkopplungsschleife* bezeichnet. Wenn beispielsweise der Blutzuckerspiegel zu stark ansteigt, erhält die Bauchspeicheldrüse die Information, mehr Insulin zu produzieren, bis der Blutzucker wieder in einem gesunden Bereich ist.

Wenn wir uns die Erde als lebendiges System oder Wesen – als Gaia – vorstellen, kann die Covid-19-Pandemie als Teil einer stabilisierenden Rückkopplungsschleife betrachtet werden. Während 99 Prozent der Menschheitsgeschichte hat die Menschheit keine schwerwiegende Bedrohung für die Gesundheit unseres Planeten dargestellt. Ab der industriellen Revolution und damit seit etwa zwei Jahrhunderten ist die Weltbevölkerung – und ihre Fähigkeit, die Ressourcen der Erde auszubeuten – jedoch regelrecht explodiert. Seit Ende des 19. Jahrhunderts befinden wir uns daher in verschiedenen selbstverstärkenden Rückkopplungsschleifen, die außer Kontrolle geraten sind. Weil sie das Leben der meisten Menschen spürbar verbessert haben, sind wir von dem Mythos vom Marsch des Fortschritts überzeugt. Für den restlichen Planeten war dieser Marsch leider nicht besonders erfreulich.

Wir haben die Fähigkeit verloren, die Erde intuitiv zu spüren.

Weil unsere Einstellung und unser Verhalten durch Ausbeuten, Verbannen und Trennen geprägt waren, haben wir die Fähigkeit verloren, die Erde intuitiv zu spüren. Unsere Rezeptoren sind taub für das Feedback, das sie uns seit Jahrzehnten gibt. Wieder und wieder hat sie uns auf verschiedene Weise mitgeteilt, dass sie weder gesund noch glücklich ist, nur waren die ständig vorwärts drängenden Teile, die einen Großteil unserer Spezies beherrschen, zu sehr auf finanziellen und materiellen Gewinn aus, um den Anzeichen irgendwelche Beachtung zu schenken. Wir haben aufgehört, uns um die Erde zu kümmern, und sie stattdessen als Quelle von Ressourcen gesehen, die wir nach Belieben nutzen können. Das hat allerdings Konsequenzen.

Womit wir wieder bei der Pandemie wären. Eine Gruppe von Biodiversitätsfachleuten stellte fest: »Blindwütige Abholzung, die unkontrollierte Expansion von Landwirtschaft, Massentierhaltung, Bergbau und Infrastrukturentwicklung sowie die Ausbeutung von Wildtieren haben perfekte Bedingungen für ein Überspringen von Krankheiten von Wildtieren auf den Menschen geschaffen.«[24] Die Gruppe warnt, dass in Säugetieren und Wasservögeln geschätzte 1,7 Millionen bislang nicht identifizierte Viren existieren, mit denen der Mensch sich infizieren kann. Jedes einzelne davon könnte folgenreicher und tödlicher als Covid-19 sein. Ein erster Schritt sei es daher, wenn die Politik den komplexen Zusammenhang zwischen der Gesundheit von Menschen, Tieren, Pflanzen und unserer gemeinsamen Umwelt anerkennen würde. Außerdem müssten wir die Gesundheitssysteme in jenen besonders gefährdeten Ländern unterstützen, wo die Ressourcen strapaziert und unterfinanziert seien. Anders gesagt, werden unsere Politiker aufgefordert, zu Systemdenkern zu werden.

Vielleicht sind Klimakrisen und Viren gewissermaßen eingebaute Feedbackmechanismen, die stabilisierend in Funktion treten, wenn unsere Spezies die Homöostase der Erde durcheinanderbringt. Eine solche Spekulation mag gefühllos erscheinen, und es ist gewiss nicht meine Absicht, das gewaltige Leiden und die Todesfälle herunterzuspielen, die durch die Pandemie weltweit verursacht wurden. Ich will hier lediglich dafür plädieren, dass wir schnell eine Lehre aus dieser Krise ziehen, damit wir sie so rasch wie möglich beenden und schlimmere Katastrophen in der Zukunft abwenden können.

Wenn unsere Spezies endlich begreift und ihre Werte und Prioritäten ändert, können wir vielleicht eine noch heftigere Reaktion von Mutter Erde vermeiden. Ob wir ihr wohl wieder zuhören und sie respektieren können? Ohne einen dramatischen Paradigmenwechsel wird uns das jedoch nicht gelingen. Unser Schicksal liegt nicht in unseren eigenen Händen, sondern in unserer Denkweise.

Alles ist miteinander verbunden

Wie Charles Eisenstein mahnt, müssen wir die »Geschichte der Trennung« aufgeben und uns eine »Geschichte des gegenseitigen Verbundenseins« aneignen.[25] Dafür brauchen wir Systemdenker, die uns daran erinnern, dass wir alle im selben Boot sitzen.

Wir brauchen Systemdenker, die uns daran erinnern, dass wir alle im selben Boot sitzen.

Ich weise meine Klientinnen und Klienten oft an, ihre polarisierten Teile zusammenkommen zu lassen, damit sie direkt miteinander sprechen können. Als Erstes soll den beiden Teilen die Frage gestellt werden, ob sie etwas gemeinsam haben. Dabei sind sie oft verblüfft, wenn sie erfahren, dass sie beide den Wunsch haben, die betreffende Person zu beschützen, wenn auch auf völlig unterschiedliche Weise. Durch die Erkenntnis, dass sie miteinander verbunden sind, entscheiden sie sich, gemeinsam besser für das Wohlergehen des größeren Systems (der Person) zu wirken, zu der sie beide gehören. Auch wenn man Menschen – in Familien, Unternehmen, Ländern und im internationalen Zusammenhang – hilft, ihr Verbundensein zu erkennen, bringt das auf jeder Ebene das Selbst zum Vorschein, und das Selbst bringt immer Heilung mit sich. »Kein Teil der Menschheit«, schreibt Donella Meadows in diesem Sinne, »ist von anderen Menschen oder vom globalen Ökosystem getrennt.«[26]

Falls das Klima unseres Planeten zusammenbricht, werden alle leiden, selbst die Reichen. Wenn die Angestellten eines Unternehmens überlastet sind, scheitert das Unternehmen, und wer es besitzt, geht bankrott. Wenn wir von unserem Gehirn dominiert werden und den Rest unseres Körpers vernachlässigen, werden wir krank, und das Gehirn leidet genauso wie der Rest. Ist ein Großteil der Bevölkerung eines Landes arm, erschöpft das die vorhandenen Ressourcen oder führt zu gewaltsamen gesellschaftlichen Unruhen. Und wenn wir unsere verletzlichen Teile verbannen, zerstören sie uns.

Der Wandel

Momentan herrscht bei uns die Ansicht, wir selbst und unsere Mitmenschen seien egoistisch und mangelhaft, was zu konkurrenzorientierten, rücksichtslosen Wirtschafts- und Sozialsystemen führt. Und weil wir unsere Probleme aus dem Kontext gerissen (das heißt nicht systematisch) angehen, werden sie durch die versuchten Lösungen oft verschlimmert. Das schadet der Erde und erzeugt Massen an verbannten Menschen. Verbannung ist schädlich für jedes System. Es durchtrennt unsere Verbindung untereinander, zu unserem Körper, zur Erde und zum Göttlichen.

Auch unsere innere Welt wird von dieser Denkweise vergiftet. Dadurch ähnelt unser reicher Schatz an Teilen schließlich dem äußeren System – mit vielen Verbannten und vielen beschützenden Teilen, die die Verbannten verachten. Zum grundlegenden Organisationsprinzip unseres inneren Systems aber werden unsere Lasten, nicht unser Selbst. Ein solches Verhältnis zu uns selbst und zur Welt ist nicht tragfähig. Deshalb schlage ich ein alternatives Paradigma vor.

Es lautet: In uns allen befindet sich ein weiser, mitfühlender und guter Kern, der weiß, wie wir harmonische Beziehungen aufbauen können. Außerdem haben wir keinen einheitlichen (und schadhaften) Geist, sondern ein inneres System aus Teilen. Natürlich können diese Teile manchmal störend oder schädlich wirken, aber sobald sie entlastet sind, kehren sie in ihren grundsätzlich guten Zustand zurück. Aus diesem Grund ergibt sich für uns alle ein klarer Weg, wie wir Zugang zu unserem Wesenskern finden und unser inneres wie äußeres Leben führen können. Tun wir das, so erkennen wir die Wahrheit der gegenseitigen Verbundenheit auf allen Ebenen. Aus dieser Erkenntnis resultieren ganz von allein Mitgefühl und mutiges Handeln.

Ich weiß, das klingt nach einem hohen Anspruch, aber ein solcher Paradigmenwechsel erfordert keine gewaltigen Opfer und kein Leiden. Zwar kann es schmerzhaft sein, Teile von uns zurückzuholen, die wir verbannt haben, doch das ist der Mühe mehr als wert. Wenn Sie das tun, haben Sie viel zu gewinnen: mehr Liebe zu sich selbst und zu anderen, mehr Zugang zu Ihrer inneren Freude (wie auch zu Ihrer ebenso kostbaren Traurigkeit und Ihrem Kummer), mehr sinnvolle Gewohnheiten und Tätigkeiten, geprägt von dem Gefühl, eine Vision zu erfüllen.

Übung: Eine tägliche IFS-Meditation

Dies ist eine Meditation, die ich und andere Menschen, die IFS praktizieren, dazu nutzen, den beschriebenen Paradigmenwechsel in uns zu fördern. Ich schlage Ihnen vor, eine Version davon in Ihren eigenen Tagesablauf einzubauen.

Fangen Sie an, indem Sie es sich einen Moment bequem machen. Vielleicht helfen einige tiefe Atemzüge Ihnen, nach innen zu gehen. Wenn Sie die anderen Übungen im Buch ausprobiert haben, sind Sie inzwischen hoffentlich dabei, einige Ihrer Teile kennenzulernen. Bitte konzentrieren Sie sich jetzt zuerst auf genau die Teile, mit denen Sie sich schon beschäftigen. Dabei soll lediglich festgestellt werden, wie es ihnen gerade geht, ob sie irgendetwas brauchen und ob sie Ihnen noch etwas mitteilen wollen. Dadurch bauen Sie eine kontinuierliche Beziehung zu Ihren Teilen auf, damit diese sich stärker mit Ihnen verbunden und weniger isoliert und allein fühlen.

Erinnern Sie Ihre Teile nun allmählich, dass Sie bei ihnen sind und sich für sie interessieren, und erzählen Sie ihnen mehr darüber, wer Sie sind, denn selbst wenn man sich mit einem bestimmten Teil beschäftigt, vergisst er das oft, bis er entlastet worden ist. Außerdem schadet es nie, die Teile einfach daran zu erinnern, dass sie jetzt nicht mehr allein sind, weil Sie kein Kind mehr sind und sich so um sie kümmern können, wie sie es brauchen.

Hier geht es darum, dass Sie Ihre Teile so ernst nehmen wie Ihre eigenen Kinder (falls Sie welche haben). Glücklicherweise brauchen unsere Teile bei Weitem nicht so viel Betreuung und Unterstützung wie echte Kinder. Oft müssen sie nur daran erinnert werden, dass wir eine Verbindung zu ihnen schaffen.

Nach einer Weile können Sie die Perspektive erweitern und alle anderen Teile, die gerade Aufmerksamkeit brauchen, einladen, sich zu melden. An verschiedenen Tagen werden das unterschiedliche Teile sein. Machen Sie sich mit ihnen und damit vertraut, was sie von Ihnen brauchen; sagen Sie ihnen, wer Sie sind und dass sie jetzt nicht mehr allein sind.

Das nächste Element ist in jeder Meditationssitzung fakultativ: Wenn Sie möchten, können Sie alle diese Teile noch einmal aufsuchen und dazu einladen, sich ein paar Minuten lang im offenen Raum zu entspannen. Bitten Sie sie, darauf zu vertrauen, dass es keine Gefahr darstellt, wenn Sie mehr in Ihren Körper kommen. Wenn Teile aktiv sind, erschwert ihre Energie es nämlich meist, den Körper besser zu spüren. Falls die betreffenden Teile bereit sind, Sie mehr in den Körper zu lassen, werden Sie jedes Mal eine Veränderung wahrnehmen. Konkret werden Sie mehr Raum im Körper und im Kopf spüren. Erinnern Sie die Teile daran, dass es ein nur wenige Minuten dauerndes Experiment ist, um festzustellen, was passiert, wenn sie das zulassen. Wenn sie nicht wollen, macht das nichts, dann können Sie sich einfach weiter mit ihnen vertraut machen. Sind Ihre Teile jedoch dazu bereit, nehmen Sie bitte wahr, welche Eigenschaften die größere Weite und Verkörperung hat. Spüren Sie, wie es ist, mehr mit einem Gefühl von viel Raum in Ihrem Körper zu sein.

Wahrnehmen werden Sie das vielleicht an Ihrer Atmung oder der Fähigkeit, präsent zu sein. Es ist auch möglich, dass Ihre Muskeln sich entspannen und Sie ein Gefühl des Wohlbefindens haben, so als ob alles in Ordnung wäre. Wahrnehmbar ist eventuell auch eine Art Energie, die durch den Körper strömt, sodass Ihre Arme und Beine leicht zittern oder kribbeln. Ich selbst bin akustisch sehr empfindsam, weshalb ich in diesem Zustand einen veränderten Ton in meiner Stimme höre. Außerdem genieße ich den Frieden, der entsteht, wenn ich keinen Druck verspüre, etwas zu erledigen.

Falls es Ihren Teilen sehr schwer fallen sollte, sich zu entspannen, so bedeutet das nur, dass sie mehr Aufmerksamkeit brauchen. Vermitteln Sie ihnen daher, dass Sie das verstanden haben und dass keinerlei Druck für sie besteht, etwas zu tun. Wenn der richtige Zeitpunkt gekommen ist, können Sie die Aufmerksamkeit wieder langsam nach außen richten, Ihren Teilen für alles danken, was sie Ihnen mitgeteilt haben, und sie daran erinnern, dass Sie diese Meditation zukünftig öfter machen werden. Atmen Sie ein paarmal tief durch, wenn Ihnen das beim Herauskommen hilft.

Während ich durch den Tag gehe, halte ich oft inne und spüre nach, inwieweit ich in dem Zustand bin, der in dieser Meditation erreicht wird. Ist das nicht der Fall, so bedeutet dies, dass ein Teil von mir die Führung übernommen hat oder zumindest aktiver ist. Den betreffenden Teil kann ich dann schnell finden und daran erinnern, dass er mir gefahrlos vertrauen, sich ein bisschen entspannen und mehr Raum schaffen kann. Das hat eine Weile gebraucht, aber inzwischen sind meine Teile in fast jeder Situation ziemlich bereit dazu. Dann kann ich die Energie und die innere Weite wieder spüren und mit dieser Einstellung auf die Menschen eingehen, mit denen ich zu tun habe.

Das kann also zu einer täglichen Praxis werden. Im Allgemeinen reicht es nicht aus, unsere Teile wahrzunehmen und ihnen Vertrauen dafür zu vermitteln, dass sie gefahrlos Raum schaffen können. Wir müssen uns zudem aktiv mit ihnen beschäftigen und an ihrer Heilung arbeiten. Solange unser System verletzlich ist, fällt es unseren Teilen nämlich schwer, uns zu vertrauen. Daher kombinieren ich und andere Menschen, die IFS praktizieren, die obige Meditation mit Sitzungen, bei denen die Teile entlastet werden.

5 | EIN GRUNDRISS UNSERES INNEREN SYSTEMS

Da Sie nun mehrere Übungen zur Verfügung haben und über Systeme und den nötigen Paradigmenwechsel Bescheid wissen, will ich darauf zu sprechen kommen, wie die Teile in unserem Innern sich organisieren und zueinander in Beziehung stehen. Den zentralen Unterschied zwischen verbannten und beschützenden Teilen kennen Sie bereits. Sehen wir uns ein bisschen genauer an, was diese Teile sind.

Verbannte

Fangen wir mit den Verbannten an. Es sind oft jüngere Teile, die man in unserer Kultur häufig als *innere Kinder* bezeichnet hat. Bevor wir verletzt werden, sind es jene bezaubernden, spielerischen, kreativen, vertrauensvollen, unschuldigen und offenen Teile von uns, denen wir gern nahe sind. Allerdings sind sie auch besonders empfindlich. Wenn jemand uns verletzt, betrügt, beschämt oder Angst macht, sind es jene Teile, die dadurch am meisten extreme Überzeugungen und Emotionen (Lasten) auf sich nehmen.

Nach dem Trauma oder der Bindungsverletzung verwandeln diese Teile sich durch ihre Lasten aus ihrem freudigen, spielerischen Zustand in chronisch verwundete innere Kinder, die in der Vergangenheit erstarrt sind und die Fähigkeit besitzen, uns zu überfluten und in die furchtbaren Szenen von damals zurückzuholen. Statt des Gefühls »Ich werde geliebt« empfinden sie jetzt »Ich bin wertlos« und »Niemand liebt mich«. Wenn sie mit uns verschmelzen, werden diese Überzeugungen zu unserem Paradigma, und wir spüren alle belasteten Emotionen, die sie haben. Es kommt uns unerträglich vor, diese Emotionen wieder zu erleben und so etwas zu glauben, und oft beeinträchtigen die Lasten unsere Fähigkeit, im Alltag zu funktionieren. Manche Menschen, die bei mir in Therapie waren, sind eine ganze Woche nicht aus dem Bett gekommen, wenn ihre Verbannten die Führung übernahmen.

Die belasteten Emotionen beeinträchtigen unsere Fähigkeit, im Alltag zu funktionieren.

Deshalb versuchen wir nach besten Kräften, diese Teile wegzuschließen, weil wir meinen, wir würden damit einfach nur schlechte Erinnerungen, Empfindungen und Emotionen hinter uns lassen. Dabei ist uns nicht klar, dass wir uns von unseren wertvollsten Ressourcen abschotten, nur weil sie verletzt worden sind. Das tun wir, weil uns das Paradigma von einem einheitlichen Geist eingetrichtert wurde, nach dem die Vorstellung von verletzten Teilen, die geheilt werden können, nicht zulässig ist. In dieselbe Kerbe schlägt der raubeinige Individualismus unserer Kultur, der besagt, wenn wir verletzt würden, sollten wir uns wieder aufrappeln und weitermarschieren.

Nachdem wir damals verletzt wurden, haben die Menschen in unserem Umfeld wahrscheinlich eine Version genau dieser Botschaft vermittelt, zum Beispiel »Komm drüber hinweg« oder »Sei doch nicht so empfindlich«. Für junge Teile macht so etwas das Ganze nur noch schlimmer. Erst kam die Verletzung, und dann kränkt man sie, indem man sie verlässt und einkerkert. Dadurch sehnen sie sich oft verzweifelt danach, dass wir uns um sie kümmern, und versuchen bei jeder Gelegenheit, aus dem Exil auszubrechen – zum Beispiel wenn wir müde sind, wenn wir nicht die Anerkennung bekommen, durch die sie beschwichtigt werden, oder wenn wir auf ähnliche Weise wie bei dem ursprünglichen Ereignis verletzt oder beschämt werden.

Das ist eine absolut unnötige Tragödie. Weil unsere freudigen inneren Kinder erst verletzt und dann verlassen wurden, haben wir keinen Zugang zu ihren kostbaren Eigenschaften mehr. Stattdessen nehmen wir an, es würde zum Erwachsensein dazugehören, dass wir Freude, Staunen und Liebe nicht mehr intensiv spüren können.

Auch wenn unsere Teile verbannt sind, können ihre Lasten eine unbewusste Wirkung auf unser Selbstwertgefühl, die Wahl von Partnerin oder Partner, die berufliche Laufbahn und mehr haben. Sie sind der Grund für jene Überreaktionen, die uns mysteriös vorkommen, und dafür, dass wir uns verblüfft fragen, weshalb manche Kleinigkeiten uns so sehr treffen.

Es ist sehr schwer, in unserer Kultur aufzuwachsen, ohne eine Reihe von Verbannten anzusammeln. Als Kind wurden wir beinah sicher von Familienmitgliedern oder Gleichaltrigen verletzt, gedemütigt oder eingeschüchtert, worauf man mitleidslos von uns erwartete, das einfach zu schlucken. Überlebende von Missbrauch haben daher unweigerlich viele Verbannte.

Abgesehen von den verletzlichen Teilen von uns, die verletzt und dann verbannt wurden, gibt es andere lebhafte beschützende Teile, die nicht in unser familiäres Umfeld gepasst oder den Menschen um uns herum schlicht Angst gemacht haben. Sie werden zu etwas, was ich als *beschützende Teile im Exil* bezeichne. Diese Situation hat Robert Bly eindringlich geschildert:

> *»Ein rennendes Kind ist eine lebendige Kugel aus Energie. Wir waren alle einmal so eine Kugel aus geballter Energie, bis wir allmählich merkten, dass unsere Eltern bestimmte Teile der Kugel nicht so*

schätzten. Sie sagten zum Beispiel: ›Kannst du nicht mal ruhig sein?‹ Oder: ›Das ist aber gar nicht nett, dass du dein Brüderchen umbringen willst!‹

Nun tragen wir alle einen Sack auf dem Rücken, und wenn die Eltern bestimmte Aspekte von uns nicht schätzen, stecken wir sie einfach in den Sack, um uns die Liebe der Eltern zu bewahren. Bis wir in die Schule kommen, ist der Sack schon groß und voll. Dann sagen unsere Lehrer: ›Brave Kinder werden aber wegen so einer Kleinigkeit nicht so jähzornig!‹ Also nehmen wir auch unseren Zorn und stecken ihn in den Sack. Als mein Bruder und ich in Madison, Minnesota, zwölf Jahre alt waren, kannte man uns nur als ›die netten Bly-Jungen‹. Da waren unsere Säcke schon fast eine Meile lang […]

Die Erzählung sagt uns also, dass sich alles, was wir in den Sack stecken, regressiv entwickelt. Und dass die Regression in die Barbarei führt. Nehmen wir an, ein junger Mann verschnürt seinen Sack mit zwanzig Jahren und macht ihn erst fünfzehn oder zwanzig Jahre später wieder auf. Es ist traurig: Die Sexualität, die Wildheit, die Impulsivität, der Zorn, die Wut und die Freiheit im Sack haben sich alle regressiv entwickelt, sie sind jetzt nicht nur primitiv geworden, sondern auch dem Menschen, der den Sack öffnet, feindlich gesinnt. Der Mann oder die Frau, die erst mit fünfundvierzig Jahren ihren Sack öffnen, erschrecken zu Recht. Und wenn sie ihren Blick wieder erheben, sehen sie den Schatten eines Affen an der Wand. Natürlich jagt einem das Angst und Schrecken ein […]

Jeder Teil unserer Persönlichkeit, den wir nicht lieben, wendet sich gegen uns.«[27]

Solche Verbannten sind das, was Sigmund Freund als *Es* bezeichnete. Er nahm jedoch irrtümlich an, es handle sich lediglich um primitive Impulse. Wie erwähnt, hat diese negative Interpretation zusätzlich zu der schädlichen Ansicht beigetragen, die in der westlichen Kultur über die menschliche Natur grassiert. Das in der Psychotherapie herrschende Desinteresse, diese Teile von uns kennenzulernen, wurde davon erheblich beeinflusst.

Sobald wir eine Menge Verbannte haben, fühlen wir uns wesentlich empfindlicher, und die Welt kommt uns gefährlicher vor, weil so viele Dinge, Menschen und Situationen die Verbannten aktivieren können. Wenn das jedoch geschieht und der verbannte Teil aus dem Behältnis ausbricht, in dem wir ihn verwahren, kann das furchtbare Gefühle wecken, weil das ursprüngliche Ereignis derart beängstigend oder demütigend war. Wir können aber, wie Robert Bly es schildert, auch erschrecken, weil unsere Verbannten so extrem geworden sind.

Auf diesen Aspekt werde ich später zurückkommen. Vorläufig nur ein Hinweis, was das für unsere spirituellen Sehnsüchte bedeutet: Das Gefühl der Wertlosigkeit, das unsere Verbannten empfinden, wird uns wahrscheinlich unmerklich zu Organisationen oder Gurus lenken, die Erlösung oder Rettung versprechen. Und weil unsere Teile so verängstigt und verletzt sind, neigen wir oft zu einer religiösen Praxis, in deren Mittelpunkt ein Guru oder die Vorstellung eines allmächtigen Gottes steht.

Manager

Wenn wir viele Verbannte haben, müssen andere Teile von uns ihre wertvollen Rollen aufgeben, um eine Schutzfunktion zu übernehmen. Das ist so ähnlich, als würden unsere jugendlichen Teile zu Militär- oder Polizeidienst gezwungen. Manche von ihnen übernehmen die Rolle, die Außenwelt zu kontrollieren, damit nichts passiert, was die Verbannten zum Vorschein bringen könnte. Oft managen sie unsere Beziehungen, unser Aussehen und unsere Leistung, indem sie uns so anbrüllen, wie es unsere Eltern, Lehrerinnen und Lehrer früher getan haben, damit wir uns mehr anstrengen oder besser aussehen. Anders gesagt, sind sie für die innere Kritik zuständig. Andere Teile wählen einen anderen Weg und versuchen, sich um alle Leute ringsum zu kümmern, während wir uns selbst vernachlässigen. Wieder andere sind übermäßig wachsam, und manche sind intellektuell und sehr geschickt darin, jedes Körpergefühl zu verhindern. Es gibt viele Rollen, in die solche Teile schlüpfen können. Allen gemein ist die Absicht, das Aktivieren unserer Verbannten zu verhindern, indem sie uns kontrollieren, uns erfreuen oder uns ablenken.

Manager-Teile sind parentifizierte innere Kinder.

Manager-Teile sind also eine Kategorie von beschützenden Teilen. Sie tragen eine schwere Last der Verantwortung, mit der sie nur schlecht umgehen können, weil sie jung sind. In der Familientherapie nennt man Kinder, die die Pflichten von Erwachsenen übernehmen, *parentifizierte Kinder*.

Manager-Teile wiederum sind parentifizierte innere Kinder. Normalerweise sind sie sehr müde und gestresst. Sie versuchen, die Welt so zu gestalten, dass unsere Verbannten nicht in Gefahr geraten, halten diese jedoch zugleich in Schach. Außerdem haben sie die Fähigkeit, den Körper zu betäuben, damit wir nicht viel spüren, denn wenn man nichts spürt, wird auch nichts aktiviert. Es sind Teile, die die ganze Zeit tätig sind; manche von ihnen schlafen nie.

Andere Manager-Teile wollen nicht, dass wir uns wohl in unserer Haut fühlen, weil sie fürchten, sonst könnten wir Risiken eingehen und verletzt werden. Sie beschützen uns, indem sie uns innerlich zerreißen; sie erfüllen uns mit Selbsthass und sabotieren alles, was uns ein gutes Gefühl vermitteln könnte. Unter Umständen lassen sie zu, dass wir es mit Meditation oder anderen spirituellen Methoden versuchen, aber das soll nur dem Zweck dienen, Stress zu reduzieren. Der Kontakt zu etwas Größerem ist nicht erwünscht, doch solange die Praxis ihnen dabei hilft, die Verbannten im Zaum zu halten, sind sie dafür (das hat man als *Spiritual Bypassing* bezeichnet). Hauptsächlich wollen sie uns klein halten, denn am sichersten scheint es für sie zu sein, wenn wir nicht weiter auffallen.

Ganz allgemein mögen solche Teile nichts, was uns ihrer Kontrolle entzieht. Manche von ihnen mögen auch nichts, was dazu führt, dass wir unser Herz öffnen, Selbstvertrauen haben und uns gut fühlen. Allerdings gibt es auch Manager-Teile, die dazugehören und es allen recht machen wollen. Zum Beispiel bringen sie uns dazu, regelmäßig zur Kirche zu gehen, haben aber keinerlei Interesse daran, eine echte religiöse Erfahrung zu machen.

Feuerbekämpfer

Eine andere Kategorie von Beschützern fungiert gewissermaßen als Feuerwehr. Sosehr unsere Manager-Teile sich auch anstrengen, die Aktivierung unserer Verbannten zu verhindern, scheitern sie damit gelegentlich. Traditionell sagt man in der Psychotherapie dann, unsere Abwehrmechanismen seien durchbrochen worden. Wenn das geschieht, ist es ein großer Notfall. Den Schmerz von Verbannten zu spüren weckt in vielen beschützenden Teilen den Eindruck, sie könnten sterben. Daher haben die meisten Menschen eine Reihe von Teilen, deren Aufgabe es ist, mit solchen Notfällen umzugehen. Sie treten augenblicklich in Aktion, um das innere Feuer – die emotionalen Flammen, die aus den Verbannten hervorbrechen – zu ersticken.

Während Manager-Teile also versuchen, alles zu verhindern, was Verbannte zum Vorschein kommen lässt, werden Feuerbekämpfer-Teile aktiviert, nachdem das doch passiert ist. Dann versuchen sie verzweifelt (und oft impulsiv), die Flammen der Emotion zu beseitigen, indem sie uns mit irgendeiner Substanz berauschen oder uns ablenken, bis das Feuer von selbst ausbrennt.

Je nachdem, wie sehr wir unsere Verbannten fürchten, greifen unsere Feuerbekämpfer-Teile zu extremen Maßnahmen, ohne auf den Kollateralschaden für unsere Gesundheit und unsere Beziehungen zu achten.

Sie wissen nur, dass sie uns jetzt sofort von unseren Gefühlen abschneiden müssen, weil sonst etwas Schreckliches geschehen könnte. Manchmal ist ihre Angst, wir könnten sterben, durchaus begründet, denn für manche von ihnen ist Suizid eine Option, wenn andere Lösungen nicht funktionieren.

Bei den Personengruppen, die ich behandle, stoße ich oft auf spirituelle Methoden, mit denen Verbannte transzendiert werden sollen.

Im ersten Kapitel habe ich die Vermeidungsstrategie erwähnt, die man als *Spiritual Bypassing* bezeichnet. Viele Menschen wenden sich der Meditation zu, um ihren Gefühlen zu entkommen. Bei den Personengruppen, die ich behandle, stoße ich oft auf spirituelle Methoden, mit denen Verbannte transzendiert werden sollen. Feuerbekämpfer-Teile sorgen dafür, dass man davon abhängig wird, weil es für sie eine ausgezeichnete Lösung darstellt. Solange wir uns damit beschäftigen, fühlen wir uns gut, und im Gegensatz zu anderen verfügbaren Süchten kritisiert uns niemand dafür, auch unsere eigenen Manager-Teile nicht. Vielmehr bewundert man uns, beneidet unsere Disziplin und hält uns gar für heilig. Anders als Manager-Teile begeben sich Feuerbekämpfer-Teile liebend gern in höhere Gefilde und verlieren die Kontrolle – je weiter wir von unserem Schmerz entfernt sind, desto besser. In diesen höheren Gefilden haben wir Zugang zu viel reinem Selbst, was sich toll anfühlt, aber keinerlei Heilung bringt und eventuell dazu führt, dass unsere Verbannten sich noch verlassener fühlen.

Während Verbannte sich oft verzweifelt nach Erlösung sehnen, fungieren Feuerbekämpfer-Teile für sie wie Babysitter – denen es jedoch nicht gelingt, die jungen Teile vom Schreien abzubringen oder davon, das System mit Angst und Beschämung zu überfluten. Aus diesem Grund wollen sie unbedingt etwas finden, wodurch die Verbannten sich besser fühlen, zum Beispiel eine besondere Person oder Praxis. Dadurch machen sie uns zu Suchenden, die von einer Meditationsform oder einer spirituellen Führungsfigur zur anderen wandern. Falls wir auf etwas stoßen, was unsere Verbannten permanent zu beschwichtigen scheint, werden wir oft zu enthusiastischen Anhängerinnen oder Anhängern. Viele Menschen, die sich einer spirituellen Praxis zuwenden, haben wegen eines intensiven Traumas in ihrer Vergangenheit eine große Anzahl von Verbannten und erhoffen sich Erleichterung. Leider wissen die Leute, an die sie sich wenden, oft nichts Besseres mit dem Trauma anderer anzufangen, als ihnen zu helfen, es zu umgehen.

Noch etwas zu unseren Feuerbekämpfer-Teilen. Wer in unserer Kultur lebt, ohne das Leiden der von ihr Verbannten zu sehen und Empörung darüber zu verspüren, was wir der Erde antun, braucht Ablenkung. Zu diesem Zweck stehen uns zahllose Tätigkeiten zur Verfügung, mit denen wir den Schmerz dieser moralischen Verletzung betäuben können. Das Selbst sieht und spürt Ungerechtigkeit, und es handelt, um Veränderungen zu bewirken. Tun wir das nicht, brauchen wir illegale Drogen oder verschreibungspflichtige Medikamente, ein ständig verfügbares Medienangebot, eine uns ganz in Anspruch nehmende Berufstätigkeit und spirituelle Vermeidungsstrategien.

In dieser Hinsicht will ich mich allerdings nicht als Vorbild für Selbstführung darstellen. Ich verbringe mehr Zeit damit, mir Filme auf Netflix und Spiele der Boston Celtics anzuschauen, als dass ich auf Demonstrationen mitmarschiere. Ich tröste mich damit, dass ich mit der Verbreitung von IFS hoffentlich etwas Wichtiges tue, aber ich brauche trotzdem meine Feuerbekämpfer-Teile, um mich davon abzuhalten, vollständig wahrzunehmen, was in der Welt geschieht, und meine ganze Zeit und Energie dem Aktivismus zu widmen.

An dieser Stelle möchte ich noch einmal darauf hinweisen, dass die genannten Kategorien – Verbannte, Manager und Feuerbekämpfer – nicht das eigentliche Wesen unserer Teile beschreiben. Es handelt sich lediglich um die Rollen, in die diese Teile durch das, was uns zugestoßen ist, gezwungen wurden.

Zurück zu der systemischen Vorstellung, das vorhandene Feedback und die Homöostase zu verstärken und zu stabilisieren. Manager-Teile stellen im Allgemeinen die homöostatischen Mechanismen unseres Systems dar. Sobald unser Verhalten oder unsere innere Erfahrung von dem abweichen, was ihrer Meinung nach gefahrlos für uns möglich ist, treten sie in Aktion, um uns in die Spur zurückzubringen. Nehmen wir zum Beispiel an, dass viele unserer Teile die Last tragen, die Welt sei sehr gefährlich, weshalb es am besten sei, unsichtbar zu bleiben. Wenn wir uns dann trotzdem wohl in unserer Haut fühlen, reißen unsere kritischen Manager-Teile uns aus diesem Gefühl heraus, weil sie fürchten, wir würden irgendwelche Risiken eingehen. Falls das keine Wirkung hat, mischen sich andere Manager-Teile ein und bringen uns dazu, in Tagträumen zu versinken oder einzuschlafen. Diese Last tragen viele Menschen, die sich an Meditation versuchen und sich für Versager halten, weil sie so mit der Praxis kämpfen. In Wahrheit lassen ihre Teile sie nicht meditieren, weil sie meinen, es sei keine gute Idee, das Herz zu öffnen.

Wir alle haben Lasten, die uns beschützen und im homöostatischen Gleichgewicht halten wollen.

Die Variable, die von den Manager-Teilen im obigen Beispiel innerhalb des homöostatischen Bereichs gehalten wird, ist das Selbstwertgefühl. Bei anderen Personen kann es um Wut, Traurigkeit, Überschwang oder Bedürftigkeit gehen und bei wieder anderen sind es Verhaltensweisen wie spontane Bewegungen oder Äußerungen, Bestimmtheit oder Verletzlichkeit. Wir alle haben Lasten, die uns beschützen und im homöostatischen Gleichgewicht halten wollen. Was die Art und Weise ihrer stabilisierenden Rückkopplung angeht, unterscheiden sie sich zwar, aber nicht in ihren Absichten.

In mancher Hinsicht scheinen Feuerbekämpfer-Teile generell zu sich verstärkenden Rückkopplungsschleifen zu gehören, weil ihre Aktivitäten uns oft weit aus dem homöostatischen Bereich herausholen, der für unsere Manager-Teile akzeptabel ist. Diese versuchen dann nach besten

Kräften, uns zurückzuholen. Tatsächlich spielt sich die Rückkopplungsschleife häufig zwischen Feuerbekämpfer- und Manager-Teilen ab – je stärker letztere versuchen, erstere zu kontrollieren, desto stärker werden die Feuerbekämpfer-Teile, was in manchen Fällen bis zum Tod der Person eskalieren kann. Dennoch ist das Verhalten der Feuerbekämpfer-Teile normalerweise in dem Sinne homöostatisch, als sein ursprünglicher Zweck darin besteht, die Gefühle von Verbannten zu unterdrücken oder von ihnen abzulenken, bis wieder ein tolerierbarer Zustand erreicht ist.

Werden Verbannte aktiviert, setzt das oft einen sich verstärkenden Rückkopplungszyklus in Gang, weil die Eindämmungsversuche von Manager- oder Feuerbekämpfer-Teilen dazu führen, dass die Verbannten noch heftiger versuchen, auszubrechen oder sich zu melden. So können beispielsweise leichte Kopfschmerzen zu einer tobenden Migräne werden, wenn unsere Manager-Teile uns davon überzeugen, wir sollten den ersten Versuch eines Verbannten ignorieren, auf sich aufmerksam zu machen.

Systemisch zu denken und zu beobachten, welche Abfolge die Aktivitäten unserer Teile bei auftauchenden Problemen haben, ist von entscheidender Bedeutung. Zum Beispiel können wir dann den Fehler vermeiden, unbewusst gemeinsame Sache mit unseren Manager-Teilen zu machen und unsere feuerbekämpfenden oder verbannten Teile zusätzlich zu unterdrücken, indem wir eine Kopfschmerztablette nehmen, statt nach innen auf den Schmerz der Verbannten zu lauschen. Auch werden wir und unsere Therapeutin oder unser Therapeut nicht überreagieren, wenn wir zugehört und den Schmerz des verbannten Teils gespürt haben, am nächsten Tag jedoch an Suizid denken oder uns betrinken wollen. Stattdessen können wir darauf vertrauen, dass die Beschäftigung mit dem verbannten Teil offenbar einen Feuerbekämpfer-Teil aktiviert hat, von dem wir keine Erlaubnis eingeholt haben. Deshalb hat er jetzt Angst und handelt, um die Homöostase wiederherzustellen. Traumatisierte innere Systeme stellen eine empfindliche Ökologie dar. Wie bei der äußeren Ökologie können Veränderungen eines Aspektes deshalb unvorhergesehene Folgen haben. Das ist jedoch wesentlich weniger wahrscheinlich, wenn wir systemisch denken, denn dann können wir die Folgen oft vorhersehen und ihnen vom Selbst aus zuvorkommen oder mit ihnen umgehen.

Ein Grundriss wie dieser gilt nicht nur für innere Systeme. Man hat ihn erfolgreich verwendet, um das Zusammenspiel in Familien und Unternehmen zu identifizieren, und ich glaube, er ist auf menschliche Systeme auf jeder Ebene anwendbar. Systeme aus Teilen und Menschen neigen zu Polarisierung und zur Bildung schützender Allianzen, und ihre Elemente werden voneinander abgeschnitten oder teilweise ausgeschlossen, wenn sie traumatisiert werden und wenn es an einer effizienten Führung mangelt.

Die Übungen in diesem Buch sollen Ihnen hauptsächlich helfen, Ihre beschützenden Teile kennenzulernen und zu würdigen. Sich allein und ohne äußere Unterstützung den eigenen Verbannten zu öffnen, kann wesentlich schwieriger sein. Sobald Sie sich von den Gefühlen von Verbannten überfordert fühlen, sollten Sie die Übung unbedingt langsam beenden. In den meisten Fällen ist es in Ordnung herauszufinden, wer einige von Ihren Verbannten sind, aber es ist nicht ratsam, sich ihnen zu nähern und zu versuchen, ihnen zu helfen. Die meisten Menschen – auch ich – brauchen dabei Begleitung. Im Idealfall ist das eine IFS-Therapeutin oder ein -therapeut (zu finden auf www.ifs-europe.net) oder zumindest eine Person, die im Selbst bleiben kann, während Sie emotional werden.

Ich habe vor vielen Jahren erfahren, wie wichtig es ist, beschützende Teile und ihr Recht zu respektieren, das System zu behüten und nicht aus dem Weg geschubst zu werden. Ein belastetes inneres System ist ein empfindliches Milieu, dem wir uns entsprechend annähern müssen. Unsere Beschützer haben ein ganzes Leben mit dem Versuch verbracht, uns (und alle anderen) von unseren Verbannten fernzuhalten. Deshalb müssen sie zuerst konsultiert und davon überzeugt werden, dass es einen guten Grund gibt, uns

Ohne Erlaubnis der beschützenden Teile beschäftigen wir uns nicht mit unseren Verbannten.

solche Teile aufsuchen zu lassen. Das heißt, ohne Erlaubnis der beschützenden Teile beschäftigen wir uns nicht mit unseren Verbannten.

Als ich damals IFS entwickelte, musste ich entsprechend Lehrgeld bezahlen. Wenn Klientinnen oder Klienten von Teilen berichteten, die große Schmerzen oder Ängste hatten, nahm ich korrekt an, das wären die Teile, die geheilt werden mussten. Deshalb lenkte ich die betreffende Person so bald wie möglich in die entsprechende Richtung. Aber wenn das klappte, hatten wir unwissentlich die beschützenden Teile übergangen. Wie wir gleich bei Mona sehen werden, kam es dadurch manchmal zu heftigen Gegenreaktionen (zu suizidalen Impulsen, körperlichen Schmerzen, Fieber, episodischem Selbsthass oder Misstrauen mir gegenüber), weil die beschützenden Teile die Person für unsere Übertretung bestraften. Deshalb haben wir in der therapeutischen Rolle gelernt, ökologisch sensible Gäste in den Ökosystemen der Menschen zu sein, mit denen wir arbeiten.

Während Sie mit den Übungen fortfahren, können Sie mithilfe dieses Grundrisses im Gedächtnis behalten, wo wir uns befinden und wo wir hinwollen. Es ist ja eine ziemlich simple Struktur: Verbannte, Manager und Feuerbekämpfer. Die einzige weitere Kategorie, auf die Sie eventuell stoßen werden, sind beschützende Teile im Exil, die ich kurz erwähnt habe. Das sind Teile, die nicht jung und verletzlich sind. Vielmehr handelt es sich oft um impulsive Feuerbekämpfer-Teile, die von Manager-Teilen eingesperrt wurden, weil sie jemanden verletzt oder das Potenzial dazu haben. Es kann auch sein, dass Sie in einem Elternhaus oder einer Kultur aufgewachsen sind, wo Sie beschämt wurden, weil Sie solche Teile hatten. Oft werden Sie große Angst vor ihnen haben und sie aus einer verzerrten Perspektive betrachten, bis Sie ihnen zuhören und feststellen, dass sie sich nicht von anderen beschützenden Teilen unterscheiden. Auch sie brauchen Ihre Hilfe.

An dieser Stelle will ich Sie noch einmal daran erinnern, dass die hier aufgeführten Kategorien nicht das eigentliche Wesen Ihrer Teile darstellen. Es sind nur die Rollen, in die Ihre Teile wegen etwas, was in Ihrer

Kindheit geschehen ist, gezwungen wurden. Jetzt werden sie bestimmt durch die Lasten, die sie tragen, und durch den Zeitpunkt in der Vergangenheit, in dem sie eingefroren sind. Wenn sie aus dieser Situation herausgeholt, entlastet und von ihrer Rolle befreit sind, werden sie zu etwas ganz anderem, was immer wertvoll ist. Oft ist es schwer vorherzusagen, in was sie sich verwandeln. Zum Beispiel will ein Manager-Teil einfach nur am Strand liegen, und ein Feuerbekämpfer-Teil will seine Energie für etwas Gesundes und Spielerisches nutzen statt dafür, sich zu betrinken.

SITZUNG 2: MONA

Vor Kurzem wurde ich von einem IFS-Therapeuten gebeten, eine Supervisionssitzung mit einer seiner Klientinnen zu machen. Sie hieß Mona, hatte vier Jahre zuvor eine psychotische Episode durchgemacht und war daran interessiert, sich mit den damals involvierten Teilen zu beschäftigen. Sie hatte jedoch auch ziemlich Angst davor. Wie sie mir erzählte, war sie während der Episode ins Krankenhaus eingewiesen und mit Neuroleptika (Antipsychotika) behandelt worden. Außerdem hatte man bei ihr eine bipolare Störung diagnostiziert. Seither ging es ihr besser, sie nahm aus Furcht vor einem Rückfall aber weiterhin Medikamente. Sie wollte feststellen, ob IFS ihr ein Verständnis für die Episode und Vertrauen darin vermitteln konnte, dass so etwas nicht wieder geschehen würde.

Bob, ihr Therapeut, nahm an dem Zoom-Meeting teil, das folgendermaßen ablief: Ich bitte Mona, sich auf den manischen Teil zu konzentrieren und ihn in ihrem Körper zu suchen. Sie lokalisiert ihn in der Brust und sieht sich in der Psychiatrie liegen, gefangen und verzweifelt. Als ich sie frage, welche Gefühle sie dieser jüngeren Frau entgegenbringt, sagt sie, sie tue ihr leid und sie wolle sie in die Arme nehmen. Ich sage ihr, das solle sie nur tun, und sie tut es auch, aber dann gleitet sie plötzlich aus der Szene heraus und erklärt, sie sei schläfrig. Ich bitte darum, direkt mit dem Teil sprechen zu dürfen, der sie mit Schläfrigkeit herausholt, und frage ihn, was er befürchte, wenn er sie bei dem anderen Teil im Krankenhaus bleiben lasse. Er habe Angst, sagt er, dass der manische Teil die Führung übernehmen und Mona wieder da landen könnte, wo sie damals war. Das würde mir einleuchten, sage ich ihm, aber ich wüsste, wie man den Teil daran hindern und ihm helfen könne, nicht mehr in der manischen Rolle zu sein. Daraufhin zieht sich der schläfrige Teil zurück, und Mona nimmt die Frau im Krankenhaus wieder in die Arme.

Plötzlich sieht Mona einen gewaltigen Abgrund und fürchtet sich davor. Ich bitte sie, die angstvollen Teile in ein Wartezimmer zu bugsieren, und versichere ihr, dass ihr Therapeut und ich bei ihr sein werden, wenn sie in das schwarze Loch eindringen will. Nun wird sie neugierig und will gemeinsam mit uns eintreten. Als wir das tun, sieht sie eine Hand, die sich ihr aus der Dunkelheit entgegenstreckt. Mona ergreift die Hand, wir verlassen das schwarze Loch und stellen fest, dass die Hand zu einem vierjährigen Mädchen gehört. Mona umarmt die Kleine und bittet sie spontan um Vergebung dafür, dass sie sie in das Loch geworfen hat. Ich bitte sie, die Kleine zu fragen, was ihr in der Vergangenheit widerfahren ist. Daraufhin mischt sich ein beschützender Teil ein und sagt, die Kleine sei selbst an allem schuld.

Ich spreche direkt mit diesem Teil und frage ihn, wie er darauf gekommen ist. Ihre Eltern, sagt er, hätten immer darauf bestanden, sie und ihre Schwestern seien selbst verantwortlich, wenn sie sich von Jungen so behandeln ließen. Ich erkläre dem Teil, es sei verständlich, dass er glaube, was die Eltern sagen, und dass er sie beschützen wolle. Wir müssten jetzt aber der Vierjährigen helfen, alle ihre Gefühle zu entlasten. Dabei würden wir nicht automatisch glauben, was sie uns von damals zeigen werde, wir würden sie einfach nur heilen.

Mit einem Mal sieht Mona die Kleine nackt im Freien stehen und weiß nicht recht, wie sie dort hingekommen ist. Als ich ihr sage, sie soll eine Frage stellen, berichtet sie: »Damals ist ein Jugendlicher bei meiner Familie eingezogen. Die Kleine sagt, er hat ihr etwas angetan, aber sie weiß nicht, was, weil sie abgeschaltet hat. Sie ist eingeschlafen.« Ich kommentiere: »Dann hat derselbe schläfrige Teil die Kleine damals so beschützt, wie er es heute zu tun versucht hat. Wir sollten daran denken, ihm dafür zu danken, dass er Sie gerettet hat.« Ich sage Mona, sie soll in die Szene hineingehen und so bei der Kleinen sein, wie diese es damals gebraucht hätte. Das tut sie. Sie bringt der Kleinen etwas anzuziehen, holt sie aus der Szene in die Gegenwart und hilft ihr, die Last an Scham und Schrecken abzulegen, die sie seither getragen hat.

Jetzt ist die Kleine sehr glücklich und will spielen. Ich sage Mona, sie soll die manische Frau aus der Klinik dazuholen, damit sie sieht, dass es der Kleinen gut geht, worauf die Frau ihr Krankenhaushemd auszieht und die manischen Gefühle entlastet. »Ich glaube«, sagt Mona, »als ich psychotisch war, haben Teile meines Gehirns das ein Stück weit verstanden, aber es war einfach zu viel.« Wir beenden die Sitzung, indem wir eine Hausaufgabe für Mona besprechen. Sie soll mindestens einen Monat lang täglich Kontakt zu den Teilen aufnehmen, mit denen sie sich gerade beschäftigt hat. Wie sie sagt, fühlt sie sich freier und erleichtert.

Mehrere Stunden später bekomme ich jedoch einen panischen Anruf ihres Therapeuten, der mir berichtet, Mona habe Suizidgedanken. Er bittet mich, noch einmal mit ihr zu sprechen.

Dick: Was ist denn passiert?

Mona: Als ich nach Hause gefahren bin, habe ich intensiv an Suizid gedacht. Da ist ein Teil, der total wütend auf mich ist und mich umbringen will.

D: Na gut, dann beschäftigen wir uns mit ihm. Lassen Sie mich mit ihm sprechen, um zu schauen, was er uns sagen will. Hörst du mich?

M: Mona ist ein verdammtes Aas! Ich hasse sie dermaßen! Ich hasse sie total! Ich will, dass sie stirbt! Ich will ihr wehtun und sie schlagen!

D: *[Ruhig.]* Aber warum? Sag mir, warum?

M: Sie macht alles falsch!

D: Was fürchtest du denn, was passieren könnte, wenn du sie nicht umbringst oder ihr wehtust?

M: Dann würde sie bloß weiter alles verbocken.

D: Was hat sie denn verbockt?

M: *[Weinend.]* Sie schafft es nicht, dass wir so geliebt werden, wie wir es brauchen, weil sie alles verbockt. Jede einzelne Beziehung.

D: Na gut, aber sag mir doch, warum du jetzt so zornig auf sie bist. Hat es mit dem zu tun, woran wir gearbeitet haben?

M: Sie lässt alle sehen, dass sie entblößt und nackt ist.

D: Und wie war es für dich, dass sie das entblößt hat?

M: Das ist das Schlimmste, was überhaupt passieren konnte! Sie muss doch stark und perfekt sein.

D: Was meinst du eigentlich, wie alt sie ist?

M: *[Als Mona.]* Sie sagt, ich bin zweiunddreißig. Deshalb erkläre ich ihr, dass ich jetzt wesentlich älter bin.

D: Prima. Als Sie zweiunddreißig waren, hatte sie offenbar gute Gründe, Sie stark und perfekt sein zu lassen. Stimmt das? Und hat sie Sie damals angegriffen, wenn Sie unachtsam geworden sind?

M: Ja, damals war ich depressiv. Ich hab mich total abgekapselt und alles verloren, und das ist jahrelang weitergegangen.

D: Ist sie erleichtert zu erfahren, dass Sie jetzt nicht mehr in einer solchen Situation sind?

M: Nein, weil sie sagt, wahrscheinlich werde ich doch weiter alles verbocken und verletzt werden.

D: Okay. Lassen Sie mich noch einmal direkt mit dem Teil sprechen. *[Zu dem Teil:]* Wie war es denn, mit mir über die Gefühle zu sprechen, die du hast?

M: Es ist gut, jemandem zu erzählen, wie dämlich sie ist.

D: Nein … eigentlich hast du mir erzählt, wie gefährlich es für sie ist, sich zu entblößen und verwundbar zu sein. Das verstehen wir, und wir verstehen auch, dass es Zeiten gab, als du sie wirklich davon abhalten musstest, das zu tun. Wie fühlst du dich, wenn du das hörst?

M: Das fühlt sich gut an.

D: Danke, dass du mir das alles erzählt hast. Lass mich jetzt wieder mit Mona sprechen. Hören Sie mich? *[Sie nickt.]* Was für Empfindungen bringen Sie dem Teil jetzt entgegen?

M: Ich spüre Zuneigung zu ihm … er versucht einfach, mich in der Spur zu halten.

D: Ja, er versucht nur, Sie zu beschützen – umbringen will er Sie eigentlich gar nicht. Er weiß bloß nicht, was er sonst tun soll, als Sie zu bedrohen, damit Sie sich benehmen. Sagen Sie ihm, dass Sie das verstehen, und schauen Sie, wie er reagiert.

M: Er spürt Erleichterung.

D: Erzählen Sie ihm auch, wie Sie jetzt leben und dass es Leute gibt, denen Sie gefahrlos Ihre Verletzlichkeit zeigen können, zum Beispiel Bob *[ihrem Therapeuten]*.

M: Hm, er … eigentlich sie … also, sie weint und ist erschöpft. Ich frage sie gerade, woher sie diese Überzeugungen hat, dass ich perfekt und stark sein muss. Sie sagt, das war in meinen Zwanzigern. Ich umarme sie, während sie weint. Sie schämt sich, dass sie so einen Zornausbruch hatte.

D: Das braucht sie nicht. Es ist toll, dass Sie sie gefunden haben. Und ich bin froh, dass ihr mich angerufen habt. Dann übergebe ich jetzt wieder an Bob.

Bob: Vielen Dank, Dick. Mona, was für Gefühle bringst du dem Teil jetzt entgegen?

M: Sehr mütterliche … ich halte sie noch immer in den Armen.

Weshalb ich diese Sitzung hier geschildert habe, ist wahrscheinlich klar: Auch wenn wir noch so sehr auf die beschützenden Teile geachtet und von ihnen scheinbar die Erlaubnis bekommen haben, uns mit einem verbannten Teil zu beschäftigen, ist es nicht ungewöhnlich, dass Feuerbekämpfer-Teile anschließend eine heftige Gegenreaktion zeigen wie bei Mona. Falls so etwas bei Ihnen passiert, versuchen Sie bitte, Interesse zu zeigen, statt sich gegen den verantwortlichen Teil zu stellen, wodurch eine sich verstärkende Rückkopplungsschleife entstehen würde. Nach meinen Erfahrungen muss dieser Teil lediglich verstanden, beruhigt und geliebt werden.

Wenn es in der Therapie zum Kontakt mit Verbannten gekommen ist, sagen viele meiner Klientinnen und Klienten später wütend oder beschämt etwas in der Richtung zu mir: »Ich weiß nicht, was Sie da mit mir machen. Jetzt war ich zehn Jahre nüchtern, aber gestern Abend bin ich in die Kneipe gegangen und hab mich betrunken.« Worauf ich erwidere: »Das ist toll, denn jetzt haben wir einen direkten Kontakt zu einem Teil, den wir noch nicht geheilt haben.« Was die psychotherapeutische Szene angeht, ist es natürlich nicht gerade leicht, die Perspektive zu vermitteln, dass Symptome die Aktivität von Teilen sind.

Bei Mona sind wir vermutlich auf drei verschiedene Feuerbekämpfer-Teile gestoßen: einen durch Schläfrigkeit ablenkenden, einen manischen und einen suizidalen. Begegnet sind wir außerdem einem Manager-Teil, der Mona die Schuld daran gegeben hat, was passiert ist. Wie man solche Unterscheidungen treffen kann? Die beschützende Aktivität ist kein Hinweis, denn beide Arten von Teilen können praktisch alles tun. Sagen wir zum Beispiel, ich habe einen Klienten, der Rauschtrinker ist. Wenn er sich gekränkt fühlt, geht er in die Kneipe und betrinkt sich. Mit der Zeit stellt er allerdings fest, dass er die Kränkungen gar nicht erst spürt, wenn er ständig betrunken ist. Das heißt, sein Trinkverhalten hat sich von der Aktivität eines Feuerbekämpfer-Teils in die eines Manager-Teils verwandelt. Dieselbe Strategie kann also von unterschiedlichen

Teilen zu verschiedenen Zwecken angewendet werden – Manager-Teile wollen damit verhindern, dass Verbannte aktiviert werden, Feuerbekämpfer-Teile reagieren, nachdem es doch dazu gekommen ist.

Übrigens verweist die Geschichte von Mona auch auf das Thema der »wiedergefundenen« Erinnerungen. Mona hat sich als nacktes Kind gesehen, das sagte, ein Jugendlicher habe ihr etwas angetan. Handelt es sich dabei um eine korrekte Erinnerung? Ohne weitere Hinweise kann man das nicht mit Sicherheit sagen. Mit IFS können wir ein solches Kind aber aus der Situation herausholen und entlasten, ohne zu wissen, ob die Erinnerung korrekt ist oder nicht und ohne in der Außenwelt irgendetwas zu unternehmen. Eine heilende Wirkung wird das trotzdem haben.

TEIL 2

Selbstführung

6 | HEILUNG UND TRANSFORMATION

Was meinen wir in IFS mit Heilung und Transformation? Wie ich in den ersten Kapiteln ausgeführt habe, machten unsere Kultur im Allgemeinen und die Psychotherapie im Besonderen bisher den schrecklichen Fehler anzunehmen, dass Teile das sind, was sie zu sein scheinen. Das heißt, der Teil, der uns dazu bringt, zu viel zu essen, ist schlicht ein Essimpuls, und einer, der uns vor Schreck zittern lässt, ist eine Panikattacke. Es handelt sich also um nichts anderes als um destruktive Impulse, Emotionen und Denkmuster oder um psychische Störungen. Begreift man jedoch, dass man weder krank noch gestört ist, und sieht stattdessen, dass man nur einen Teil hat, der eine extreme Rolle spielt, so fühlt man sich erleichtert und getröstet.

Für Familien gilt dasselbe. Zum Beispiel ist in der Fachliteratur über Alkoholikerfamilien und die Rollen, in die die Kinder durch die Familiendynamik gedrängt werden, oft die Rede von der Rolle des verlorenen Kindes, der Rolle von Held oder Heldin oder der Rolle des Sündenbocks. Diese Rollen haben aber absolut nichts mit dem eigentlichen Wesen des Kindes zu tun, um das es geht. Würde die Familie durch eine gute Therapie neu organisiert, würde das Kind von seiner Rolle befreit und könnte sich unbeschwert in das hineinfinden, was es wirklich ist. Ich behaupte, dass das auch bei Inneren Familien der Fall ist: Teile werden in vorgegebene Rollen gezwungen und sehnen sich danach, davon befreit zu werden. Sobald sie frei sind, transformieren sie sich.

Wenn wir in einer völlig harmonischen Familie und in einer völlig harmonischen Kultur aufgewachsen wären, hätten wir keine Teile, die solche Rollen spielen. Wir würden unsere Teile sogar kaum wahrnehmen, denn sie würden zusammenarbeiten, füreinander sorgen und sich mit unserem Selbst verbunden fühlen. Anders gesagt, wäre auch unser inneres System in Harmonie. Manche Menschen haben viele Teile, die nie Lasten auf sich genommen haben und sich daher noch in ihrem von Natur aus wertvollen Zustand befinden. In der Therapie hat man es freilich kaum mit solchen Leuten zu tun, weil sie von der therapeutischen Arbeit nicht besonders profitieren. Normalerweise arbeiten wir mit den belasteten Teilen von Menschen, die mit ihren Problemen verhaftet sind.

Verbannte werden geheilt, wenn das Selbst sie da herausholt, wo sie in der Vergangenheit stecken geblieben sind.

Erinnern wir uns an die vier Ziele von IFS: Teile von ihrer Rolle befreien und in ihren natürlichen Zustand zurückversetzen, das Vertrauen zum Selbst wiederherstellen, das innere System harmonisieren und vom Selbst geführt werden. Was wir dabei als *Heilung* bezeichnen, ist unerlässlich, um diese Ziele zu erreichen, denn belastete Verbannte sorgen dafür, dass wir uns immer weiter verletzlich, angstvoll, wertlos, beschämt, einsam und leer fühlen. Das alles aber treibt ständig unsere beschützenden Teile an.

Im Grunde bedeutet *heilen*, etwas wieder ganz zu machen. Wenn wir irgendeine Ebene eines innermenschlichen Systems heilen, stellen wir eine Harmonie unter dessen verstreuten oder polarisierten Mitgliedern her und versetzen das System wieder in einen Zustand der Ganzheit. Damit geschieht in der Inneren Familie dasselbe wie in der Außenwelt, wo die die Mitglieder einer geheilten Familie oder Gemeinschaft natürlich nicht verschwinden, sondern die Verbindungen untereinander wiederherstellen und sich harmonisieren.

Verbannte werden geheilt, wenn das Selbst sie da herausholt, wo sie in der Vergangenheit stecken geblieben sind. Anschließend können sie sich entlasten und damit anfangen, sich in alle anderen Teile des Systems zu reintegrieren. Sobald das geschehen ist, fühlt das System sich wesentlich weniger verletzlich. Auch die beschützenden Teile fühlen sich befreit, wodurch sie sich entlasten und wertvolle neue Rollen annehmen können. Bis zu diesem Punkt wurde viel schützende Energie dafür aufgewendet, uns von bestimmten Reaktionen abzuhalten und unsere Verbannten in Schach zu halten. Nun ist diese Energie frei für zuträglichere Tätigkeiten, und wir haben Zugang zu den wunderbaren Gefühlen und Ressourcen unserer geheilten früheren Verbannten.

Um das zu illustrieren, möchte ich von einer Sitzung mit einer Klientin namens Cheryl berichten. Sie suchte mich auf, kurz nachdem ihr Freund ihr einen Heiratsantrag gemacht hatte. Darauf hatte sie sofort mit großem Schrecken reagiert, was sie nicht begriff, weil sie ihren Freund wirklich liebte. Sie war schon lange mit ihm zusammen und kannte ihn sehr gut. Jetzt hatte sie Selbstzweifel und dachte, womöglich würde sie intuitiv etwas erkennen, was ihr sonst nicht klar war. Sie überlegte, die Beziehung zu beenden, und quälte sich sehr damit.

Ich bat Cheryl, sich auf ihren Schrecken zu konzentrieren, um ihn kennenzulernen. Daraufhin fand sie ihn im Bauch, und als ich sie fragte, welche Gefühle sie ihm entgegenbrachte, sagte sie, sie fürchte sich sehr vor ihm und wolle nichts von ihm hören. Ich fragte, ob die betreffenden Teile uns wohl einige Minuten lang ein bisschen Raum dafür lassen könnten, uns mit dem Schrecken zu beschäftigen. Damit waren sie einverstanden, falls sie sich anschließend ebenfalls äußern durften. Jetzt sagte Cheryl, sie sei neugierig auf ihren Schrecken, und fragte ihn, weshalb er so große Angst habe. Nach einer Weile zeigte er ihr darauf Szenen aus ihrer Kindheit, als sie sich von ihrem Alkoholikervater, der sie körperlich misshandelte, in die Enge getrieben fühlte. Die Erinnerungen daran waren ihr zwar bewusst, doch sie hatte deren Wirkung auf ein Minimum begrenzt.

Wie sich herausstellte, war der Schrecken ein beschützender Teil, der damals die Entscheidung getroffen hatte, er würde das kleine Mädchen (die von ihm beschützte Verbannte) nie wieder in eine solche Lage kommen lassen. Während Cheryl ihm zuhörte, entspannte er sich allmählich, worauf sie ihn auf meinen Hinweis hin fragte, ob wir seine Erlaubnis hätten, die Kleine aufzusuchen und sie zu heilen. Der beschützende Teil sagte, er sei zwar skeptisch, würde uns das aber versuchen lassen, nur werde er in der Nähe bleiben und alles beobachten.

Nun fragte ich Cheryl, welche Gefühle sie dem Mädchen entgegenbringe. Sie brach in Tränen aus und sagte, die Kleine tue ihr unendlich leid. Ich sagte, sie solle zu dem Mädchen gehen und ihm zeigen, dass sie Mitgefühl für es habe. Es freute sich über die Aufmerksamkeit, und Cheryl umarmte es. Dann bat sie es, ihr zu zeigen, wie schlimm es mit dem Vater gewesen war, worauf es ihr nicht nur Missbrauchsszenen zeigte, sondern sie auch das heftige Gefühl von Angst und Verratenwerden spüren ließ, das es damals ständig empfunden hatte. Sobald das verbannte Mädchen sich vollständig bezeugt fühlte, trat Cheryl in den damaligen Zeitraum ein, und während das Mädchen zusah, sagte sie dem Vater, er solle es nie wieder anrühren. Dann holte sie das Mädchen aus diesem Zeitraum heraus in das Haus, in dem sie jetzt wohnte, und versicherte ihm, dass es nie wieder zu jener Zeit zurückkehren müsse, weil Cheryl sich jetzt um es kümmern werde. Sobald das Mädchen Vertrauen dazu gefasst hatte, war es bereit, seine ganze Angst, seine Machtlosigkeit und das Gefühl des Eingesperrtseins zu entlasten. Es beschloss, das alles aus sich heraus ins Licht zu senden. Anschließend ließ es das Gefühl in seinen Körper strömen, dass es geborgen und liebenswert war.

Anschließend baten wir den beschützenden Teil, der Schrecken verbreitete, zu kommen und das Mädchen zu sehen, damit ihm klar wurde, dass er es jetzt nicht mehr beschützen musste. Er war beindruckt und freute sich, war jedoch noch nicht ganz bereit, seinen Schrecken zu entlasten (auch beschützende Teile tragen Lasten), weil er weitere Teile beschützte, die wir noch nicht kennengelernt hatten. Später heilten wir auch diese Verbannten. Cheryl heiratete ihren Freund, und soweit ich gehört habe, geht es den beiden gut.

Das ist also ein Beispiel für den Heilungsprozess in IFS. Es demonstriert manches von dem, was Sie bisher bei den Übungen erlebt haben. Bei Cheryl bin ich schnell zu ihrer Verbannten vorgedrungen. Das haben wir in diesem Buch bisher nicht getan und werden es auch nicht tun. Wie erwähnt, kann es heikel sein, sich alleine direkt mit Verbannten zu beschäftigen. Allerdings können Sie anfangen, etwas über die Verbannten zu erfahren, die Ihre Beschützer antreiben. Eine spätere Beschäftigung mit diesen Verbannten kann dann später mithilfe einer IFS-Therapeutin oder eines IFS-Therapeuten erfolgen oder mit einer Person, die auch dann im Selbst bleiben kann, wenn Sie starke Emotionen haben.

Damit Ihre Verbannten Ihnen vertrauen, müssen Sie erst einmal eine Verbindung zu ihnen herstellen. Anschließend müssen Sie bezeugen, was den Verbannten widerfahren ist, und erkennen, wie schlimm es war. Dann können Sie dorthin zurückkehren, wo die Verbannten in der Vergangenheit stecken geblieben sind, und sie herausholen. An diesem Punkt sind sie normalerweise bereit, die Überzeugungen und Emotionen zu entlasten, die sie bisher mit sich herumgeschleppt haben.

Wenn wir unseren beschützenden Teilen zeigen, dass sie ihre Verbannten nicht mehr behüten müssen, geraten sie manchmal in Panik, weil sie meinen, wir würden sie jetzt gewissermaßen abschaffen. Das ist kein Wunder, schließlich haben sie jahrzehntelang eine bestimmte Aufgabe erfüllt. Ich habe gelernt, in solchen Fällen einfach zu fragen: »Was willst du jetzt tun?« Das mache ich, weil alle Teile den natürlichen Wunsch haben, in unserem Innern etwas Produktives zu tun, aber wir können kaum vorhersagen, was das sein könnte. Viele Manager-Teile werden zu

Teilen, die uns Rat geben. Das heißt, ein Teil, der unablässig nach Gefahr Ausschau gehalten hat, will das Geschehen jetzt nur noch beobachten und uns manchmal etwas zuflüstern, wenn wir in eine neue Situation kommen. Andere wollen eine Rolle spielen, die das Gegenteil der bisherigen ist. Dann wird ein kritischer Teil zu unserem größten Fan, und ein Teil, der uns unsichtbar gemacht hat, will jetzt dazu beitragen, dass unser Licht ausstrahlt.

Übung: Der Pfad

Da es in diesem Teil des Buchs um Selbstführung geht, folgt hier eine Übung, die Ihnen eine gefühlte Wahrnehmung für Ihr Selbst und seine Energie vermitteln soll.

Machen Sie es sich wieder bequem, und atmen Sie ein paarmal tief durch, wenn das nützlich ist. Versetzen Sie sich dann vor Ihrem geistigen Auge an den Anfang eines Pfads. Das kann einer sein, den Sie schon einmal gegangen sind, oder einer, der ganz neu für Sie ist. Nehmen Sie dann mit Ihren Teilen am Anfang dieses Pfads Kontakt auf, und fragen Sie sie, ob sie bereit sind, dort auf Sie zu warten und Sie eine kleine Weile allein auf diese kurze Reise gehen zu lassen.

Nehmen Sie wahr, wie Ihre Teile auf diese Vorstellung reagieren. Vielleicht können Sie sehen, dass angstvolle Teile von anderen, die keine Angst haben, beruhigt werden. Machen Sie allen klar, dass Sie nicht lange weg sein werden und dass der Ausflug für Sie selbst und für Ihre Teile gut sein wird. Trotzdem müssten die Teile ihn nicht zulassen, wenn sie nicht dazu bereit seien. Ob sie es sind, hängt vom jeweiligen Tag ab. Manchmal werden sie zustimmen und manchmal nicht, was völlig normal ist. Wenn die Teile nicht bereit sind, machen Sie bitte nicht weiter. Sie können die zur Verfügung stehende Zeit stattdessen dafür verwenden, die betreffenden

Teile besser kennenzulernen und zu verstehen, weshalb sie Angst vor dieser Unternehmung haben.

Sind die Teile aber bereit, brechen Sie auf und gehen den Pfad entlang. Erinnern Sie die Teile noch einmal daran, dass Sie bald zurück sein werden. An manchen Punkten werde ich Sie auffordern, bestimmte Dinge wahrzunehmen, aber gehen Sie vorläufig einfach den Pfad entlang.

Nehmen Sie nun wahr, was geschieht, während Sie Ihres Weges gehen. Achten Sie vor allem darauf, ob Sie etwas denken, denn wenn dies der Fall ist, bedeutet es, dass noch einige Teile bei Ihnen sind. Stellen Sie fest, ob auch diese Teile bereit sind, sich zu lösen und zu den anderen zurückzugehen. Wenn nicht, was befürchten sie?

Außerdem können Sie in Ihren Körper hineinspüren, ob da etwas ist, was sich nicht ganz wie das Selbst anfühlt. Wenn so etwas zu finden ist, handelt es sich wahrscheinlich ebenfalls um einen Teil, den Sie bitten können, zum Anfang des Pfads zurückzukehren. Wenn die Teile, die Sie entdecken, dazu bereit sind, werden Sie allmählich bemerken, dass Sie immer mehr in einen Zustand reinen Gewahrseins ohne viele Gedanken geraten. Sind die Teile jedoch nicht bereit, Sie zu verlassen, ist das völlig in Ordnung; dann können Sie die verbleibende Zeit damit verbringen, ihre Ängste kennenzulernen.

Falls Sie irgendwann feststellen, dass Sie sich selbst auf dieser Reise beobachten, so bedeutet dies, dass ein Teil das für Sie zu tun versucht. Wer ist das, der da beobachtet? Auch diesen Teil können Sie bitten, zum Anfang des Pfads zu gehen, damit Sie sich auf Ihrem Weg nicht selbst sehen – Sie sehen nur Ihre Umgebung aus der direkten Ich-Perspektive.

Wenn Ihre Teile Ihnen wirklich vertrauen, werden Sie inzwischen wahrscheinlich einige der Eigenschaften spüren, von denen die Rede war – Klarheit, die Abwesenheit von Gedanken, Verbundenheit, Im-Körper-Sein, Selbstvertrauen und mehr. Vielleicht spüren Sie auch, wie eine Art vibrierende Energie durch Ihren Körper läuft. Wir nennen sie *Selbst-Energie*. Wenn Sie sie wahrnehmen, laden Sie sie in den Körper ein.

Falls Sie irgendwelche Stellen bemerken, an denen die Energie nicht fließen kann, befindet sich dort wahrscheinlich ein Teil, der Sie aus irgendeinem Grund abblockt. Stellen Sie fest, ob dieser Teil bereit ist, ebenfalls zur Basis zurückzukehren.

Wenn Sie jedoch keine der genannten Eigenschaften und keine Selbst-Energie wahrnehmen, so bedeutet dies, dass immer noch manche Teile bei Ihnen sind. Spüren Sie dann in Körper und Kopf hinein, und wenn Sie diese Teile finden, fragen Sie sie, ob sie bereit sind, zur Basis zurückzukehren.

Halten Sie nach einer Weile inne, und nehmen Sie die Erfahrung in sich auf. Beobachten Sie, wie es ist, so viel Selbst im Körper zu haben. Registrieren Sie die verschiedenen Arten und Weisen, wie das spürbar ist, aber auch, wie und wo die Selbst-Energie sich ausdrückt und offenbart. Es ist wichtig, sich diese Kennzeichen einzuprägen, denn dadurch wissen Sie, dass Sie im Körper sind. Während Sie später durch den Tag gehen, können Sie feststellen, inwieweit das der Fall ist oder nicht – das heißt, inwiefern Ihre Teile die Führung übernommen haben.

Ich spüre oft in mich hinein, wie offen mein Herz ist, ob ich in meinem Kopf bin und viel denke oder ob Druck in meinen Schultern und meiner Stirn ist (da halten sich meine Manager-Teile auf). Wenn ich merke, dass ein Teil am Werk ist, bitte ich ihn, sich zu entspannen, zur Basis zurückzukehren und zuzuschauen, während ich mit dem umgehe, was gerade anliegt. »Vertraut mir einfach«, sage ich zu meinen Teilen. Manche müssen mir erst einen Rat geben, bevor sie beiseitetreten, was völlig in Ordnung ist.

Wenn Sie inzwischen viel Selbst-Energie und Verkörperung (Embodiment) spüren, können Sie darauf lauschen, ob das Universum eine Botschaft für Sie hat. Vielleicht kommt nichts, was wieder völlig in Ordnung ist, aber manchmal werden Sie an einem solchen Punkt eine klare Orientierungshilfe bekommen.

Kehren Sie nun in einem Tempo, das Ihnen passend vorkommt, zur Basis zurück – zum Anfang des Pfads. Wenn Sie wieder bei Ihren Teilen sind, stellen Sie fest, wie diese auf Ihre Rückkehr reagieren. Danken Sie ihnen für das Risiko, das sie eingegangen sind, um Ihnen die Reise zu ermöglichen. Fragen Sie sie, wie es für sie gewesen ist, und stellen Sie fest, ob Ihre Teile bereit sind, Sie so etwas irgendwann wieder versuchen zu lassen. Erinnern Sie sie noch einmal daran, dass Sie ihnen helfen können und dass es Ihr Ziel ist, sich ihr Vertrauen zu verdienen. Wenn ein Teil Ihnen aus irgendeinem Grund nicht vertraut hat, sagen Sie ihm, dass Sie offen dafür sind, etwas darüber zu hören und Korrekturen vorzunehmen. Falls Sie jetzt noch etwas kribbelnde Selbst-Energie spüren, können Sie sie Ihren Teilen zukommen lassen. Sie werden feststellen, dass dies sehr heilsam ist und dass Sie diese Energie tatsächlich zu Ihren Teilen und zu anderen Menschen lenken können. Bei Therapiesitzungen lenke ich sie zu meinen Klientinnen und Klienten. Wenn Sie sie Ihren Teilen senden können, nehmen Sie bitte wahr, wie diese auf die Selbst-Energie reagieren, die Sie ihnen schenken.

Sobald Sie den Eindruck haben, dass alles abgeschlossen ist, danken Sie Ihren Teilen noch einmal dafür, was sie Ihnen erlaubt haben, und richten Sie die Wahrnehmung allmählich wieder nach außen. Nehmen Sie aber auch wahr, ob Sie etwas von diesem Im-Selbst-Sein beibehalten können, wenn Sie die Augen öffnen und zurückkehren.

Manche Klienten kommen auf diesem Pfad nicht besonders weit. Aus dem einen oder anderen Grund lassen ihre Teile das nicht zu. Wenn das auf Sie zutrifft, wird es nützlich sein zu erfahren, weshalb es so ist. Fragen Sie Ihre Teile dann, warum sie nicht darauf vertrauen, dass eine solche Reise gefahrlos möglich ist, und beschäftigen Sie sich mit ihren Befürchtungen.

Wenn die Teile jedoch bereit sind, an der Basis zu warten und zuzulassen, dass man allein den Pfad entlanggeht, treten ziemlich zuverlässig einige der geschilderten Erfahrungen auf. Sobald unsere Teile zulassen, dass wir ganz im Körper sind, entsteht spontan Selbst-Energie, die wir dann nach Belieben auf uns selbst oder auf andere richten können. Ich persönlich lenke sie nur dann auf andere Menschen, wenn ich weiß, dass es erwünscht ist, aber ich möchte Sie ermuntern, sie Ihren Teilen zugutekommen zu lassen, auch wenn diese nicht zugestimmt haben, weil sie das eindeutig zu genießen scheinen.

An dem Punkt, an dem Sie auf eine Botschaft lauschen sollten, ist es nicht ungewöhnlich, dass überhaupt nichts passiert. Allerdings können manchmal durchaus klare Hinweise auftauchen, wie wir uns im Leben verhalten oder wie wir mit unseren Teilen umgehen sollten. Manchmal ist auch nur eine Art Wärme spürbar, das tröstliche Gefühl, dass wir nicht allein sind. Falls Sie an diesem Punkt also irgendwelche Informationen erhalten sollten, lassen Sie diese bitte auch Ihren Teilen zukommen.

Was die Frage angeht, woher solche Informationen kommen, möchte ich keine Stellung beziehen. Ob es Ihre Intuition ist, ein weiser Teil von Ihnen, eine spirituelle Instanz oder etwas anderes – das müssen Sie selbst entdecken. Vom Standpunkt der empirischen Beobachtung aus möchte ich nur sagen, dass manchmal etwas Nützliches auftaucht, wenn man vollständig im Selbst ist und um eine Botschaft bittet.

Ein weiterer wichtiger Aspekt dieser Übung besteht darin, dass sie uns oft dazu zwingt, Teile wahrzunehmen, die wir sonst nicht bemerken. Wir alle haben Manager-Teile, die stark dem Selbst ähneln. Normalerweise entdecken wir sie nicht, weil sie so stark an unserer Interaktion mit der Außenwelt beteiligt sind. Oft glauben sie, sie wären mit uns identisch, und wir glauben das oft ebenfalls. Dennoch sind sie nur eine besonders überzeugende Sorte Beschützer-Teil. Zum Beispiel lassen sie uns nett, höflich und fürsorglich werden, aber nur, um andere Leute davon zu überzeugen, uns zu mögen und für gute Menschen zu halten. Oft sind sie dafür verantwortlich, bestimmte Teile, die sie nicht gutheißen, verbannt zu halten. Im Gegensatz zum Selbst verfolgen selbstähnliche Manager-Teile eine schützende Absicht und sind nicht ganz authentisch, wenn sie Fürsorglichkeit, Dankbarkeit oder Respekt vermitteln. Sie sind das, was manchmal abfällig als *Ego* bezeichnet wird, doch sie verdienen unsere Liebe, nicht unsere Verachtung. Wie alle anderen beschützenden Teile müssen wir auch sie von ihrer gewaltigen Last an Verantwortung befreien.

Übung: Zugang zum Selbst durch Lösen von unseren Teilen

Wie die vorherige Übung wird diese Ihnen helfen zu erforschen, wie das Selbst in Ihnen agiert. Nehmen Sie sich wie immer bei solchen Übungen ein bisschen Zeit, es sich bequem zu machen und ein paar tiefe Atemzüge zu tun, wenn Sie das nützlich finden. Nun wollen wir uns kurz wieder die Teile anschauen, mit denen Sie sich zurzeit aktiv beschäftigen, um festzustellen, wie es ihnen heute geht. Erinnern Sie sie daran, dass Sie bei ihnen sind, dass Sie ihnen helfen können und dass sie Ihnen wichtig sind. Anschließend können Sie die Perspektive erweitern und andere Teile einschließen, die Sie noch nicht so gut kennen. Vermitteln Sie ihnen einfach, dass Sie um ihr Vorhandensein wissen, sich für sie interessieren und vorhaben, sie besser kennenzulernen.

Sobald Sie den Eindruck haben, dass Ihre Teile sich alle zumindest gewürdigt fühlen, bitten Sie sie, sich zu entspannen und in Ihrem Kopf und Ihrem Körper Raum zu schaffen. Versichern Sie ihnen, dass die Übung nicht lange dauern wird und darauf abzielt, dass Sie und Ihre Teile mehr von dem erfahren, wer Sie wirklich sind.

Wenn die Teile bereit sind, werden Sie dasselbe erweiterte, geräumige Gewahrsein spüren wie in der Pfad-Übung. Stellen Sie diesmal fest, ob Ihre Teile Sie auch dann in diesem Zustand lassen (wir bezeichnen ihn als *Selbstführung*), wenn Sie die Augen öffnen. Falls Ihre Augen also bisher geschlossen waren, öffnen Sie sie. Haben Sie weiterhin ein Gefühl der Weite? Es kann aber auch sein, dass Ihre Teile sich wieder schützend einmischen.

Dass Sie üben, die Augen in diesem Zustand zu öffnen, ist ein Schritt in einem Prozess, durch den Sie im täglichen Leben das Gefühl haben können, vom Selbst geführt und im Körper zu sein. Mit »üben« meine ich nicht, Selbstführung wäre etwas, was man wie einen Muskel trainieren müsse. In dieser Übung helfen wir Ihren Teilen nur dabei, mehr Vertrauen zu haben, damit sie Ihnen erlauben, im Körper zu sein und zu führen, und damit sie lernen, dass dies völlig ungefährlich ist. Je öfter sie das tun und sehen, dass nichts Schreckliches geschieht, desto mehr werden sie dazu bereit sein. Dadurch können Sie diese andere Art des Daseins erleben und in Ihr tägliches Leben integrieren.

Denken Sie am Ende der Übung daran, Ihren Teilen für alles zu danken, was sie tun, bevor Sie die Aufmerksamkeit wieder nach außen richten. Stellen Sie außerdem fest, inwieweit Sie dieses Gefühl des Selbst beibehalten können, wenn Sie zurückkommen und sich dem widmen, was heute anliegt.

Was das Selbst ist und was es nicht ist

Als ich damit beschäftigt war, IFS zu entwickeln, stellte ich fest, dass meine Klientinnen und Klienten spontan ins Selbst kamen, wenn ich sie durch solche Übungen führte und ihre Teile im Inneren Raum schufen. Außerdem war es beinah so, als würde in unterschiedlichen Menschen dieselbe Person zum Vorschein kommen. Daher notierte ich die Eigenschaften, die in allen Fällen erkennbar waren. So entstand die Liste der acht Eigenschaften von Selbst-Energie und Selbstführung.

Die acht Eigenschaften von Selbst-Energie und Selbstführung

1. Neugier (*Curiosity*)
2. Ruhe (*Calm*)
3. Selbstvertrauen (*Confidence*)
4. Mitgefühl (*Compassion*)
5. Kreativität (*Creativity*)
6. Klarheit (*Clarity*)
7. Mut (*Courage*)
8. Verbundenheit (*Connectedness*)

Diese Eigenschaften treten zwar nicht in einer bestimmten Reihenfolge auf, aber ich habe festgestellt, dass sich als Erstes oft Neugier zeigt. Wahrscheinlich ist Ihnen bereits aufgefallen, dass Sie bei manchen Übungen in diesem Buch neugieriger auf Ihre Teile geworden sind. Dass Mitgefühl ein spontaner Aspekt des Selbst ist, verblüffte mich, weil ich immer angenommen und gelernt hatte, es handle sich um etwas, was man erst entwickeln müsse. Besonders in manchen spirituellen Kreisen herrscht die Vorstellung, man müsse sich Mitgefühl im Lauf der Zeit regelrecht antrainieren, weil es nicht angeboren sei. Hier drückt sich wieder eine negative Ansicht über die menschliche Natur aus. Damit keine Missverständnisse entstehen: Mit Mitgefühl meine ich die Fähigkeit, im Selbst bei anderen Menschen zu sein, wenn sie wirklich leiden, und das nachzuempfinden, von ihrem Schmerz aber nicht überflutet zu werden. Möglich ist das nur, nachdem man das bereits im eigenen Inneren getan hat. Wenn wir also bei unseren eigenen Verbannten sein können, ohne mit ihnen zu verschmelzen und von ihnen überflutet zu werden, sondern ihnen stattdessen Mitgefühl entgegenbringen und ihnen helfen, dann können wir dasselbe für einen leidenden Menschen tun, der uns gegenübersitzt.

Natürlich gehört dazu ein beträchtliches Maß an Mut und Ruhe. Im Selbst können wir besser mit problematischen Personen und Situationen umgehen, die uns vorher womöglich gelähmt hätten, und wir können die inneren Höhlen und Abgründe aufsuchen, vor denen wir früher schreckliche Angst hatten. Außerdem sind dabei Selbstvertrauen und Kreativität im Spiel. Sobald wir im Selbst sind, haben wir viel Klarheit darüber, was in uns und anderen vor sich geht, und das befähigt uns, mit allen möglichen Lösungen und praktischen Ideen zu reagieren.

Wenn wir in der Erfahrung des Selbst sind, fühlen wir uns zudem wie selbstverständlich mehr mit der Menschheit im Allgemeinen verbunden, aber auch mit etwas Größerem und Umfassenderem – mit der Erde, dem Universum, dem großen SELBST oder wie immer wir das erleben. Anders gesagt, fühlen wir uns im Selbst weniger isoliert und einsam.

Wenn wir spüren, wie verbunden wir mit der Menschheit sind, haben wir mehr Interesse an anderen und mehr Mut, ihnen zu helfen.

All diese Eigenschaften wirken zusammen. Wenn wir neugierig auf einen Teil werden, gewinnen wir zwangsläufig Klarheit über sein ganzes Wesen, was normalerweise zu Mitgefühl für alles führt, was dieser Teil durchgemacht hat und zu tun versucht. Und indem wir spüren, wie verbunden wir mit der Menschheit sind, haben wir mehr Interesse an anderen und mehr Mut, ihnen zu helfen. Selbst wenn wir nur zu einer der genannten Eigenschaften Zugang finden, führt das daher oft dazu, dass andere Eigenschaften auftauchen und aktiv werden. In IFS sprechen wir davon, mit einer *kritischen Masse an Selbst* anzufangen, die ausreicht, den Stein in der richtigen Richtung ins Rollen zu bringen. Alles andere wird folgen.

Allerdings ist es selten, in einem Zustand des reinen Selbst zu sein, in dem alle genannten Eigenschaften zugleich zum Ausdruck kommen (wobei man dem bei der Pfad-Übung gelegentlich relativ nahe kommt). Meistens sind wir in einem gewissen Grade mit verschiedenen Teilen verschmolzen. Wenn wir unseren Teilen jedoch wiederholt beweisen, dass sie nicht mit uns verschmelzen *müssen*, erleben wir diese Eigenschaften allmählich stärker und öfter. Außerdem spüren wir, wie andere Eigenschaften in uns aufsteigen, darunter Freude, Gelassenheit, Versöhnlichkeit, Verständnis und Leichtigkeit.

Je vertrauter wir mit alldem sind, desto besser sind wir in der Lage zu beurteilen, ob wir im Selbst sind oder nicht. Ich habe für mich eine Reihe von Kennzeichen zusammengestellt, die ich den Tag über im Blick behalte. Besonders hilfreich sind sie, wenn etwas eine bestimmte Reaktion in mir auslösen könnte. Während ich zum Beispiel mit anderen Menschen spreche, merke ich schnell, wie offen oder verschlossen mein Herz ist und wie viel Mitgefühl ich für diese Menschen habe. Ich prüfe nach, ob ich mit einer bestimmten Absicht mit ihnen spreche und ob mein Tonfall darauf hinweist, dass ich gehemmt bin oder wenig Energie habe. Überprüfen kann ich auch, wie viele der acht Eigenschaften des Selbst ich gerade verkörpere. Die Kennzeichen, an denen man so etwas merkt, sind individuell verschieden, weshalb Sie Ihre eigenen finden müssen. Anschließend können Sie davon ausgehen, dass jede Abweichung von den acht Eigenschaften die Aktivität irgendwelcher Teile darstellt. Das wiederum ermöglicht Ihnen, den betreffenden Teil zu identifizieren und daran zu erinnern, dass er sich gefahrlos von Ihnen lösen und auf Ihre Fähigkeit, mit der Situation umzugehen, vertrauen kann. Sobald Ihre Teile Ihnen jedoch vertrauen, werden Sie plötzlich spüren, wie Ihr Herz sich mehr öffnet, wie Ihre Stimme sich verändert, wie Ihr Blick klarer und wie Ihre Atmung tiefer wird.

Zu sagen gibt es noch etwas darüber, was das Selbst *nicht* ist. Vor allem will ich betonen, dass es sich nicht um das handelt, was im Allgemeinen als *Ego* bezeichnet wird. Aus der IFS-Perspektive handelt es sich beim Ego um eine Gruppe von Manager-Teilen, die versuchen, unser Leben zu dirigieren und uns zu beschützen. Ebenso ist das Selbst nicht unser

Es ist nicht mitfühlend, wenn man passiv zusieht, wie leidende Wesen vorübermarschieren.

beobachtendes Ego oder das, was manchmal als *bezeugendes Bewusstsein* bezeichnet wird, weil es nicht nur passiv zusieht. Das Selbst gibt sich nicht damit zufrieden, lediglich zu beobachten, schließlich ist es nicht mitfühlend, wenn man passiv zusieht, wie leidende Wesen vorübermarschieren. Wenn wir wirklich Zugang zum Selbst finden, wollen wir unseren Teilen ganz selbstverständlich helfen.

Das Selbst ist nicht beobachtbar. Das heißt, wir können es nicht sehen, da es unser Sitz des Bewusstseins ist. Es ist der Ort, von dem aus wir unsere Teile und die Außenwelt betrachten. Wenn ich Sie also auffordern würde, einen Teil von sich zu umarmen, und Sie würden sich beobachten, wie Sie das tun, wären Sie nicht im Selbst. Wenn Sie sich selbst in der inneren Welt sehen, ist das normalerweise ein selbstähnlicher Teil, der versucht, das Geschehen für Sie zu steuern, weil er nicht darauf vertraut, dass Sie das gefahrlos tun können.

In manchen spirituellen Traditionen herrscht die Ansicht, man könne nicht wirklich ausdrücken, was das Selbst ist, weil es irgendwie unbeschreibbar sei. Dem kann ich nicht zustimmen. Wenn wir Zugang zum Selbst haben, verkörpern wir die erwähnten Eigenschaften; wir können konkret spüren, dass sie vorhanden sind, und andere Menschen nehmen sie ebenfalls in uns wahr. Das ist etwas ganz Reales und nichts, was ätherisch oder nicht beschreibbar wäre.

Das Selbst ist tatsächlich mehr als die Summe unserer Teile. Es ist in allen von uns vorhanden, braucht jedoch eine gewisse Ausstattung an Hardware (das heißt Hirnleistung), um ganz zu funktionieren. Deshalb haben kleine Kinder keinen vollständigen Zugang zum Selbst, wenngleich sie genug im Körper sein können, um sich emotional zu heilen. Das ist ein Prozess, der bei der IFS-Therapie mit Kindern oft beobachtet und beschrieben wurde. Auch wenn die Teile von Kindern ihnen noch so sehr erlauben, vom Selbst geführt zu werden, haben sie keine ausreichende Hirnleistung, um sich in der Welt vollständig zu schützen. Das ist einer der Gründe, weshalb unsere Teile das Vertrauen in die Führungskraft unseres Selbst verloren haben, wenn wir als Kind verwundet wurden. Damals konnten wir diese Teile nicht beschützen, weshalb sie immer noch meinen, sie müssten die Führung übernehmen.

Wenn wir erkennen, dass wir nicht die unsicheren, egoistischen Teile sind, mit denen wir uns so lange identifiziert haben, sondern ein Selbst sind, das neugierig, ruhig, zuversichtlich, mitfühlend, kreativ, klar, mutig, freudig, großzügig und spielerisch ist – und dass wir im Kern mit einer Art größerem, universellem Prinzip verbunden sind –, dann fühlen wir uns glücklich.

Spiritualität und das Selbst

Die Arten von Spiritualität, von denen Verbannte, Manager und Feuerbekämpfer sich angezogen fühlen, habe ich schon beschrieben. Wie steht es mit dem Selbst? Kurz gesagt, hat das Selbst von Natur aus den Wunsch, auf allen Ebenen des Systems Gleichgewicht, Harmonie, Ganzheit und Heilung zu schaffen und zu erleichtern.

Seit einer ganzen Weile beschäftigte ich mich mit der Verbindung von IFS und psychedelischen Medikamenten. Scheinbar haben diese die Wirkung, beschützenden Teilen rasch bei der Entspannung zu helfen, da man so oft mehr Zugang zum Selbst hat als üblich. Mehrere Forschungsprojekte haben die positive Wirkung solcher Medikamente nachgewiesen; nachzulesen ist einiges davon in Michael Pollans populärem Buch *Verändere dein Bewusstsein* (2019).

Mein besonderes Interesse gilt der Verwendung von MDMA, unter anderem, weil man bei der Einnahme nicht halluziniert oder außerkörperliche Erfahrungen hat wie bei anderen Psychedelika. Vielmehr erlebt man ein Gefühl von innerem Frieden, Freude und Wohlbefinden sowie eine starke Verbindung zu anderen und Mitgefühl für sie. Anders gesagt, erlebt man dasselbe wie dann, wenn man im Selbst ist.

Bemerkenswert ist eine aktuelle, jetzt in Phase III befindliche Studie, die sich damit beschäftigt, wie MDMA bei Personen mit einer posttraumatischen Belastungsstörung wirkt. Geleitet wird die Forschung von Michael und Annie Mithoefer, die beide in IFS-Therapie ausgebildet wurden. Mit den an der Studie teilnehmenden Versuchspersonen praktizieren sie nur dann IFS, wenn diese spontan einen Teil identifizieren und sich damit beschäftigen. Sonst behalten die Mithoefers eine mitfühlende, nichtdirektive Präsenz bei und lassen den Teilnehmenden freie Hand. Bei einer früheren Studie haben sie festgestellt, dass 70 Prozent der Versuchspersonen sich spontan liebevoll mit ihren Teilen beschäftigten, ohne dazu angeleitet zu werden.[28] Dieses Phänomen weist darauf hin, dass das, was in IFS geschieht, einen natürlichen Prozess darstellt, den wir alle beherrschen, wenn wir nicht von beschützenden Teilen gefesselt werden.

Im Allgemeinen stelle ich fest, dass vom Selbst geführte Menschen sich von Methoden, Ritualen und religiösen Traditionen angezogen fühlen, die ihnen helfen, mehr Zugang zum Selbst zu finden und eine Verbindung zu etwas Größerem und Universellerem zu spüren (zum Beispiel für das, was manche *Gott* nennen und was ich als SELBST bezeichne). Außerdem wählen sie spirituelle Wege, die sie darin unterstützen, ihren Teilen, anderen Menschen und der ganzen Erde Verbundenheit, Harmonie und Heilung zu bringen. Oft praktizieren sie Meditation, aber nur solche Formen, die ihre Teile nicht abwerten oder verbannen. Im Idealfall fördern Meditation, Mantras, Chanten und Achtsamkeitsübungen uns darin, uns von unseren Teilen zu lösen, beschützende Teile zu besänftigen und das Selbst so in den Körper strömen zu lassen, dass wir jenes Gefühl von Wohlbefinden, Ruhe und Liebe empfinden, von dem dieser Zustand begleitet wird.

Wenn wir durch Meditation Zugang zum Selbst finden, geht es nicht nur darum, angenehme zwanzig Minuten zu verbringen. Wir demonstrieren unseren Teilen auch, dass es wohltuend für sie ist, sich von uns zu lösen, weil sie dann unsere warme Präsenz im Körper spüren, was sie beruhigt und ihnen hilft, uns mehr zu vertrauen. Wir wiederum erhalten eine tiefere gefühlte Wahrnehmung davon, wie es ist, einen vollständigeren Zugang zum Selbst zu haben. Im Lauf des Tages können wir dadurch wahrnehmen, inwieweit wir in diesem Zustand sind, und wenn das nicht der Fall ist, können wir unsere Teile daran erinnern, Raum zu schaffen und uns zum Selbst zurückkehren zu lassen.

Mit bestimmten Meditationsmethoden können wir in einen nichtdualen Zustand eintreten, in jene grenzenlose Erfahrung des Einsseins, in der wir das Gefühl der Trennung verlieren und mit etwas Ozeanischem verschmelzen. Diesen Zustand habe ich sowohl bei der Meditation wie bei der Verwendung der psychotropen Substanz Ketamin persönlich erlebt, und er ist immer tiefgreifend. Wenn ich daraus zurückkehre, habe ich immer ein größeres Gefühl dafür, dass das Universum wesentlich mehr ist, als wir mit unseren Sinnen erfahren können. Außerdem empfinde ich dann mehr Mitgefühl dafür, wie schwierig die irdische Ebene sein kann, und eine Verpflichtung, sie besser zu machen.

Aus der Quantenphysik wissen wir, dass ein Photon zugleich ein Teilchen und eine Welle ist. Ich glaube, das gilt auch für das Selbst. Meistens erleben wir es in seinem Teilchenzustand; das heißt, wir fühlen einen gewissen Grad an Verbindung zu anderen Menschen und dem SELBST, spüren jedoch zugleich, dass wir separate Einheiten mit Grenzen und individuellen Handlungen sind. Durch Meditation und Psychedelika können wir diese Grenzen jedoch verlieren und in den Wellenzustand eintreten. Dadurch werden wir Teil des wesentlich größeren, numinosen Feld des SELBST.

Unsere Teile vergessen die Erfahrung des Verbundenseins und sorgen unter Umständen dafür, dass wir sie auch vergessen.

Inzwischen bestätigt die physikalische Forschung zunehmend das merkwürdige Phänomen, dass alles zugleich Teilchen und Welle ist. Man kommt immer mehr zu der Erkenntnis, dass alles, was fest und beständig zu sein scheint, zu einem vibrierenden Feld gehört. So sagt der führende theoretische Physiker Sean Carroll: »Um zu begreifen, was vor sich geht, muss man die Vorstellung von Teilchen tatsächlich ein klein wenig aufgeben.« Stattdessen sollten wir an Felder denken. Über Magnet- und Schwerkraftfelder wüssten wir schon Bescheid, aber, wie Carroll ausführt: »Das Universum ist voller Felder, und was wir uns als Teilchen vorstellen, sind nur Bewegungen dieser Felder, wie Wellen in einem Ozean. Ein Elektron zum Beispiel ist nur eine Bewegung eines Elektronenfeldes.«[29]

Nach meiner Auffassung gibt es ein Feld des Selbst. In dieses Feld können wir zum Beispiel durch Meditation eintreten, zu einem Bestandteil davon werden und unsere Teilchenhaftigkeit verlieren. Im Wellenzustand werden wir nichtdual. Wenn die Meditation vorüber ist, gehen wir sozusagen wieder in den Teilchenzustand über und nehmen wahr, dass wir uns in einem von allen anderen Menschen getrennten Körper befinden. Vor allem, wenn unsere Teile belastet sind, vergessen sie die Erfahrung des Verbundenseins und sorgen unter Umständen dafür, dass wir sie auch vergessen. Sobald wir uns aber wieder von ihnen lösen und den Zugang zu einem reineren Selbst finden, erinnern wir uns an den mit allem verbundenen Wellenzustand.

Weil unser Teilchen-Selbst ein Aspekt eines vibrierenden Feldes ist, findet es Resonanz im Selbst von anderen Menschen und in dem unserer Teile. Dazu schreibt der Wissenschaftsjournalist Tam Hunt:

> *»Alles in unserem Universum ist beständig in Bewegung; es vibriert. Selbst Objekte, die unbeweglich zu sein scheinen, vibrieren, oszillieren und resonieren auf verschiedenen Frequenzen. Resonanz ist eine Art Bewegung, die durch die Oszillation zwischen zwei Zuständen charakterisiert wird. Letztlich besteht alle Materie nur aus den Vibrationen verschiedener zugrunde liegender Felder. Wenn unterschiedliche vibrierende Dinge/Prozesse sich annähern, tritt ein interessantes Phänomen auf: Oft fangen sie nach kurzer Zeit an, gemeinsam auf derselben Frequenz zu vibrieren. Das heißt, sie synchronisieren sich auf eine*

manchmal mysteriös erscheinende Weise. Heute wird das auch als Phänomen der spontanen Selbstorganisation bezeichnet.«[30]

Solche Feld- oder Wellenerfahrungen zu machen und mich dann daran zu erinnern hilft mir dabei, die nicht von Anhaftung geprägte Perspektive beizubehalten, von der man im Buddhismus spricht. Mit Nicht-Anhaften meine ich keine Dissoziation, sondern die Fähigkeit, angesichts der Probleme, die das Leben uns vorsetzt, gelassen zu bleiben, statt automatisch zu reagieren. Das macht mich nicht unempfänglich für das, was auf der Welt passiert, sondern hilft mir dabei, zu ihrer Verbesserung beizutragen, ohne mir zu große Sorgen um mein Image oder meine Lebensweise zu machen. Ein Grund dafür, dass Psychedelika so nützlich für Depressive und für Menschen am Ende ihres Lebens sind, liegt meiner Meinung nach darin, dass solche Substanzen uns helfen, ein Gefühl des Wellenzustands zu erleben und selbst zu erfahren, dass es jenseits dieses Lebens noch viel mehr gibt.

Allerdings brauchen wir ein Gleichgewicht dabei, Zeit in der Welle zu verbringen und diese transzendente Perspektive und die Energie des Selbst anschließend unseren Teilen und den Menschen, denen wir begegnen, zu vermitteln. Meditation kann eine wunderbare Ergänzung zu der inneren Arbeit mit IFS sein. Ich habe gemeinsam mit zwei Lehrenden des tibetischen Buddhismus, Lama John Makransky und Lama Willa Millar, erforscht, wie manche ihrer Methoden den IFS-Prozess fördern können und wie IFS sie dabei unterstützen kann, *Spiritual Bypassing* und das Verbannen von Teilen zu vermeiden. Zusammengearbeitet habe ich auch mit Loch Kelly, der eine Meditation aus der buddhistischen Dzogchen-Tradition so modifiziert hat, dass sie rasch Blicke auf das Selbst vermittelt.

Zudem gibt es ausführliche Berichte darüber, wie IFS und der christliche Glaube integriert werden können.[31] Auch ich bin der Ansicht, dass die Verehrung von Jesus und anderen vom Selbst geführten religiösen Gestalten uns dabei helfen kann, Zugang zum Selbst zu finden und zu altruistischem Verhalten angeregt zu werden. Voraussetzung dafür ist allerdings, dass die religiöse Praxis das Vertrauen unserer Teile in unser eigenes Selbst nicht an sich reißt. Leider gibt es religiöse Richtungen, die genau das tun.

Mein spirituelles Erwachen

Mein Vater war ein bekannter, auch in der Forschung tätiger Endokrinologe und als solcher ein wissenschaftlicher Atheist. Er stammte aus New York, war in Brooklyn und Queens aufgewachsen, und seine Eltern waren konservative Juden, die in ihrer Jugend aus Ungarn in die USA eingewandert waren. Als junger Mann schwor mein Vater jeder organisierten Religion ab und gab ihr die Schuld an vielen Übeln der Welt. Er bekannte sich zwar immer stolz zum Judentum, sah sich aber als säkularer, nicht als religiöser Jude. Ich war stark von ihm beeinflusst. Meine Mutter wiederum war auf einer Weizenfarm in Montana in einer christlichen Familie aufgewachsen und konvertierte aus Rücksicht auf die Eltern meines Vaters zum Judentum. Auch sie hatte keine starken religiösen Überzeugungen.

Da ich nie an den strafenden, Anbetung fordernden, väterlichen Gott glauben konnte, den Juden- und Christentum mir präsentierten, hielt ich mich für einen Atheisten und hatte kaum Interesse an spirituellen Dingen. Nach dem College versuchte ich es mit Transzendentaler Meditation (TM), um festzustellen, ob das gegen meine Ängste helfen würde, was es tatsächlich tat. Mithilfe meines Mantras konnte ich meine Probleme zwanzig Minuten lang vergessen, in einen rundum angenehmen Zustand gelangen und spüren, wie eine warme, vibrierende Energie durch meinen Körper strömte. Ich war begeistert von der Praxis, scheute jedoch die hinduistische Mystik, in die sie eingebettet war. Nachdem ich jahrelang regelmäßig TM praktiziert hatte, hörte ich damit auf, behielt jedoch die Erinnerung an den wunderbaren Zustand, in den ich eintreten konnte.

Anfang der Achtzigerjahre begegnete ich dann dem Selbst in meinen Klientinnen und Klienten, als ich sie dabei unterstützte, ihre Teile zur Öffnung eines inneren Raums zu bewegen. Erfolglos versuchte ich, dieses Phänomen mit irgendeiner psychologischen Theorie in Einklang zu bringen. In der Entwicklungspsychologie und der Bindungstheorie war man damals der Meinung, um über ein starkes Ego zu verfügen, müsse man als Kind ein entsprechend gutes familiäres Umfeld gehabt haben. Ich hingegen hatte es in der Therapie mit Menschen zu tun, die in ihrer Kindheit täglich gequält worden waren, und doch präsentierten sie ein unbeschädigtes Selbst.

Daraufhin fragte ich mich, ob dieses Selbst wohl etwas Ähnliches war wie der Zustand, in den mich die Transzendentale Meditation geführt hatte. Außerdem beschäftigen sich einige der Studierenden, die ich damals betreute, mit verschiedenen spirituellen Traditionen. Von ihnen hörte ich, das Selbst sei wie Atman oder wie die Buddha-Natur. Das brachte mich dazu, meine antireligiöse Erblast abzulegen und in spirituellen Traditionen nach Entsprechungen für das Selbst zu suchen. Wie sich herausstellte, war es überall zu finden, vor allem in den kontemplativen oder esoterischen Aspekten dieser Richtungen. Vielfach stieß ich auf die Überzeugung, in allen Menschen sei ein göttlicher Kern vorhanden. War ich auf eine Methode gestoßen, wesentlich schneller zu diesem Kern vorzudringen, als es nach den Lehren der spirituellen Traditionen möglich war?

In den meisten Fällen bestand deren Ziel darin, die Unwissenheit über die eigene göttliche Natur zu überwinden und sich dadurch gewahr zu werden, wer wir wirklich sind. Bei meinen Klientinnen und Klientinnen stellte ich etwas Ähnliches fest. Sobald sie ihre Teile wahrnahmen und sich dann von ihnen lösten, erlebten sie einen plötzlichen Identitätswandel und erkannten, dass sie nicht ihre belasteten Teile waren, sondern das Selbst. Unbeabsichtigt hatte ich scheinbar tatsächlich eine einfache Möglichkeit gefunden, das zu erreichen, was in vielen Traditionen als *Erwachen* bezeichnet wird.

Wenn ich sage, wir würden durch die hier beschriebenen Methoden *erwachen*, meine ich nicht, dass wir uns in Gurus verwandeln, die irgendwo auf einem Berg hausen und vor den Leuten, die sie aufsuchen, ihre Weisheit zum Besten geben. Ich will damit auch nicht sagen, dass wir die ganze Zeit einem Buddha ähneln. Vielmehr geht es darum, dass die simple Veränderung des Gefühls, wer wir wirklich sind, unser Leben auf vielfältige Weise positiv durchdringt. Vielleicht ändert sich unser tägliches Dasein nicht einmal gewaltig. Was sich aber drastisch wandelt, ist unser Gefühl von Zentriertheit und Wohlbefinden. Außerdem wird uns klarer, dass wir das Recht haben, da zu sein. Für mich bedeutet das Erwachen.

Je vertrauter wir mit diesem Zustand werden, desto leichter entdecken wir, falls wir ihn verlassen, also gewissermaßen eine »Teile-Attacke« haben. Das ist dann aber keine große Sache mehr, weil wir wissen, dass es vorübergehend ist und dass wir uns von dem betreffenden Teil lösen und ihm helfen können. Selbst wenn uns das Lösen nicht gelingt, vertrauen wir darauf, dass unser Selbst weiterhin vorhanden ist und irgendwann zurückkehren wird. Viele unserer Probleme entstehen nämlich nicht so sehr durch die Teile-Attacke selbst, sondern durch unsere dadurch hervorgerufene Panik, weil wir meinen, dieser Zustand würde uns bestimmen und nie wieder enden.

7 | DAS SELBST IN AKTION

Inzwischen haben Sie hoffentlich eine klare Vorstellung davon, was das Selbst ist und was es bedeutet, vom Selbst geführt zu werden. In diesem Kapitel will ich mich näher damit beschäftigen, wie der Zustand der Selbstführung unser inneres wie äußeres Leben beeinflusst.

Die Entwicklungspsychologie und die Bindungstheorie vermittelten uns ein Verständnis dafür, was Kinder bei ihrer Entwicklung von ihren Bezugspersonen brauchen. IFS kann man als auf das Innere angewandte Bindungstheorie sehen, in dem Sinne, dass das Selbst zur guten Bezugsperson für seine unsicheren oder ängstlich vermeidenden Teile wird. Anfangs war ich verblüfft, dass Menschen, die in der Therapie Zugang zu ihrem Selbst fanden, spontan genau die liebevolle Beziehung zu ihren Teilen aufbauten, von denen in den Fachbüchern über Bindungstheorie die Rede war. Das galt selbst für jene, die in der Kindheit nie gute Bezugspersonen gehabt hatten. Auch sie hörten ihren jungen Verbannten nicht nur mit liebevoller Aufmerksamkeit zu und unterstützten sie geduldig, während sie weinten; sie zügelten auch jene Teile entschieden, aber liebevoll, die eine kritische oder ablenkende Rolle spielten. Das Selbst weiß eben einfach, wie es eine gute innere Führung bieten kann.

IFS kann man als auf das Innere angewandte Bindungstheorie sehen.

Wieso aber ist das von Bedeutung? Nun, wenn wir zu dem werden, was ich als *primäre Betreuungsperson unserer eigenen Teile* bezeichne, befreien wir unsere Lebenspartnerinnen und -partner (und unsere Therapeutinnen und Therapeuten, Kinder, Eltern und so weiter) von der Verantwortung, sich um unsere verletzten, bedürftigen Verbannten zu kümmern. Diese Personen können dann als sekundäre Betreuungspersonen unserer Teile fungieren, was eine wesentlich angenehmere und praktikablere Rolle ist.

Bei den meisten von uns ist das Gegenteil der Fall. Unsere Verbannten vertrauen unserem Selbst nicht, weshalb sie und ihre beschützenden Teile, die versuchen, sie zu beruhigen, den Blick nach außen richten, um zu bekommen, was sie brauchen. Wenn wir einer Person begegnen, die dem Idealbild unserer nach Schutz, Erlösung oder Liebe strebenden Verbannten entspricht, sind diese begeistert, verliebt und erleichtert. Durch einen Mechanismus, der als *positive Übertragung* bezeichnet wird, entwickeln unsere Teile ein verzerrtes Bild solcher Personen, die unsere extremen Erwartungen nur enttäuschen können. Was folgt, ist die negative Übertragung durch wütende beschützende Teile.

Inzwischen gibt es allerhand Angebote an Workshops zu einem vom Selbst geführten Erziehungsstil. Wenn Eltern vom Selbst geführt werden, gehen sie mit ihren äußeren Kindern auf dieselbe Weise um wie mit ihren inneren – mit Geduld, Ruhe, Klarheit, Liebe, Entschlossenheit und Bestätigung.

An dieser Stelle will ich kurz auf die im vorangegangenen Kapitel dargestellte Perspektive des Selbst als Teilchen und als Welle zurückkommen. Was das Selbst in Aktion betrifft, geht es in diesem Sinne hauptsächlich darum, einige der Erfahrungen im Wellenzustand – Weite, Gelassenheit, Wohlbefinden und gegenseitige Verbundenheit – aufs Alltagsleben anzuwenden. Mit einem entsprechend erweiterten Gewahrsein neigen wir wesentlich eher dazu, Mitgefühl für andere zu haben, weil wir uns auf einer bestimmten Ebene darüber im Klaren sind, dass sie zu uns gehören.

Sehen wir andere Menschen hingegen als völlig von uns getrennte Wesen mit einem einheitlichen Geist, ist es schwer, sie nicht allzu pauschal zu behandeln. Zum Beispiel bezeichnen wir sie als *narzisstisch*, *psychopathisch* oder *rassistisch* und versäumen die Gelegenheit, eine Verbindung zu anderen Teilen von ihnen herzustellen. Wenn wir eine andere Person auf etwas Bestimmtes festlegen, ohne auf ihr inneres System aus verbannten und beschützenden Teilen zu achten, fällt es uns wesentlich schwerer, unser Herz offen zu halten und im Kontakt mit ihnen effizient zu handeln.

Der ehemalige amerikanische Präsident Donald Trump war für mich ein Beispiel für eine solche Einstellung. Manche von meinen beschützenden Teilen ordneten ihn pauschal in eine von den genannten diagnostischen Kategorien ein. Wenn ich die Gelegenheit gehabt hätte, ihm zu begegnen, wäre es wahrscheinlich mein Ziel gewesen, ihn durch Beschämung dazu zu bringen, sich zu ändern. Weil er auf bestimmte Weise auf solche Versuche reagierte, wäre das ein absoluter Fehlschlag gewesen. Ich hätte allerdings auch etwas ganz anderes tun können. Hätte ich die Perspektive der Multiplizität eingenommen, die zu IFS gehört, hätte ich hinter seine beschützenden Teile blicken und erkennen können, dass sie nur versuchen, ihn zu behüten und ihm ein gutes Gefühl zu vermitteln. Anders gesagt, versuchten sie, mit den Verbannten in ihm umzugehen, durch die er sich so wertlos fühlte, und die sind zweifellos an furchtbaren Orten aus seiner Kindheit stecken geblieben. Eine solche Herangehensweise entspräche einem guten elterlichen Verhalten – ich hätte Mitgefühl für Trump haben können, aber trotzdem empört über den Schaden bleiben, den seine beschützenden Teile anrichten, und ich hätte mich bemühen können, sie daran zu hindern.

Seit einigen Jahren bilde ich gesellschaftlich aktive Menschen darin aus, vom Selbst aus zu führen. Meiner Erfahrung nach werden viele deshalb aktiv, weil sie in der Vergangenheit schlimm verletzt wurden und dadurch viele verbannte und beschützende Teile haben, die nicht wollen, dass andere so leiden wie sie. Ihr Aktivismus wird daher manchmal von beschützenden Teilen gelenkt, was die gesellschaftlichen Probleme, um die es geht, noch stärker polarisieren und potenzielle Verbündete abschrecken kann. Das ist zwar verständlich, aber ich glaube, dass es eine bessere Möglichkeit gibt. »Immer und immer wieder«, schreibt Charles Eisenstein dazu, »sieht man innerhalb von Umweltorganisationen oder linken politischen Gruppen, dass die Untergebenen genauso schikaniert werden, sieht man die gleichen Machtkämpfe und die gleichen egoistischen Rivalitäten wie überall sonst auch. Wenn das in unseren Organisationen geschieht, wie können wir dann hoffen, dass es nicht auch in der Welt ausgelebt werden wird, die wir schaffen, falls wir uns durchsetzen können?«[32]

Für mich gilt das ebenfalls. Obwohl wir im IFS Institute das Ziel verfolgen, vom Selbst geführt zu werden, haben wir definitiv unsere wunden Punkte; und da ich als Leiter fungiere, spiegeln viele davon meine eigenen belasteten Teile wider. Weil ich mir dieser Dynamik zunehmend bewusster werde, nahm ich mir vor, kontinuierlich an mir zu arbeiten. Meine mit Ausbildung und Verwaltung befassten Mitarbeitenden tun das ebenfalls.

SITZUNG 3: ETHAN UND SARAH

Das folgende Protokoll habe ich in dieses Buch aufgenommen, weil es die Arbeit mit gesellschaftlich aktiven Menschen illustriert. Deutlich erkennbar werden zudem viele Aspekte von IFS, die sich auf Spiritualität und das Selbst beziehen, ein Thema, von dem bereits die Rede war.

Ethan und Sarah Hughes (das sind ihre richtigen Namen) spielen eine führende Rolle in der Selbstversorgerbewegung. Sie führen ein sehr einfaches Leben in einem Häuschen auf dem Land, das nicht ans Stromnetz angeschlossen ist. Nachts zünden sie Kerzen an. Gekocht wird auf einem Holzofen, der auch das Haus beheizt, Nahrungsmittel werden in einem kühlen Erdkeller verwahrt. Statt ein Auto zu verwenden, fahren sie mit dem Fahrrad oder nutzen den öffentlichen Nahverkehr. Sie leben bewusst unterhalb der Armutsgrenze, um keine Einkommensteuer bezahlen zu müssen, die Ethan als »Kriegssteuer« bezeichnet. Jährlich werden sie von mehr als 1500 Menschen besucht, die kommen, um sich von den beiden inspirieren zu lassen und zu erfahren, wie sie zurechtkommen. Dadurch geben Ethan und Sarah ein Beispiel dafür ab, wie es möglich ist, sich aus dem hektischen Tempo des modernen Lebens auszuklinken und andere Teile des eigenen Innern zu erkunden. Die Leute, die eine Weile bei den beiden wohnen, staunen oft, wie bald sie eine nachhaltige Lebensweise genießen, durch die sie die Erde respektieren und eine Verbindung zu ihr herstellen.

Mit IFS hatten Ethan und Sarah sich bereits beschäftigt, aber noch keine Sitzung gehabt. Dies war meine erste Begegnung mit den beiden.

Ethan: Ich glaube, ein Problem, das immer wieder auftaucht, ist ein Teil, den ich den *Zerstörer von Ungerechtigkeit* nenne. Er attackiert alles, selbst Sarah, was er als Unterstützung von Rassismus oder Klassendenken wahrnimmt. Ein Beispiel ist, dass wir als vierköpfige Familie in einem Haus mit fünfundvierzig Quadratmetern wohnen und Sarah anbauen will. Ich sage ihr, dass wir uns beschränken sollten und dass manche Leute obdachlos sind, aber das kommt so heraus, dass es allerhand Disharmonie oder wesentlich Schlimmeres verursacht.

Dick: Was würden Sie denn sagen, wie oft sich das zeigt?

E: Vor zwei Jahren haben wir uns um ein Haar getrennt, und seither habe ich mich stark zurückgenommen.

Sarah: Ja, wir haben uns beide zurückgenommen, und wenn es doch passiert, reden wir darüber. Außerdem hilft uns der Rahmen, den IFS vorgibt, sehr dabei zu verstehen, was gerade vor sich geht. Früher hatten wir so etwas nicht.

D: Also, Sarah, wenn Sie wahrnehmen, dass dieser Teil von Ethan präsent ist, was spielt sich dann in Ihnen ab?

S: Dann kommt etwas Wut hoch, aber die kann ich nicht gefahrlos äußern, deshalb muss ich sie zum Schweigen bringen. Das ist ein dämpfender Teil. Ich habe also eine stille Wut. Außerdem habe ich einen Teil, der mich ablenkt oder mich dazu bringt, unseren Konflikt zu vergessen, damit ich mich wieder für Ethan öffnen kann. Ich bin nämlich ziemlich zart besaitet und möchte gern offen sein. Wenn Ethans Zerstörer-Teil zum Vorschein kommt, mache ich so ein Geräusch. *[Sie schnappt nach Luft.]* In meiner Kehle verkrampft sich alles.

D: Gut. Tja, ihr beiden seid schon ziemlich fortgeschritten, weil ihr wisst, wer in eurem Innern aktiv ist. Ethan, Sie haben diesen Zerstörer von Ungerechtigkeit. Wenn Sarah so darauf reagiert, wie sie es geschildert hat, was passiert dann in Ihnen drin?

E: Ich werde richtig traurig, weil es sich anfühlt, als ob dieser Teil von mir keinen Raum hätte, weshalb ich denke, dass ich nicht mit Sarah zusammen sein sollte. Weil sie zu zart für diesen hitzigen Krieger ist. Ich hab den Eindruck, dass ich einer Person wehtue, die ich unheimlich liebe. Deshalb muss ich den Teil zum Schweigen bringen.

D: Sie haben das Gefühl, sie sollten nicht mit Sarah zusammen sein, weil sie den Schaden sehen, den der Teil verursacht. Und den wollen Sie nicht weiter anrichten.

E: Aber ich will den Teil auch nicht zum Schweigen bringen.

D: Sie wollen, dass er Raum hat.

E: Deshalb ist es immer ein Hin und Her, das manchmal zu einem Handgemenge wird. Jedenfalls will ich sagen, dass es mir leidtut.

D: Okay, dann tun wir das doch. Sehen wir mal, was wir gleich jetzt wiedergutmachen können. Sind Sie offen dafür, Sarah?

[Sie nickt.]

S: Dann los, Ethan.

E: *[Schluchzt.]*

D: Das ist gut, bleiben Sie bei dieser Traurigkeit. Das ist richtig gut.

E: *[Immer noch schluchzend.]* Da kommt hoch, dass ich weiß, wie sehr du die Welt liebst. Wie oft du weinst, weil die Schmetterlinge sterben. Du hast auch geweint, als die Baumfrösche ausgestorben sind. Es tut mir so leid. Es ist so, als ob dieser Teil zwei Seiten hätte – er versucht, für dich die Welt zu beschützen, und er tut dir weh. Das kommt mir alles so wichtig vor, und ich versuche schon seit so vielen Jahren …

D: Das hört sich gut an, aber jetzt will ich Sie einen Moment unterbrechen. Sarah, wie war es für Sie, das zu hören?

S: Es hat mich besonders berührt, als du gesagt hast, du willst mich beschützen, weil du weißt, dass ich alles so sehr liebe.

D: Sie verstehen also, dass es die Absicht dieses Teils ist.

S: Ja, ich kenne den Teil gut. Er hat manchmal Schaden angerichtet, aber er ist auch einer der Gründe, weshalb ich Ethan liebe.

D: Daher würde ich mich gern ein bisschen mit diesem Zerstörer-Teil beschäftigen. Sind Sie bereit dafür, Ethan?

E: Auf jeden Fall.

D: Während wir das tun, ist es allerdings wichtig, dass Sie, Sarah, im Selbst bleiben. Okay, kann es losgehen?

E: Ja.

D: Dann suchen Sie den Teil jetzt in oder um Ihren Körper herum. Diesen Zerstörer von Ungerechtigkeit. Wo spüren Sie ihn?

E: Genau da *[deutet auf seine Brust]*.

D: Und während Sie ihn wahrnehmen, welche Gefühle bringen Sie ihm da entgegen?

E: Ich bin ihm zugleich dankbar und habe Angst vor ihm.

D: Dann bitten wir den, der Angst hat, uns Raum zu lassen, damit wir den Zerstörer kennenlernen können. Der Teil kann in ein anderes Zimmer gehen, er muss jetzt nicht dabei sein. Er kann darauf vertrauen, dass Sie und ich dem Zerstörer-Teil helfen.

E: Das heißt, ich bitte den angstvollen Teil, beiseitezutreten und zuzuschauen?

D: Ja, genau. Was für Gefühle bringen Sie dem Zerstörer jetzt entgegen?

E: Da kommt hoch, dass ich Einfluss in der Welt haben will, weil die es braucht, aber so, dass es andere Leute nicht vergrault oder einschüchtert.

D: Genau. Sagen Sie dem Teil, dass dies Ihre Absicht ist. Und dass Sie Wertschätzung und Dankbarkeit für ihn empfinden. Stellen Sie dann einfach fest, wie er reagiert.

E: Er glaubt mir nicht recht, weil ich ihn so oft zum Schweigen gebracht habe.

D: Hm, dann sagen Sie ihm, dass Sie verstehen, wie schwer es für ihn ist, Ihren Worten zu vertrauen. Weil Sie ihn oft zum Schweigen gebracht haben. Das leuchtet doch ein, dass er Probleme hat, Ihnen zu vertrauen, nicht wahr?

E: Klar.

D: Dann werden wir daran arbeiten, Ihre Beziehung zu ihm so ähnlich zu reparieren, wie Sie es gerade mit Sarah gemacht haben. Schauen Sie mal, was er braucht, um Ihnen wieder zu vertrauen.

E: Er sagt, er will mich davon abhalten einzuschlafen. Er muss darauf vertrauen, dass ich mein ganzes Leben daran denke, für echte Gerechtigkeit einzutreten.

D: Okay, und was sagen Sie ihm dazu?

E: Ich glaube, er hat recht, aber ich bin durch seine Entscheidungen oft so isoliert worden. Die sind zwar durch Liebe motiviert, lösen bei anderen Leuten aber etwas aus. Das heißt, meine Versuche bringen bei anderen bestimmte Teile zum Vorschein. Und er hat recht, dass es andere Teile in mir gibt, die eine Weile schlafen gehen wollen … weil sie Angst haben, nicht dazuzugehören.

D: Das heißt, da ist eine innere Polarisierung vorhanden. Gut, dann sagen Sie ihm jetzt, dass manche Teile nicht begeistert von dem sind, was er bei anderen Leuten auslöst. Damit Sie erfahren, wieso es schwer für ihn ist, Ihnen zu vertrauen.

E: *[Schluchzend.]* Er sagt, wie gut er weiß, dass ich das Meer liebe. Er will nicht, dass ich meinen Töchtern mal erklären muss, warum es keine Fische mehr im Ozean gibt.

D: Hm, dann sagen Sie ihm einfach, dass wir verstehen, welche Sorgen er sich macht und wie sehr er wirklich will, dass die Lage sich verändert und verbessert. Wie sehr er da engagiert ist, und dass wir das wirklich bewundern. Wie geht es ihm dabei, wie reagiert er?

E: Er ist begeistert, dass er zum Vorschein kommen durfte. Und er sagt, er freut sich darauf, mit mir zusammenzuarbeiten.

D: Gut. Genau das versuchen wir ja, nämlich dafür zu sorgen, dass er nicht mehr die ganze Zeit die Führung übernehmen muss, sondern mit Ihnen zusammenarbeiten kann. Und dass Sie vielleicht an seiner Stelle etwas sagen. Schauen Sie, ob er damit einverstanden ist.

E: Ja … da sieht er ein gewisses Potenzial drin. Er taucht immer wieder in Bildern auf, und er sagt: »Shit, was machen wir da eigentlich? Wir sollten alle kochen gehen, damit das Küchenpersonal von dem Retreat-Zentrum hier reinkommen und unseren Platz einnehmen kann. Das sind ja großenteils unterprivilegierte Leute mit einer dunkleren Haut als unserer, die das auch mal verdient hätten.«

D: Hm, es fällt ihm schwer, sich der Situation auch nur ein bisschen hinzugeben. Ethan, fragen Sie ihn doch mal, ob er andere Teile von Ihnen beschützt und bereit ist, das zu verraten.

E: Da ist ein Teil, der nur weint. Er rollt sich den ganzen Tag zu einer Kugel zusammen und bewegt sich nicht mal.

D: Dann fragen Sie ihn, ob wir diesen Teil aufsuchen und heilen können, damit er sich nicht mehr so schlecht fühlt. Ist er wohl in der Lage, sich noch ein bisschen weiter zu entspannen? Wir bitten ihn ja nicht, seine Rolle zu verändern, sondern fragen ihn nur, ob er sich ein wenig mehr entspannen und Ihnen mehr vertrauen kann, an seiner Stelle zu sprechen.

E: Er sagt, als ich dem anderen Teil da das letzte Mal nahe gekommen bin, hab ich einen Monat lang geweint, vier Stunden jede Nacht. Und er sagt, es ist keine Zeit dafür, dass ich weine, wo doch alles stirbt.

D: Dann sagen Sie ihm, wenn er uns die Erlaubnis gibt, wird es nicht dazu kommen. Wir werden diesen Teil aufsuchen, ohne von ihm überfordert zu sein, und ihn da herausholen, wo er in der Vergangenheit stecken geblieben ist. Wir werden viel von der Traurigkeit entlasten, die er in sich trägt. Was meint der Zerstörer dazu?

E: Er ist einverstanden, es zu versuchen.

D: Dafür sind wir ihm wirklich dankbar. Aber bevor wir weitermachen, stellen Sie bitte fest, ob da noch weitere Teile sind, die Angst haben, uns zu diesem Teil zu lassen.

E: Nein, die anderen Teile scheinen begeistert zu sein.

D: Gut. Das ist toll. Sind Sie bereit?

E: Ja.

D: Dann konzentrieren Sie sich auf den Teil, der sich zu einer Kugel zusammengerollt hat, suchen Sie ihn in oder um Ihren Körper herum. Was empfinden Sie ihm gegenüber, während Sie ihn wahrnehmen?

E: Es tut mir unheimlich leid, dass er in eine solche Welt kommen muss.

D: Genau, also sagen Sie ihm das. Dass die Welt so schlecht ist. Dass er sich das nicht aussuchen konnte. Und stellen Sie dann fest, wie er auf Ihr Mitgefühl reagiert.

E: Er hat einen Moment aus seiner Kugel herausgeschaut.

D: Gut. Wie weit sind Sie von ihm entfernt?

E: Etwa eineinhalb Meter.

D: Okay, gut. Jetzt werden wir ihm so lange Mitgefühl entgegenbringen, bis er allmählich darauf vertraut, dass er nicht mehr allein ist. Dass Sie da sind.

E: Er sagt, ohne seinen Vater kann er nicht weitermachen.

D: Ohne seinen Vater? Dann sagen Sie ihm, wir verstehen, wie sehr er seinen Vater braucht. Machen Sie ihm klar, dass Sie das verstehen. Und wenn sich das aufrichtig und passend anfühlt, sagen Sie ihm, dass Sie ein Vater für ihn sein können, wenn er das will.

E: Er hat aufgehört zu weinen.

D: Gut. Sind Sie immer noch eineinhalb Meter von ihm entfernt?

E: Ich knie jetzt ein bisschen näher vor ihm.

D: Gut. Das ist richtig gut. Deshalb machen wir jetzt einfach so weiter, bis er darauf vertraut, dass Sie jemand sind, der sich wie ein Vater um ihn kümmern kann.

E: Jetzt halte ich ihn in den Armen.

D: Gut. Wie reagiert er?

E: Er weint ein klein wenig.

D: Sagen Sie ihm, dass es in Ordnung ist zu weinen, während Sie ihn umarmen. Ist es okay, wenn Sie jetzt manche von seinen Gefühlen empfinden?

E: *[Schluchzend.]* Ja.

D: Das ist wirklich toll. Sagen Sie ihm, Sie verstehen, dass er eine gewaltige Menge Traurigkeit mit sich herumträgt.

E: Er umarmt mich ganz fest.

D: Er umarmt Sie ganz fest?

E: Ja.

D: Das ist toll. Sind Sie bereit, ihn zu fragen, was er Ihnen über das, was ihm widerfahren ist, mitteilen will?

E: Ja.

D: Dann bitten Sie ihn, Sie das wirklich fühlen, sehen und spüren zu lassen, damit Sie die ganze Traurigkeit empfinden und sehen können, wie schlimm es war.

E: Er fühlt sich so missverstanden.

D: Fühlt sich so missverstanden. Von Ihnen oder von anderen Leuten?

E: Von anderen Leuten.

D: Tja, dann sagen Sie ihm, dass er Ihnen das zeigen soll. Was passiert ist, damit er sich so missverstanden fühlt.

E: *[Schluchzend.]* Er sagt: »Warum gibt es Leute, die besoffen Auto fahren und andere dabei umbringen? Das ist derart beschissen.«

D: Ja, das ist tatsächlich beschissen. Teilen Sie ihm mit, dass das eine wirklich gute Frage ist.

E: Er sagt, seine Mutter und sein Bruder haben nicht verstanden.

D: Er sagt, seine Mutter und sein Bruder haben nicht verstanden. Haben sie *ihn* nicht verstanden oder was?

E: Er sagt, wie beschissen es ist, dass Leute so was tun.

S: Sein Vater ist durch einen betrunkenen Autofahrer ums Leben gekommen.

D: Ja, das hab ich mir gedacht. Und wie alt war dieser Junge, Ethan?

E: Dreizehn.

D: Gut, okay. In Ordnung. Sagen Sie ihm, er soll weitermachen, das ist wirklich gut. Dass er Sie alles sehen und spüren und fühlen lassen kann. Sagen Sie ihm einfach, er soll weitermachen und alles zeigen, was Sie verstehen sollen.

E: Ich bin traurig, dass niemand mir beibringen konnte, wie ich bei ihm sein kann.

D: Tja, dann sagen Sie ihm, es täte Ihnen wirklich leid, dass Sie nicht so bei ihm sein konnten. Die ganzen Jahre. Lassen Sie ihn wissen, dass es Ihnen leidtut. Dass er sozusagen da drin eingesperrt sein musste.

E: Er entspannt sich da drin ein kleines bisschen.

D: Das ist schön.

E: Er ist dreizehn, aber trotzdem noch recht klein.

D: Hm. Fragen Sie ihn, ob Sie jetzt verstanden haben, wie schlimm es für ihn war. Oder ob da noch mehr ist.

E: Er sagt, wie schwer es für ihn war, auf die Highschool zu gehen. *[Schluchzend.]* Dass alle nach dieser Katastrophe bloß darüber geredet haben, was für Klamotten sie tragen. Die Lehrer haben nicht mal mit ihm gesprochen.

D: Die Lehrer haben nicht mit ihm gesprochen.

E: Als ob überhaupt nichts passiert wäre. Das war so, als wäre er in einem verdammten Gefängnis gewesen.

D: Das stimmt.

E: Und er hat es gehasst, in die verdammte Shopping-Mall zu gehen.

D: Dann lassen Sie ihn wissen, dass wir auch das alles verstehen.

E: Da ist noch etwas, nämlich ein Teil von ihm, der sich teilweise verantwortlich gefühlt hat.

D: Für den Unfall.

E: Genau.

D: Fragen Sie ihn, weshalb.

E: Weil sein Vater ihn an dem Abend vom Unfall gefragt hat, ob er zum Basketballspiel mitkommen will. Aber stattdessen ist er mit ein paar anderen Leuten zur Mall gegangen.

D: Das heißt, wenn er mit dem Vater mitgefahren wäre, dann wäre der Unfall nicht passiert – oder wie? Was ist da logisch dran?

E: Ich höre bloß, dass Oberflächlichkeit tödlich sein kann.

D: Gut, hab verstanden. Leuchtet es Ihnen ein, dass er das glaubt?

E: *[Nickt zustimmend.]*

D: Sagen Sie ihm, dass Sie das verstehen. Also ist er seither gegen jede Oberflächlichkeit. Das leuchtet ein. Das ist total einleuchtend. Also, Ethan, was sagen Sie zu ihm darüber, dass es angeblich seine Schuld war?

E: Ich sage ihm, dass er nicht schuld dran war.

D: Genau. Wir müssen da dranbleiben, bis er das allmählich glaubt. Wie reagiert er darauf, dass Sie das sagen?

E: Er entschuldigt sich dafür, dass er sich in der Oberflächlichkeit unserer Kultur verfangen hat.

D: Er entschuldigt sich. Das kapiere ich nicht ganz.

E: Das ist jetzt gerade hochgekommen. Es tut ihm leid, dass er sich darin verfangen hat. Es war das erste Mal, dass mein Vater mich eingeladen hat. Der war Trainer von der Basketballmannschaft in der Middle School, und es war das erste Mal, dass er mich eingeladen hat, zu einem Spiel mitzukommen.

D: Aber der Junge hat sich stattdessen für etwas Oberflächliches entschieden.

E: Genau, mein Vater wollte, dass ich zum Spiel mitkomme, aber andere Leute haben gesagt: »Gehen wir doch lieber in die Mall.« Und ich hab mich darin verfangen.

D: Gut, dann sagen Sie ihm, dass Sie das verstehen. Teilen Sie ihm mit, dass Sie verstehen, warum er sich deshalb so schuldig fühlt. *[Pause.]* Wie geht es ihm jetzt?

E: Er ist wieder ruhig.

D: Gut. Stellen Sie fest, ob er den Eindruck hat, dass Sie alles verstehen, was Sie verstehen sollen.

E: Er nickt.

D: Okay, gut. Also, Ethan, gehen Sie jetzt bitte in die damalige Zeit zurück, um so bei ihm zu sein, wie er es gebraucht hätte. Sagen Sie mir, wenn Sie bei ihm sind.

E: Ich sehe mich vor sein Bett treten, und er weint, also ist noch jemand anders da, und ich beobachte ihn.

D: Sie sehen sich selbst dort? Dann bitten Sie den Teil, der versucht, das für Sie zu tun, es Ihnen zu überlassen, sodass Sie sich nicht selbst sehen – Sie sind einfach da bei dem Jungen. Sagen Sie mir, wenn Sie bei ihm sind.

E: Jetzt.

D: Und wie ist das?

E: Er weint ein bisschen, und ich hab die Hände auf seine Füße gelegt.

D: Wunderbar. Bleiben Sie so bei ihm.

E: *[Pause, atmend.]*

D: Weiß er, dass Sie da sind?

E: Ja.

D: Freut er sich darüber?

E: Ja.

D: Okay, gut. Fragen Sie jetzt, ob Sie etwas mit ihm oder für ihn tun sollen, bevor wir ihn an einen guten, sicheren Ort bringen.

E: Er will nur, dass ich ihn in die Arme nehme.

D: Dann tun Sie das. Umarmen Sie ihn.

E: Und ich soll ihm sagen, dass alles gut werden wird.

D: Okay, dann tun Sie beides.

E: *[Pause, schniefend.]* Es geht ständig hin und her. Ich halte ihn abwechselnd in den Armen und beobachte mich, wie ich das tue.

D: Hm, das ist wieder dieser andere Teil, mit dem müssen Sie entschieden umgehen. Wir verstehen, dass er zu helfen versucht. Sagen Sie ihm einfach, dass Sie das nicht brauchen, sondern allein damit fertigwerden.

E: Okay.

D: *[Pause.]* Wie geht es dem Jungen jetzt mit Ihnen?

E: Er sagt, dass er nicht allein sein will.

D: Gut. Fragen Sie ihn, ob Sie noch etwas anderes mit ihm oder für ihn tun sollen dort in der Vergangenheit, bevor wir ihn an einen guten Ort bringen. Sollen Sie für ihn mit der Familie sprechen?

E: Er sagt nur, dass er sich fragt, wo meine Mutter ist. Dass er ganz allein ist und dass es spät ist.

D: Hm. Will er, dass Sie die Mutter holen, oder will er nur, dass Sie es ihm erklären?

E: Ach, ich erzähle es ihm gerade schon. Meine Mutter war nämlich nicht oft da, weil sie arbeiten musste.

D: Okay.

E: Er fragt, warum die Nachbarn nicht vorbeigekommen sind.

D: Was sagen Sie dazu?

E: Die haben ihre eigenen Probleme.

D: Sagen Sie ihm, dass er jemand hätte dahaben sollen. Dass er das verdient hat.

E: *[Pause.]*

D: Und dass er jetzt Sie hat.

E: Er lächelt zum ersten Mal.

D: Wunderbar. Okay. Stellen Sie fest, ob er jetzt bereit ist, dann gehen wir an irgendeinen Ort, wo es ihm gefällt.

E: Mhm.

D: Also, wo würde er gern hin? Das kann in der Gegenwart sein oder ein Ort in der Fantasie.

E: Er will im Meer schwimmen gehen.

D: Gut, dann bringen wir ihn zum Meer. Aber bevor er schwimmen geht, sagen Sie ihm bitte, dass er nie wieder dorthin zurückmuss, wo er war, und dass Sie sich um ihn kümmern werden. Und fragen Sie ihn, ob er bereit ist, die Gefühle und Überzeugungen zu entlasten, die er damals übernommen hat.

E: Er fragt etwas; er sagt, dass er viele Schildkröten, viel Seetang und viele Delfine sehen will. Er will das Meer so haben, wie es früher war.

D: Gut, dann lassen wir das für ihn so werden.

E: Er ist glücklich, so viel Lebendiges zu sehen.

D: Das ist toll. Aber fragen Sie ihn jetzt noch mal, ob er bereit ist, seine Lasten abzulegen.

E: Ja, das ist er.

D: Wo trägt er sie in seinem Körper? An oder auch um seinen Körper herum?

E: Im Hinterkopf.

D: Worin würde er sie gern ablegen? In Licht, in Wasser, in Feuer, in Wind, in die Erde oder in irgendetwas anderes?

E: In Wasser.

D: Gut, dann sagen Sie, dass er das alles aus seinem Hinterkopf strömen lassen soll, damit das Meer es aufnimmt.

E: Er lässt einiges davon los, aber manches davon will er nicht vergessen.

D: Okay. Er will die Erinnerungen also festhalten?

E: Er sagt, die könnte er ja in ein Kanu legen.

D: Dann legt er sie also in ein Kanu. Machen wir das. Nehmen wir es aus dem Hinterkopf und legen wir es ins Kanu.

E: Jetzt merkt er, dass in seinem Herzen und seinem Bauch noch mehr vorhanden ist.

D: Gut, lassen wir das auch hinausströmen. Es ist nicht nötig, noch irgendwas davon mit sich herumzuschleppen.

E: *[Pause.]* Er schwebt im Wasser.

D: Das ist toll. Das ist richtig toll.

E: Er schiebt das Kanu weg.

D: Das ist toll. Einfach toll. Wie fühlt er sich jetzt?

E: Er lächelt, statt zu weinen, spürt aber immer noch etwas Traurigkeit.

D: Ist diese Traurigkeit etwas, was er entlasten will, oder etwas, was er Ihnen mitteilen will?

E: Er will sie entlasten.

D: Okay. Auch ins Meer oder in das Kanu?

E: Ins Meer. Er will meinen Vater sehen.

D: Ethan, da können wir tatsächlich etwas tun. Sie können den Geist Ihres Vaters einladen zu kommen, was er entweder tun wird oder nicht. Aber schauen Sie erst mal, ob der Junge will, dass Sie den Geist Ihres Vaters einladen.

E: Das will er.

D: Gut, dann sagen Sie ihm, er soll es tun. Und wir werden sehen, ob der Geist Ihres Vaters auftaucht.

E: Er ist da.

D: Das ist gut. Das ist wunderbar. Schauen wir mal, ob er dem Jungen etwas mitteilen will. Und ob der Junge ihn etwas fragen will.

E: Er lächelt, und der Junge ist einfach froh, ihn zu sehen. Er sitzt in einem Ruderboot und lächelt einfach.

D: Gut. Will der Junge ihm seine Traurigkeit übergeben? Oder was will der Junge sonst mit der Traurigkeit tun?

E: Der Junge fragt meinen Vater, ob er die Verbindung zu ihm verlieren wird, wenn er ihm die Traurigkeit übergibt.

D: Und was sagt Ihr Vater dazu?

E: Der sagt: »Ich bin immer für dich da.«

D: Mhm. Wie ist es für den Jungen, das zu hören?

E: Der ist zu meinem Vater in das Ruderboot gestiegen *[schluchzt]*. Er mag es, von meinem Vater umarmt zu werden.

D: Toll. Das ist wirklich, wirklich gut.

E: Jetzt hat er die Hand ausgestreckt und ruft mich.

D: Gut.

E: Er ruft mich zu sich.

D: Ja, damit Sie auch dorthin kommen können.

E: *[Schluchzend und tief atmend.]* Jetzt umarme ich den Jungen. Mein Vater sieht zu, und er lächelt.

D: Gut, Ethan. Laden wir jetzt den ursprünglichen Teil, den Zerstörer von Ungerechtigkeit, dazu ein, zu kommen und den Jungen zu sehen. Schauen wir mal, wie er reagiert.

E: Da sind noch mehr Teile, und die freuen sich, ihn zu sehen.

D: Das ist toll.

E: Einer von ihnen tanzt *[atmend]*. Der Zerstörer tanzt nicht, aber er lächelt irgendwie und nickt. Er hat die Arme verschränkt *[lacht]*.

D: Gut.

E: Ich glaube, er ist ein bisschen ungeduldig.

D: Ich hab den Eindruck, was wir gerade tun, ist aus seiner Sicht etwas oberflächlich.

E: Er lächelt irgendwie, und jetzt lacht er zusammen mit mir.

D: Sie können ihn fragen, ob er etwas entlasten möchte, was er mit sich herumträgt und was nicht zu ihm gehört.

E: Ja, da ist eine Last.

D: Wo trägt er die an seinem Körper oder darin?

E: Im Hals und im Rücken.

D: Wissen Sie, was das ist?

E: Dass es seine Aufgabe ist, das Leben zu beschützen.

D: Ja, das stimmt. Wo würde er das gern ablegen?

E: Ich hab das Bild von einem riesigen Berg gesehen, von etwas, was halb Berg, halb Frau ist.

D: Sagen Sie ihm, er soll das, was in seinem Hals und seinem Rücken ist, an diese Bergfrau übergeben.

E: Er kniet sich hin und legt die Last ab wie ein heiliges Schwert.

D: Gut.

E: Jetzt blickt er zu der Frau auf, um sich zu vergewissern, dass es aus ihrer Sicht das Richtige ist.

D: Was sagt sie?

E: Es ist wortlos, aber es ist ein Ja.

D: Gut.

E: Er will das Schwert ergreifen, aber er will mir unbedingt klar machen, dass er etwas fürs Licht tun will.

D: Tja, dann sagen Sie ihm, dass ihr das später herausbekommen werdet, es jetzt aber vielleicht noch nicht tun müsst. Wie fühlt er sich denn ohne das Schwert?

E: Wesentlich leichter, aber er will eine Aufgabe haben.

D: So in etwa wie: Was soll ich tun?

E: Ja, er will etwas in den Händen halten.

D: Statt eines Schwerts, Ethan, kann er alles einladen, was er in seinem Körper haben will, auch eine Aufgabe. Schauen Sie einfach, ob etwas kommt.

E: Die Berggöttin gibt ihm eine Lichtkugel, die er jetzt in den Händen hält.

D: Gut, das ist wunderbar. Wie geht es ihm denn, wenn er diese Lichtkugel hält?

E: Sie leuchtet.

D: Gut, das ist toll.

E: Er lächelt. Er will, dass es nicht aufhört.

D: Hm, dann sagen Sie ihm, dass es nicht aufhören muss. Er kann die Kugel einfach in den Händen halten. Fühlt sich das vorläufig abgeschlossen an?

E: Glaub, schon *[lachend]*. Ich möchte bloß irgendwie Kontakt zu dir *[zu Sarah]*.

D: Nur zu.

S: Willst du, dass ich zu dir komme?

E: Es wäre toll, wenn du dich auf meinen Schoß setzen würdest *[schluchzend]*.

S: *[Setzt sich auf seinen Schoß und streichelt ihm den Kopf.]*

Diese Sitzung demonstriert viele der Ideen und Prozesse, um die es bisher gegangen ist, aber auch einige Phänomene, die wir noch nicht erkundet haben. Lassen Sie mich gleich am Anfang zweierlei einschränkend sagen. Erstens laufen nicht alle Sitzungen so gut. Ethan und Sarah hatten einen gewissen Vorsprung, weil sie sich schon einige Zeit mit IFS beschäftigt und wichtige Teile von sich kennengelernt hatten. Außerdem haben beide die Verantwortung für ihre jeweilige Rolle im Konflikt übernommen. Überdies vertrauten Ethans Teile seinem Selbst bereits genügend, um beiseitezutreten, als wir sie darum baten, was am Anfang oft nicht der Fall ist. Zweitens ermutigte ich Ethan, zu seinem Verbannten zu gehen, also zu dem weinenden Jungen, der sich zu einer Kugel zusammengerollt hatte. Wie schon gesagt, rate ich Ihnen, so etwas nicht ohne äußere Hilfe zu tun. Ich habe diese Sitzung nur vorgestellt, um Ihnen zu vermitteln, was möglich ist, und nicht, um Ihnen zu demonstrieren, was Sie tun sollten.

Später teilte mir Ethan die folgende Beobachtung mit:

> *»Seit dem Moment, in dem die Entlastung stattfand, spüre ich mehr Raum in meinem Wesen, wenn es um Fragen von Gerechtigkeit geht. Das Feuer für Gerechtigkeit und für ein Ende des Leidens brennt noch immer stark in mir, doch ich teile es mit anderen, statt dass es gegen andere brennt. Geändert hat sich dies: statt Macht über (›Ich sehe Ungerechtigkeit, du siehst sie nicht; jetzt zeige ich sie dir!‹) zu Macht mit (›Ich sehe Ungerechtigkeit, du siehst sie nicht; jetzt helfe ich dir behutsam und neugierig dabei, sie zu sehen oder gemeinsam mit dir festzustellen, ob sie tatsächlich existiert‹).*
>
> *Durch diese Offenheit kann ich erfolgreicher mit solchen Situationen umgehen. Es ist, als hätte mein Feuer für Gerechtigkeit vor der Entlastung in einer kleinen Kammer gebrannt; andere Menschen wurden in diese Kammer gezerrt und fühlten sich dort sehr unbehaglich (erhitzt, verbrannt, erstickt). Jetzt, nach der Entlastung, brennt das Feuer draußen, umgeben von Ausdehnung und Weite. Die Leute werden eingeladen, sich ans Feuer zu setzen. Es wird zu einem lebenspendenden Lagerfeuer, und die Leute können frei den Abstand davon wählen, den sie brauchen, um sich wohlzufühlen. Ich kann klar sehen, dass es das ist, was mein Selbst will.*
>
> *Seit unserer Rückkehr nach Hause hat sich das Energiefeld um meinen Körper durch die Entlastung verändert. Neue Menschen und Gelegenheiten sind in mein Leben gekommen, zum Beispiel die Zusammenarbeit mit indigenen Frauen zur Bildung einer Gemeinschaft und die Einladung, die LGBT-Gemeinschaft in Maine intensiver zu unterstützen. Meine Energie im Kampf um Gerechtigkeit ist jetzt stärker geerdet und reiner, was benachteiligte Menschen und Gemeinschaften offenbar spüren konnten.«*[33]

Weil so viel in der Sitzung mit Ethan passierte, will ich einige Aspekte hervorheben. Der Anfang demonstriert, wie es oft in der IFS-Paartherapie läuft. Wir fragen nach den Teilen der beiden Personen, die sich im Konflikt mit der jeweils anderen Partei befinden. Wenn sich herausstellt, dass es zu einer großen Veränderung führen wird, einen bestimmten Teil zu transformieren, fangen wir mit diesem an. Würde es sich um eine kontinuierliche Paartherapie handeln, so würden wir uns in der folgenden Sitzung wahrscheinlich mit Sarahs Teilen beschäftigen.

Der Übergang zur Arbeit mit Ethans »Zerstörer von Ungerechtigkeit« illustriert viel von dem, wovon in diesem Buch bisher die Rede war. Ich stellte fest, dass diese Art von beschützendem Teil viele gesellschaftlich aktive Menschen beherrscht. Es ist unabdingbar, einen beschützenden Teil um Erlaubnis zu bitten, das zu heilen, was er beschützt. Das geschieht, indem man sein Wirken anerkennt und zugleich nicht von ihm erwartet oder ihn bittet, sich zu ändern. Ganz allgemein versichern wir allen Teilen, dass sie uns gefahrlos an bestimmte Orte gelangen lassen können.

Um einen verbannten Teil zu heilen, sind bestimmte Schritte nötig. In diesem Fall geht es darum, dass Ethans Selbst eine vertrauensvolle Beziehung zu dem dreizehnjährigen Jungen aufbaut und dass es miterlebt, was diesem in der Vergangenheit widerfahren ist und welche Lasten er angesammelt hat (zum Beispiel seine Überzeugung hinsichtlich seiner Verantwortlichkeit und sein Hass auf Oberflächlichkeit). Dann holen wir den Jungen aus der Vergangenheit heraus, helfen ihm bei der Entlastung und ziehen schließlich die beschützenden Teile hinzu, damit sie sehen, dass ihre Aufgaben nicht mehr nötig sind.

Zu beobachten sind auch die spirituelleren Aspekte, auf die ich hingewiesen habe. Hier geht es um den Geist von Ethans Vater. Bei meiner Arbeit hatte ich viele Erfahrungen mit Menschen, in denen Bilder von toten Verwandten spontan in einem Moment auftauchten, wie Ethan ihn erlebte. Dieser Vorgang hat eine heilsame Wirkung. Allerdings frage ich meine Klientinnen und Klienten nur dann, ob sie an einem solchen

Besuch interessiert sind, wenn sie viel Zugang zum Selbst haben und wenn ich den Eindruck habe, dass es nützlich sein könnte. Meist taucht das Bild der betreffenden Person dann auf die geschilderte Weise auf. Anders als damals, als sie noch am Leben war, scheint sie völlig entlastet und im Selbst zu sein, wie es bei Ethans Vater der Fall war.

Was ist das für ein Phänomen? Handelt es sich um die Fantasie des Klienten, oder ist es irgendein Teil, der die Rolle des toten Vaters spielt? Oder ist es tatsächlich der Geist des Vaters? Ich will nicht behaupten, die Antwort zu kennen. Ich bin Empiriker in dem Sinne, dass ich mich bemühe, solche Phänomene unvoreingenommen zu studieren. Mein Vater, der ein guter Wissenschaftler war, vermittelte mir, dass man selbst dann den vorliegenden Fakten folgen sollte, wenn sie weit außerhalb des eigenen Paradigmas liegen. Durch das Abenteuer, das IFS darstellt, erlebte ich das immer wieder, und Erfahrungen, bei denen tote Verwandte auftauchen, sind ein Beispiel dafür. Außerdem bin ich Pragmatiker, und wenn solche Besuche nützlich zu sein scheinen, begrüße ich sie. Nach meiner Erfahrung hilft dieses Phänomen den Menschen in meiner therapeutischen Praxis jedenfalls sehr.

Während Ethan sich später in der Sitzung daranmacht, den beschützenden Teil zu entlasten, sieht er spontan das Bild eines Wesens, das teils ein Berg, teils eine Frau ist. Die Berggöttin, wie er die Gestalt bezeichnet, reicht dem beschützenden Teil eine Lichtkugel, als Ethan nach einer Aufgabe fragt. Worum handelt es sich hier? Das ist ein weiteres Phänomen, das in vielen Fällen spontan auftritt. An entscheidenden Punkten tauchen hilfreiche Gestalten auf, die als *Geistführer* oder *Begleiter* bezeichnet werden. Das gehört zum Abenteuer unserer Tätigkeit – wir wissen nie, worauf wir und die Menschen, mit denen wir arbeiten, in ihrer inneren Welt stoßen. Entscheidend ist es daher, neugierig zu bleiben und zu beurteilen, ob das, was gerade auftaucht, nützlich ist oder nicht.

Hinzufügen will ich, dass solche scheinbar mystischen Erfahrungen nicht nur bei Personen auftreten, die bereits an derartige Dinge glauben.

Ich habe mit entschiedenen Atheisten und mit Menschen gearbeitet, deren religiöse Überzeugungen so etwas eigentlich ausschließen. Daher reagieren viele von ihnen darauf zuerst mit Ärger oder Angst.

Manchmal denke ich in diesem Zusammenhang an die Leute, die als *Schamanen* bezeichnet werden. Sie beschäftigen sich regelmäßig mit den Geistern von Vorfahren und mit Wesen, die vergleichbar mit Ethans Berggöttin sind. Manche Menschen glauben, es existiere ein alternatives Universum beziehungsweise ein Bereich, zu dem wir mit verschiedenen Methoden Zugang finden könnten – durch Trommeln, Chanten, Tanzen, Beten, den Genuss halluzinogener Pflanzen, Hyperventilation, Schlafmangel, Träume, Fasten, Rituale und dergleichen. Könnte es sein, dass wir denselben Bereich betreten können, indem wir uns einfach auf unsere Teile konzentrieren?

Vom Selbst geführt werden

Im Idealfall wird Ethans Zerstörer von Ungerechtigkeit sich weniger dazu gezwungen fühlen, auf eine so zornige und verurteilende Weise die Führung zu übernehmen wie früher. Stattdessen wird er darauf vertrauen, dass Ethans Selbst für ihn spricht und handelt, während er eine eher beratende Rolle einnimmt. Seine Leidenschaft für Gerechtigkeit und seine Liebe für die Menschen und die Erde wird er beibehalten, aber er wird sich darauf verlassen, dass Ethan seine Überzeugungen mit Mut, Klarheit, Selbstvertrauen und Mitgefühl vertritt und seine Ziele verfolgt.

Zusätzlich zu den acht Eigenschaften, die das Selbst auszeichnen, habe ich fünf weitere identifiziert: Geduld *(Patience)*, Beharrlichkeit *(Persistence)*, Präsenz *(Presence)*, Überblick *(Perspective)* und spielerische Leichtigkeit *(Playfulness)*. Auch wer gesellschaftlich aktiv ist, kann von diesen Eigenschaften profitieren. Weil das Selbst eine langfristige Perspektive beibehalten kann, ist man in der Lage, geduldig und beharrlich für eine

Sache einzutreten, und zwar ohne jene verbissene Dringlichkeit, die polarisierend wirken kann. Mit der IFS-Perspektive vermeidet man zudem jenes eingleisige Denken, das dazu führt, sich gegenseitig in irgendwelche Schubladen zu stecken. Stattdessen blickt man über die beschützenden Teile von Menschen, die gegenteilige Positionen vertreten, hinweg auf die Verbannten, die hinter den extremen Haltungen stehen, und hat Mitgefühl für sie. Ist man im Selbst präsent, so kann man ausgesprochen konsequent auftreten, ohne die vorhandenen Konflikte zu schüren, weil andere Menschen sich dann nicht herabgesetzt fühlen.

Bei Konflikten vom Selbst aus zu führen wird zu einem Ziel an sich. Wenn es zum Beispiel zu einem Streit mit meiner Frau kommt, bitte ich meine Teile beiseitezutreten, damit ich mit ihr in Verbindung bleibe, statt nur zu versuchen, netter zu sein, um sie zu beruhigen (obwohl das oft die gewünschte Wirkung hat). Ich tue das auch, um meine Teile weiter davon zu überzeugen, dass ich mein System führen kann. Es geht also darum, die Präsenz des Selbst unabhängig davon aufrechtzuerhalten, wie die andere Person sich verhält.

Damit das gelingt, ist es hilfreich, wenn unsere Teile erkennen, dass wir kein Kind mehr sind und dass wir als unser Selbst kraftvolle Eigenschaften besitzen, mit denen wir uns – falls nötig – wirksam durchsetzen können. Oft blicken beschützende Teile auf manche dieser Eigenschaften herab. Zum Beispiel meinen sie, wir wären ein rührseliges Häufchen aus passivem Mitgefühl mit durchlässigen Grenzen, das Haus und Hof verschenken würde. Oder sie halten uns für zu unschuldig, vertrauensselig oder verängstigt, um in der Lage zu sein, uns um sie zu kümmern. Schließlich kennen sie uns nur so, wie wir sind, wenn wir mit den Teilen verschmelzen, die so etwas bewirken. Oft sind sie regelrecht erschüttert, wenn sie entdecken, dass wir fähig sind, uns von solchen Teilen zu lösen. Dadurch aber erfahren sie, dass wir handlungsfähig sind und unser System beschützen können, weshalb sie das nicht mehr tun müssen.

In manchen Umständen stellt das eine ziemliche Herausforderung dar, zum Beispiel, wenn man mit bedrohlichen Menschen oder Ereignissen konfrontiert ist. Auch inmitten von Erschrecken oder Wut ist das Selbst jedoch immer in uns allen vorhanden; es ist das Auge des Sturms, die Ruhe unterhalb der aufgewühlten Wogen. Das Selbst ist immer da. Egal, wie aktiviert und extrem unsere Teile sind – wenn wir sie dazu bringen, sich genug von uns zu lösen, haben wir Zugang zu mindestens einigen Eigenschaften des Selbst. Dann sind wir fähig, ohne unsere Angst und unsere Wut zu sein, statt damit zu verschmelzen.

Dabei fällt mir ein bestimmtes Ereignis in meinem Leben ein. Vor mehreren Jahren besuchten meine Frau Jeanne und ich meinen Bruder und seine Frau in ihrem Haus in Hawaii. Es war ein Tag mit sehr hoher Brandung, aber trotz aller Warnungen von Jeanne watete ich ins Meer, weil ich glaubte, das gefahrlos tun zu können, wenn das Wasser mir nur bis zum Bauch reichte. Dabei trat ich ahnungslos von einer Stufe und befand mich plötzlich inmitten einer heftigen Strömung, die mich schnell ins Meer hinauszog. Da ich es nicht besser wusste, versuchte ich, direkt zum Ufer zurückzuschwimmen, was überhaupt nichts brachte. Als ich mich auf den Rücken drehte, um mich auszuruhen, schwappte mir Wasser in den Mund, und ich fing an zu würgen.

Während ich immer mehr ermüdete, dämmerte es mir, dass ich es womöglich nicht schaffen würde. Teile von mir schrien wiederholt in meinem Kopf: »Wir werden sterben!« Ich konnte mich so weit von ihnen lösen, dass sie mich sagen hörten: »Vielleicht sterben wir wirklich, aber dann werde ich bei euch sein.« Daraufhin spürte ich, wie sie sich beruhigten. Als ich schon aufgeben wollte, kam meine Schwägerin zum Strand, sah mich kämpfen und deutete mir hektisch an, ich solle quer zum Ufer schwimmen, direkt auf die riesigen Wellen zu. Das widersprach zwar der Intuition, war aber genau, was ich tun musste, um ans Ufer zurückzukommen. Als ich es mit letzter Kraft versuchte, wurde ich schließlich von den Wellen an Land getragen. Später erfuhr ich, dass einige Tage zuvor jemand an genau derselben Stelle ertrunken war, worauf mir klar wurde, welches Glück ich gehabt hatte.

Ich erzähle diese Geschichte, um zu verdeutlichen, dass wir selbst angesichts echter Gefahr in der Lage sind, unsere Teile in Schach zu halten. Natürlich ist das schwierig. Ich hatte damals bereits jahrelang Erfahrung damit, meinen Teilen zu zeigen, dass es besser läuft, wenn sie sich lösen und mir die Führung überlassen. Daher haben sie mir genügend vertraut, um das zu tun. In schwierigen Lagen ist jedoch jedes Maß an Selbstführung hilfreich. Auch wenn es zu keinem lebensrettenden Glücksfall führt wie bei meinem Erlebnis, ist es immer besser, auf Herausforderungen mit Ruhe, Mut, Klarheit und Selbstvertrauen zu reagieren, statt unter dem Einfluss von verängstigten, uns von der Realität abspaltenden oder impulsiven Teilen zu stehen. Je mehr Selbst wir in die Krisen einbringen, denen wir begegnen (wie beispielsweise die Corona-Pandemie), desto wahrscheinlicher ist es, dass wir auf allen Ebenen daraus lernen – international, national und individuell.

Selbst angesichts echter Gefahr sind wir in der Lage, unsere Teile in Schach zu halten.

8 | VISION UND ZWECK

Wenn man mehr Zugang zum Selbst bekommt und mehr von diesem geführt wird, gewinnt man im Allgemeinen auch mehr Klarheit über die Vision, die man für das eigene Leben hat. Das bedeutet, dass unsere Prioritäten sich dann stark von denen unterscheiden, die wir hatten, als unsere beschützenden Teile dominant waren.

Wenn wir viele Verbannte haben, so bleibt unseren beschützenden Teilen keine andere Wahl, als egoistisch, hedonistisch oder dissoziativ zu sein.

Wenn wir viele Verbannte haben, so bleibt unseren beschützenden Teilen keine andere Wahl, als egoistisch oder hedonistisch zu sein oder uns von der Realität abzuspalten. Sogar Menschen, die selbstlos wirken, weil sie so viel für andere tun, sind oft eher darauf bedacht, bei anderen als hilfsbereit zu gelten (oder nicht von Gott bestraft zu werden). Die Ziele unserer beschützenden Teile für unser Leben drehen sich darum, uns vor Schmerz, Scham, Einsamkeit und Angst zu bewahren. Um das zu erreichen, setzen sie ein breites Spektrum an Mitteln ein – Erfolge, Substanzen, Essen, Unterhaltung, Einkaufen, Sex, Fixierung auf das eigene Erscheinungsbild, das Kümmern um andere, Meditation, Geld und vieles mehr. Sie arbeiten unermüdlich und wacker daran, unser Ego aufzupumpen, damit es nicht in sich zusammenfällt und im Abgrund verbannter Emotionen versinkt.

Da das Drängen unserer beschützenden Teile den Großteil unserer Aufmerksamkeit auf sich zieht, übertönen diese die sensibleren und liebevolleren Teile von uns und sorgen dafür, dass diese verbannt bleiben. Wenn wir jedoch unsere Verbannten entlasten, ermöglicht das unseren beschützenden Teilen, sich zu verwandeln. Dann hören wir mehr von jenen Teilen von uns, die nicht so besessen und getrieben sind. Stattdessen lieben sie es, echte Nähe zu anderen Menschen herzustellen, kreativ zu sein und uns körperliche Bewegung zu verschaffen, schöne Stunden mit Familienmitgliedern und unserem Freundeskreis zu verbringen oder in der Natur zu sein. Wenn wir mehr vom Selbst geführt sind, werden wir zu einer vollständigeren, besser integrierten und ganzheitlicheren Person.

Das ist es, was Heilung in IFS bedeutet – Ganzheit, Verbundenheit und ein Selbst, das dies auf allen Ebenen des Systems ermöglichen will. In diesem Sinne schreibt Wendell Berry:

> *»Heilung kompliziert das System, indem es die Verbindungen zwischen den verschiedenen Teilen öffnet und wiederherstellt, wodurch die grundlegende Einfachheit ihrer Einheit wiederentsteht […] Die Teile sind insofern gesund, wie sie harmonisch mit dem Ganzen verbunden sind […] Nur indem wir die unterbrochenen Verbindungen wiederherstellen, können wir geheilt werden. Verbundenheit bedeutet Gesundheit.«*[34]

Indem wir mehr Zugang zum Selbst bekommen, stellen wir nicht nur eine Verbindung zu vernachlässigten Teilen her, wir werden auch nicht mehr von den Wünschen unserer Teile geleitet, sondern von denen unseres Herzens. Das heißt, wir bekommen allmählich eine Ahnung von einer anderen Vision für unsere Lebensreise, die mehr Sinn enthält. Es gibt zwar zahllose Impulse, die uns dazu bringen, eine sinnvolle Vision für unser Leben zu formulieren und zu verfolgen, aber die kommen allzu oft von unseren Manager-Teilen statt von unserem Selbst. Meiner Erfahrung nach ist es am besten zu warten, bis unsere beschützenden Teile sich so weit entspannt haben, dass eine Vision von allein zum Vorschein kommt. Dadurch empfangen wir diese Vision, statt sie zu erzeugen.

In vielen spirituellen Traditionen ist die Rede davon, für uns alle gebe es einen wahren Weg, eine Berufung, und eine der Aufgaben unseres Lebens bestehe darin, diese Berufung zu entdecken und zu erfüllen. Jean Houston verwendet dafür den von Aristoteles entlehnten Begriff *Entelechie* oder »die als Samen vorhandene, verschlüsselte Essenz in uns, die sowohl die Muster wie die Möglichkeiten unseres Lebens enthält«[35]. Aus christlicher Sicht wird manchmal auf Epheser 2:10 verwiesen, wo es heißt, Gott habe uns zu einem bestimmten Zweck geschaffen.

Wenn wir Zugang zum Selbst finden, spüren wir häufig schnell unseren Zweck.

Wenn unsere Teile sich entlasten, spüren sie oft augenblicklich ihren ursprünglichen Zweck und übernehmen eine neue Rolle, die diesem entspricht. Auch wenn wir Zugang zum Selbst finden, spüren wir häufig schnell unseren Zweck. In der äußeren Welt kann eine solche Erkenntnis Jahre benötigen, in der inneren ereignet sie sich oft augenblicklich.

Abraham Maslow, ein Vertreter der humanistischen Psychologie, ist für seine Ideen zur *Selbstverwirklichung* bekannt. Nachdem unsere Bedürfnisse nach Sicherheit, Zugehörigkeit, Wertschätzung und dergleichen erfüllt sind, werden wir uns seiner Ansicht nach eines höheren Bedürfnisses bewusst, das zu tun, wofür wir am besten geeignet sind:

> *»Musiker müssen Musik machen, Künstler malen, Dichter schreiben, wenn sie sich letztlich in Frieden mit sich selbst befinden wollen […] Diese Neigung kann als das Verlangen formuliert werden, immer mehr zu dem zu werden, was man idiosynkratisch ist, alles zu werden, was zu werden man fähig ist.«*[36]

In Maslows frühen Schriften, wo es heißt, wir müssten alles sein, was wir sein könnten, finde ich zu viel Bemühung, aber ich stimme mit ihm überein, dass unser Zweck beziehungsweise unsere Vision auf natürliche Weise zum Vorschein kommen, wenn unsere aufs Überleben bedachten Teile sich entspannen. Als Maslow sich in späteren Jahren mit selbstverwirklichten Menschen beschäftigte, stellte er fest, dass diese ihr Potenzial zwar womöglich nicht in jedem Bereich ihres Lebens optimal eingesetzt hatten, dafür aber in Bereichen arbeiteten, die ihnen wichtig waren und von denen andere profitierten, sodass sie ihre Tätigkeit gar nicht als Arbeit empfanden. Durch ihre vom Selbst geführte Vision hatten sie ihren Zweck gefunden, weshalb ihr Leben ihnen sinnvoll erschien.

Dazu schreibt der Psychologe Scott Barry Kaufman:

> *»Menschen, die sich kreativ selbst verwirklichen, sind fähig, die gewöhnlich vorhandene Zweiteilung zwischen der Intelligenz des Geistes und der Weisheit des Herzens zu überwinden. Sie sind in der Lage, ihr ganzes Selbst in ihre Arbeit zu stecken, wobei sie flexibel zwischen scheinbar gegensätzlichen Seinsweisen hin und her wechseln – zwischen dem Rationalen und dem Irrationalen, dem Emotionalen und dem Logischen, dem Überlegten und dem Intuitiven, dem Imaginativen und dem Abstrakten –, ohne den Wert irgendeines dieser Prozesse zu beurteilen.«*[37]

Die verschiedenen Teile bleiben getrennt, während sie miteinander kommunizieren und zusammenarbeiten. Dieses innere Orchester wird vom Selbst dirigiert.

Das ist eine ausgezeichnete Beschreibung der flexiblen Integration, die in einem vom Selbst geführten System stattfindet. Die verschiedenen Teile bleiben getrennt, während sie miteinander kommunizieren und zusammenarbeiten. Dieses innere Orchester wird vom Selbst dirigiert.

Der bekannte Neuropsychiater Daniel Siegel betonte, wie wichtig eine solche Integration bei der Heilung ist. Er bezeichnete IFS als gute Methode, sie zu erreichen:

> *»Gesundheit kommt von Integration. Es ist so einfach und so wichtig. Ein System, das integriert ist, befindet sich in einem Fluss der Harmonie. Wie in einem Chor, bei dem die Stimme jedes Sängers sich sowohl von den anderen Stimmen unterscheidet, aber auch mit ihnen verbunden ist, entsteht Harmonie durch Integration. Es ist wichtig anzumerken, dass diese Verknüpfung die Unterschiede nicht beseitigt, wie beim Konzept der Vermischung; stattdessen behält sie diese einzigartigen Beiträge, während sie sie miteinander verknüpft, bei. Integration gleicht eher einem Fruchtsalat als einem Smoothie.«*[38]

Auch das ist wieder eines der wesentlichen Ziele von IFS. Hier wird jeder Teil wegen seiner spezifischen Eigenschaften gewürdigt, wirkt jedoch zugleich harmonisch mit allen anderen zusammen.

In einem von beschützenden Teilen geführten System dominiert hingegen entweder eine Koalition von Teilen so stark, dass man den Zugang zu den Ressourcen der anderen Teile verliert. Oder das Ganze besteht nur aus innerem Chaos und Konflikten, bei denen die Teile sich ständig in die Quere kommen und einander sabotieren, weil keine stabile Führung vorhanden ist.

Veränderungen im Leben und Rückschläge

Wenn allmählich eine Vision davon entsteht, wie Selbstführung aussehen könnte, kommt es häufig vor, dass bestimmte Teile homöostatisch reagieren. Je größer die Vision, desto stärker ist der Rückschlag. »Mach dir nichts vor«, sagen unsere Teile. »Wofür hältst du dich eigentlich, dass du glaubst, zu so was in der Lage zu sein?« Oder: »Was soll das überhaupt – alles ist derart verkorkst, dass es doch nichts bringen wird!« Oder wir hören das beliebte »Mit so was kannst du dir doch keinen Lebensunterhalt verdienen«.

Als ich eine erste Vision von IFS hatte und überlegte, ihr mein Leben zu widmen, hatte ich alle genannten Reaktionen und weitere. Deshalb musste ich mich mit meinen Teilen beschäftigen, um die ersten Schritte zustande zu bringen, wobei es ständig zu Rückschlägen kam. Dieses Buch stellt einen gewagteren Schritt in meinem Bemühen dar, IFS für ein wesentlich größeres Publikum zu erschließen, und da sind auch jene Stimmen wieder, wie auf ein Stichwort hin. Der Unterschied besteht jetzt darin, dass meine Teile meiner Führung vertrauen, weshalb sie nicht mehr so laut und harsch sind wie früher, und sie reagieren gut, wenn ich sie beruhige. Sie wissen: Selbst wenn manche Leute dieses Buch nicht mögen und es sogar aus irgendeinem Grund angreifen, wird uns das nicht aus dem Gleichgewicht bringen, weil ich mich um diese Teile kümmern werde. Genau diese innere Arbeit wird es auch Ihnen ermöglichen, Ihre eigene Vision zu verwirklichen. Nehmen Sie alle Ihre Teile auf die Reise mit; es ist nicht nötig, jene, die widersprechen, zu verbannen oder zu übergehen.

Ein warnender Hinweis: Manche Klienten und Klientinnen von mir haben eine lukrative Karriere aufgegeben, um etwas zu tun, was bis dahin ihr Leben lang nur eine schwache innere Sehnsucht gewesen war. Zum Beispiel hat ein ausgesprochen gut bezahlter Firmenanwalt vor Kurzem gekündigt und ist wieder auf die Uni gegangen, um Sportlehrer zu werden. Nicht ich habe ihn dazu gebracht, aber als er Heilung fand, hörte er endlich auf sein Inneres und hatte den Mut zu handeln. Ein solcher Schritt braucht mehr Mut als früher, denn heute verdient man in den sinnvollsten Berufen oft kaum einen anständigen Lebensunterhalt, während manche der sinnlosesten Jobs am besten bezahlt sind. Vom Selbst geführte Menschen haben allerdings weniger Bedürfnis nach materiellen Dingen, was hilfreich ist. Manche, wie der erwähnte frühere Anwalt, sind bereit und besser in der Lage, mit einer schlechteren finanziellen Situation fertigzuwerden, aber es ist eine Schande, dass so etwas nötig ist.

Natürlich geben nicht alle meiner mehr vom Selbst geführten Klientinnen und Klienten ihre Stelle auf oder machen beruflich etwas ganz Neues, aber im Allgemeinen ändern sie ihr Leben so, dass es auf irgendeine Weise eine positivere Richtung nimmt. Viele wenden sich kreativen oder sozialen Aktivitäten zu, die für sich schon lohnend sind und eine neue Sinnhaftigkeit vermitteln. Vom Selbst geführte Visionen basieren häufig auf einem verstärkten Gefühl der Verbindung zur Menschheit und zur Erde, wodurch der Wunsch entsteht, beidem zu helfen. Außerdem sind solche Aktivitäten befriedigender, weil man wirklich im Körper präsent ist, während man sie erlebt. Das ist ein deutlicher Gegensatz zu einem Leben, in dem man ungeduldig die nächste Tätigkeit plant oder sich zwanghaft den Kopf darüber zerbricht, wie man wohl etwas Produktiveres oder Angenehmeres tun könnte. Sind wir vom Selbst geführt, können wir tatsächlich in der Gegenwart leben, weil wir nicht mehr so viele Teile haben, die leiden und in der Vergangenheit stecken geblieben sind; wir versuchen nicht mehr, sie zu beschützen, indem wir uns Sorgen um die Zukunft oder Pläne dafür machen.

Interessanterweise haben Sie vielleicht sogar Teile, die Ihnen sagen, Ihre Vision sei zu klein! Dazu bemerkt Charles Eisenstein:

> *»So viele Menschen unterdrücken ihr Potenzial, weil sie meinen, sie müssten etwas Großes damit tun. Was man selber tut, ist nicht genug; man muss schon ein Buch schreiben, mit dem man Millionen Menschen erreicht. Wie schnell gerät das zu einem Wettkampf darum, wessen Ideen gehört werden. Wie sehr entwertet das die kleinen, schönen Gesten und Bemühungen so vieler Menschen, entwertet paradoxerweise genau die Dinge, die wir im großen Maßstab zu tun beginnen müssen, um einen lebenswerten Planeten aufrechtzuerhalten.«*[39]

Wenn wir mehr vom Selbst geführt werden, stellen wir fest, dass wir mühelos und ohne große innere Diskussion altruistisch handeln, weil es uns selbstverständlich vorkommt, anderen zu helfen. Das Selbst erkennt nämlich, dass wir und alle anderen zum größeren Organismus der Menschheit gehören. Das ist dasselbe, wie wenn ein zorniger Teil von uns sich verbundener fühlt und erkennt, dass der Manager-Teil, den er wegen seiner ihn unterdrückenden Aktivität gehasst hat, ebenfalls mit einer größeren Einheit verbunden ist – mit uns. Dadurch erkennen unsere Teile, dass es das größere, sie alle umfassende System beeinträchtigt, sobald ein Mitglied dieses Systems verletzt oder belastet wird.

Das Selbst erkennt, dass wir und alle anderen zum größeren Organismus der Menschheit gehören.

Tut unser Bein weh, bewegt sich unsere Hand automatisch dorthin, um den Schmerz zu lindern. Und wenn unsere Teile erkennen, dass es etwas gibt, zu dem sie alle gehören, nehmen sie zunehmend wahr, dass das ganze System betroffen ist, sobald einer von ihnen belastet wird. Aus dieser Wahrnehmung heraus fangen sie wie selbstverständlich an, einander zu helfen und füreinander zu sorgen. Man könnte sagen, dass sie zu Systemdenkern werden. Außerdem trauen sie dem Selbst immer mehr zu, sie innerlich wie äußerlich zu führen. Daher unterstützen sie unseren nach außen gerichteten Altruismus mit dem Wissen, dass wir uns nicht ausschließlich auf das Äußere konzentrieren werden.

Indem wir also immer stärker vom Selbst geführt werden, fühlen wir uns zunehmend aufgerufen, für die Heilung der Menschheit und der Erde aktiv zu werden. In unserer Zeit brauchen wir dringend auf allen Ebenen mehr Selbst. Man stelle sich vor, wie es wäre, wenn alle Politiker von Selbstführung wüssten und sich darin übten! Das ist die größere Vision, dich ich vor Jahren hatte und die mich seither begeistert. Ich hätte nie gedacht, dass ich und andere zu meinen Lebzeiten so viel erreichen könnten, aber wir haben es so weit gebracht, dass ich so etwas nicht mehr für einen reinen Wunschtraum halte.

Übung: Feueralarm

Jetzt lade ich Sie zu einer Übung ein, die Ihnen helfen wird, etwas von der Selbstführung zu erleben, von der ich sprach. Denken Sie zuerst einmal an eine Person in Ihrem Leben (in der Vergangenheit oder Gegenwart), die eine heftige Reaktion in Ihnen auslöst. Zum Beispiel macht sie Sie wütend oder traurig, oder Sie haben ihr irgendwann Ihr Herz verschlossen.

Stellen Sie sich vor, dass diese Person sich allein in einem Raum befindet, in dem sie eingeschlossen ist und momentan nicht herauskann. Betrachten Sie sie dann durch irgendeine Art Fenster, also von außen und in Sicherheit, weil Sie sich nicht in diesem Raum befinden. Lassen Sie die Person nun die Dinge tun oder sagen, die Sie aus der Fassung gebracht haben, und nehmen Sie wahr, was in Ihrem Körper und Ihrem Kopf geschieht, während ein beschützender Teil eingreift. Spüren Sie also, was dieser Teil mit Ihren Muskeln und Ihrem Herzen macht, und stellen Sie fest, welche Impulse Sie haben. Beobachten Sie auch Ihren Atem. Dabei geht es nur darum, die Wirkung eines beschützenden Teils auf Ihren Körper und Ihren Geist wahrzunehmen.

Werfen Sie jetzt von dieser Position aus wieder einen Blick auf die Person im Raum, und nehmen Sie wahr, wie sie Ihnen aus Sicht Ihres beschützenden Teils erscheint. Versichern Sie diesem Teil, dass Sie den Raum nicht betreten werden, weshalb er sich ein bisschen entspannen kann. Stellen Sie fest, ob er bereit ist, seine Energie von Ihnen zu lösen, weil Sie sich jetzt nicht in Gefahr begeben werden. Wenn er bereit ist, seine Energie herauszuziehen, werden Sie in diesem Moment eine spürbare Veränderung in Körper und Kopf wahrnehmen.

Wie fühlen sich jetzt Ihre Muskeln an? Wie geht es Ihrem Herzen? Und Ihrer Atmung? Achten Sie auch darauf, was in Ihrem Kopf geschieht. Werfen Sie dann wieder einen Blick auf die Person im Raum, um festzustellen, ob diese Ihnen irgendwie anders vorkommt? Wie sieht die Person jetzt aus?

Konzentrieren Sie sich nun wieder auf den beschützenden Teil, der zum Vorschein kommt, wenn Sie sich auf die betreffende Person fokussieren.

Können Sie neugierig auf ihn werden, nachdem er sich jetzt ein bisschen mehr von Ihnen gelöst hat? Wenn Ihnen das möglich ist, fragen Sie den beschützenden Teil, warum er es für derart notwendig hält, so heftig auf die Person im Raum zu reagieren. Was befürchtet er, wenn er das nicht für Sie täte?

Als Antwort auf diese Fragen wird er Ihnen wahrscheinlich von verletzlichen Teilen erzählen, die er beschützt. Stellen Sie daher fest, ob Sie seine Anstrengungen, diese Teile zu schützen, würdigen können. Falls ja, wie reagiert er auf Ihre Wertschätzung? Fragen Sie ihn: Wenn Sie die betreffenden Teile heilen könnten, sodass sie durch die Person im Raum nicht mehr so verletzt werden könnten, müsste er sie dann weiterhin noch so intensiv beschützen? Und welche Aufgabe würde er stattdessen gern in Ihrem Inneren übernehmen?

In dieser Übung werden wir den Raum mit der Person, die eine so starke Reaktion bei Ihnen auslöst, nicht betreten. Sie sollen jedoch eine Ahnung davon bekommen, wie es wäre, falls Sie das täten. Würden Sie mehr vom Selbst geführt, während Sie den Raum betreten, was geschähe dann? Wie würde sich das darauf auswirken, wie Sie auf die Person darin reagieren?

Sollte es Ihnen schwerfallen, sich das vorzustellen, könnte das daran liegen, dass Ihr beschützender Teil noch nicht darauf vertraut, Sie es gefahrlos tun zu lassen. Haben Sie aber eine Ahnung davon, inwieweit Sie dann eine andere Erfahrung machen würden, können Sie das dem beschützenden Teil vermitteln und ihn fragen, was nötig wäre, damit er Ihnen beim Kontakt mit solchen Personen die Führung zutraut. Falls er weiterhin Angst hat, Ihnen zu vertrauen, bitten Sie ihn um weitere Informationen darüber.

Sobald Sie das Gefühl haben, dass der richtige Zeitpunkt dafür gekommen ist, danken Sie dem beschützenden Teil für alles, was er getan hat. Zeigen Sie ihm Wertschätzung für das, was er Ihnen erlaubte oder mitteilte. Richten Sie die Aufmerksamkeit dann allmählich wieder nach außen, und atmen Sie dabei tief durch, wenn das nützlich ist.

Wenn Ihr beschützender Teil bei dieser Übung beiseitegetreten ist, haben Sie wahrscheinlich eine starke Veränderung wahrgenommen. Bei Ihrem Gespräch mit ihm haben Sie außerdem etwas über die Teile erfahren, die er beschützt, unter anderem, wie verletzlich sie sind. Weil diese verletzlichen Teile durch die Übung nicht geheilt wurden, wird der beschützende Teil Ihnen vermutlich noch nicht vertrauen, aber es ist trotzdem interessant zu erfahren, weshalb er Ihnen nicht zutraut, mit solchen Personen umgehen zu können.

Als der beschützende Teil zum Vorschein kam, haben Sie vielleicht auch bemerkt, dass Ihr Körper sich anders anfühlte und die Person im Raum anders aussah. Eventuell wirkte sie nicht mehr ganz so bedrohlich, oder Sie konnten etwas von dem Schmerz sehen, der sie zu ihrem schädlichen Verhalten gebracht hat.

Übung: Meditation über eine traurige Person

Jetzt möchte ich Sie bitten, eine ähnliche Übung auszuprobieren. Denken Sie nun aber nicht an eine Person, die eine heftige Reaktion in Ihnen auslöst, sondern an eine, mit der Sie zusammen waren, als sie ganz durcheinander war, zum Beispiel außerordentlich traurig oder tief verletzt. Vielleicht hat sie geweint. Nehmen Sie sich einen Moment Zeit, an diese Person zu denken, und versetzen Sie sie wie vorher in einen abgeschlossenen Raum. Beobachten Sie sie durchs Fenster, während sie Ihnen zeigt, wie verletzt oder traurig sie ist.

Nehmen Sie, während Sie die Person im Raum beobachten, einfach wahr, was in Ihrem Körper und Ihrem Kopf auftaucht. Registrieren Sie das, was Sie über die Person denken (auch wenn Sie nicht besonders stolz auf diese Gedanken sein sollten), und nehmen Sie alle Teile wahr, die auf die Person reagieren. Spüren Sie nach, was diese Teile in Ihrem Körper bewirken. Was machen sie mit Ihrem Herz und Ihrem Atem? Mit

Ihren Muskeln, Ihren Impulsen? Vielleicht bemerken Sie Teile, die es Ihnen schwer machen, die Person im Raum zu beobachten. Vielleicht fühlen manche Teile sich machtlos, wollen sich zurückziehen, weglaufen oder Ihr Herz verschlossen halten. Oder Sie sind auf irgendeine andere Weise aktiv, die schützend wirkt.

Wählen Sie nun einen von diesen Teilen aus, um ihn besser kennenzulernen. Vermitteln Sie ihm, dass Sie jetzt im Moment nichts für die Person im Raum tun müssen und dass diese dort bleiben wird. Möglicherweise entspannt der Teil sich dadurch ein bisschen und löst sich ein Stück weit von Ihnen. Nehmen Sie in diesem Fall die spürbare Veränderung wahr, und betrachten Sie die Person im Raum mit neuen Augen. Bekommen Sie eine Ahnung davon, wie Sie mit ihr zusammen sein wollen, wenn Ihre Teile das erlauben würden.

Richten Sie die Aufmerksamkeit nun wieder auf den beschützenden Teil, und fragen Sie ihn, was er befürchtet, wenn er sich in Ihrem Innern nicht so wie üblicherweise verhielte. Warum traut er Ihnen nicht zu, bei dieser Person zu bleiben? Wenn die Übung Ihnen dann abgeschlossen vorkommt, danken Sie dem beschützenden Teil für seine Arbeit, und richten Sie die Aufmerksamkeit langsam nach außen.

Diese beiden Übungen sind Beispiele dafür, wie wir unsere Selbstführung fördern können. Meine Methode, Zugang zum Selbst zu bekommen, beruht darauf, die vorhandenen Einschränkungen loszulassen. Statt zu versuchen, im Rahmen der sogenannten Ressourcenorientierung gute Eigenschaften zu entwickeln, nehmen wir jene Teile wahr, die unserem Zugang zum Selbst im Weg stehen. Anschließend lernen wir sie kennen und helfen ihnen, uns (das heißt unserem Selbst) zuzutrauen, mit schwierigen Menschen umzugehen.

Wäre diese eine vollständige IFS-Sitzung, würden Sie Ihre beschützenden Teile um Erlaubnis bitten, die von ihnen betreuten Teile aufzusuchen und zu heilen. Danach sind die beschützenden Teile wesentlich eher bereit, unserer Führung zu vertrauen.

Oft trauen unsere beschützenden Teile uns nicht zu, ihre schwierige Aufgabe zu übernehmen, weil sie meinen, das Selbst sei zu zart und nur dazu fähig, fürsorglich und mitfühlend zu sein. Nach meiner Erfahrung ist das Selbst aber sehr geschickt darin, alle seine Eigenschaften anzuwenden, in denen es darum geht, nett zu anderen Menschen zu sein. Dazu gehören Klarheit, Selbstvertrauen und Mut. Wenn wir also mit den klaren Augen unseres Selbst sehen, dass andere Personen unseren Teilen etwas Schädliches antun, müssen wir diese Personen nicht als Monster wahrnehmen. Unsere Klarheit befähigt uns zu sehen, dass sie aus ihrer eigenen Verletztheit heraus so handeln. Außerdem erkennen wir ohne Verwirrung den Schaden, den sie ihren eigenen Teilen zufügen. Das wiederum bedeutet, dass wir den Mut und das Selbstvertrauen haben, auf effiziente und – falls nötig – sehr energische Weise Grenzen zu setzen.

Es ist wichtig, unseren Teilen echtes Vertrauen zu unserer Fähigkeit zu vermitteln, mit anderen Menschen umzugehen und Grenzen zu setzen, die diese Teile schützen. Wenn sie darauf vertrauen, hat das eine stärkere und nachhaltigere Wirkung. Im Idealfall ist das etwas, was auch in den Kampfkünsten gefördert wird – Schutz aus einer unabhängigen und kraftvollen Haltung heraus. Kommen wir in Situationen, die etwas Bestimmtes in uns auslösen, ist es interessant zu spüren, was in Kopf und Körper abläuft. Dabei nehmen wir Wegweiser wahr, über die wir etwas über die Teile erfahren können, die das Bedürfnis haben, etwas zu beschützen. Wenn Sie mit einem IFS-Therapeuten oder einer IFS-Therapeutin zusammenarbeiten, können Sie alle heilenden Schritte mit Unterstützung durchlaufen. Währenddessen werden Ihre Teile Ihnen allmählich mehr vertrauen und in Zukunft nicht mehr so heftig reagieren.

Immanenz und Transzendenz

Ich will diesen Teil des Buchs abschließen, indem ich einige der Vorteile der Selbstführung etwas ausführlicher darstelle. Zunächst einmal: Sobald wir unsere Verbannten aus ihrer Situation herausholen und unsere beschützenden Teile befreien, spüren wir mehr. Das liegt nicht nur daran, dass wir mehr im Körper sind, sondern auch daran, dass wir viele Emotionen wiedererleben, die wir in der Kindheit hatten. Als wir erwachsen wurden, meinten wir, wir hätten sie zurückgelassen. Dadurch können wir das Staunen, die Freude und die Empathie unserer früheren Verbannten besser spüren, aber auch ihren Schmerz und ihre Angst. Was gut ist, denn wenn wir vom Selbst geführt werden, verstehen wir es besser, diese Teile zu beruhigen und zu trösten, wodurch ihre Gefühle uns bei Weitem nicht mehr so sehr überfluten wie früher. Anders gesagt, sind wir weniger abgehoben und dafür mehr beteiligt – es ist uns wirklich wichtig, was auf dieser Ebene abläuft.

Zugleich hatten wir wahrscheinlich genügend Erfahrungen mit dem Wellenzustand des Selbst und erkannten, wie viel mehr das Universum enthält als das, was in unserem Innern geschieht – und dass im großen Lauf der Dinge alles in Ordnung ist. In diesem Sinne sind wir weniger verhaftet mit dem, was auf der individuellen Ebene geschieht.

Vom Selbst geführt zu sein bedeutet, diese beiden Wahrheiten gleichermaßen zu würdigen: *Immanenz*, das volle Erleben unseres Menschseins, und *Transzendenz* oder Befreiung, das Wissen darum, dass es wesentlich mehr auf der Welt gibt. Wenn wir versuchen, unsere Verletzlichkeit zu leugnen, verlieren wir den Kontakt zu unserem Herzen. Und wenn es uns nicht gelingt, unser göttliches Wesen zu erkennen, verlieren wir den Zugang zu unserer Weisheit und Klarsicht. Selbstführung bedeutet, bereitwillig und bewusst in beiden Dimensionen zu stehen, das heißt, die intensiven Emotionen unserer Teile zu spüren und doch mit unserem transzendenten, zum Wellenzustand erwachten Geist verbunden zu bleiben. Wenn wir beides in uns zulassen, können wir auch bei anderen Menschen mit beidem sein.

Einige kontemplative Traditionen raten uns, die Sorgen der Außenwelt außer Acht zu lassen oder uns so gut wie möglich aus der Welt zurückzuziehen. Für manche Trauma-Überlebende hat das eine große Anziehungskraft, weil ihre Erfahrung der Welt harsch und schmerzhaft war, sodass es erleichternd für sie ist, einigermaßen geschützt davor zu sein. Manche derartige Methoden helfen uns zwar, unser transzendentes Selbst zu erfahren, zugleich wird jedoch behauptet, unsere persönliche Geschichte (einschließlich aller Traumen) sei eigentlich nicht so wichtig – sie gehöre nämlich zur Anhaftung des Egos ans Weltliche und solle transzendiert werden. Aus der Perspektive des IFS führt eine solche Herangehensweise nur zu weiteren Verbannten oder drängt die Verbannten, die wir bereits haben, noch weiter von uns weg. Ich glaube nicht, dass so etwas nötig ist. Wir können durchaus vom Selbst geführt werden und trotzdem an langen spirituellen Retreats teilnehmen oder sogar ins Kloster gehen, ohne unsere Verbannten zu übergehen.

Wer wiederum politisch und sozial aktiv ist, steht der spirituellen Praxis oft ablehnend gegenüber. Charles Eisenstein beschreibt diese Haltung so:

> *»Wenn das Haus niederbrennt, sitzt ihr dann auch nur meditierend da und visualisiert kühle Wasserfälle, um das Feuer mit der Kraft der Manifestation zu löschen? Nun, das metaphorische Haus um uns herum brennt gerade nieder: Die Wüsten breiten sich aus, die Korallenriffe sterben, und die letzten Indigenen werden zugrunde gerichtet. Und ihr seid mittendrin in alldem und versenkt euch in den kosmischen Klang OM.«*[40]

Es ist recht einfach, ein Gegenargument zu dieser kritischen Haltung zu formulieren: Wenn wir keine vom Selbst geführte innere Welt erschaffen, ist alles, was wir in der äußeren Welt tun, von unseren beschützenden Teilen bestimmt und daher nicht anders als das, was wir zu ändern versuchen, und in manchen Fällen sogar schlimmer.

Aus diesem Grund brauchen wir ein Gleichgewicht. Es ist wichtig, unsere Motive für inneres wie äußeres Handeln vollständig zu erforschen. Fühlen wir uns vom Leiden in der Welt überflutet und wollen uns ihm entziehen? Wenn das der Fall ist, können wir uns mit unseren Verbannten auseinandersetzen, um ein Gleichgewicht zu finden. Sind wir sozial aktiv, weil wir allen zeigen wollen, was für ein guter Mensch wir sind, oder weil wir von Lasten aus unserer Vergangenheit angetrieben werden?

Es ist notwendiger denn je, dass vom Selbst geführte Menschen sich nicht zurückziehen, sondern in der Welt engagieren. Um vom Selbst geführt zu sein, muss man allerdings Zeit im eigenen Innern verbringen. Viele Leute in Führungspositionen, die ich kenne, finden wie ich einen Rhythmus von innen und außen, der gut für sie passt. Indem wir Immanenz und Transzendenz ausbalancieren, können wir zugleich der inneren und der äußeren Welt Heilung bringen. Dazu schreibt David Dellinger:

> *»Soll man zuerst die Menschen ändern oder die Gesellschaft? Ich halte das für einen falschen Gegensatz. Man muss beides gleichzeitig ändern. Wenn wir nur uns selbst ändern und uns nicht darum kümmern, die Gesellschaft zu verändern, geht etwas schief. Und wenn wir nur die Gesellschaft verändern, uns jedoch nicht, geht ebenfalls etwas schief, wie es Ende der 1960er-Jahre geschehen ist. Von Gleichzeitigkeit zu sprechen ist allerdings vielleicht etwas übertrieben, weil es meiner Meinung nach Perioden gibt, in denen man sich auf das eine oder das andere konzentriert. Auch in einer Gesellschaft oder Kultur gibt es Perioden, in denen der Schwerpunkt sinnvollerweise auf dem einen oder anderen liegt. Wir sollten jedoch weder die innere noch die äußere Welt je aus dem Blick verlieren, den Frieden im Innern und den auf Gerechtigkeit gegründeten Frieden in der Außenwelt.«*[41]

Dienende Führung und Ansteckung

Ein häufiger Einwand gegen die innere Arbeit lautet, sie würde uns noch egozentrischer machen, als wir es schon wären. Nach meiner Erfahrung geschieht das genaue Gegenteil. Je mehr wir unsere Teile entlasten, desto weniger brauchen wir materielle Dinge und Anerkennung durch andere, um unsere innere Leere zu füllen. Außerdem fühlen wir uns verbundener mit anderen Menschen, mit unserem Körper, unserem Selbst und mit dem SELBST.

Ich habe materiell zwar noch nie viel gebraucht, aber in den frühen Jahren, in denen ich IFS entwickelte und verbreitete, sehnten sich meine Verbannten nach Streicheleinheiten. Das beeinträchtigte meine Fähigkeit, die Wirkung von IFS angemessen zu vermitteln. Es war eine große Erleichterung für mich, dass ich die verantwortlichen Teile seit etwa zehn Jahren geheilt habe und IFS jetzt mehr vom Selbst aus weitergebe. Inzwischen bekomme ich manchmal zu hören, wie demütig ich sei, aber echte Demut muss hart erarbeitet werden. Es war viel innere Arbeit nötig, um meine Verbannten zu heilen, und indem ich Zeit im Wellenzustand verbrachte, wurde mir klar, dass es bei IFS nicht um mich geht. Ich habe es im Lauf der Jahre als Teil meiner Vision und mit der Hilfe vieler anderen Menschen empfangen, und aus dieser Perspektive war IFS ein Geschenk und ein Segen.

Als alternative Bezeichnung für *Selbstführung* könnte *selbstlose Führung* gelten, was sich ganz ähnlich anhört wie das Konzept der *dienenden Führung* in der Geschäftswelt. Am Anfang dieses von dem früheren Telekommunikationsmanager Robert Greenleaf entwickelte Modells stehe das »natürliche Gefühl«,

> *»… dass man als Erstes dienen will. Die bewusste Entscheidung dazu weckt den Wunsch zu führen. Wer so handelt, unterscheidet sich erheblich von jemandem, der als Erstes eine Führungsposition einnimmt, vielleicht aus dem Bedürfnis heraus, einen ungewöhnlichen*

> *Machttrieb zu befriedigen oder materiellen Besitz zu erwerben [...] Der Unterschied äußert sich in der Sorgfalt, die man anwendet, um sich zu vergewissern, dass die wichtigsten Bedürfnisse anderer Menschen erfüllt werden [...] Wachsen jene, denen man dient, als Person? Werden sie, während man ihnen dient, gesünder, klüger, freier, autonomer, und neigen sie mehr dazu, selbst zu Dienern zu werden?*
> *Und was ist die Wirkung auf die am wenigsten Privilegierten in der Gesellschaft; profitieren sie, oder werden sie wenigstens nicht weiter benachteiligt?«*[42]

Wenn es ums *Dienen* geht, muss man vor allem auf Manager-Teile achten, die sich selbst opfern und um alles kümmern wollen. Viele Führungspersonen haben so viele andere Teile von sich verbannt, dass sie sich überfordern und ausbrennen. Echte dienende Führung funktioniert nur, wenn man Zugang zum Selbst und zu allen eigenen Teilen hat. In der betreffenden Organisation wird sich dann die innere Harmonie und Verbundenheit der Führungsperson widerspiegeln.

Das führt uns zum wichtigen Thema *Ansteckung* (auch als *Resonanz* bekannt). Beschützende Teile sind in folgendem Sinne ansteckend: Wenn ein Mitglied eines Systems (vor allem die Führungsperson) mit einem beschützenden Teil verschmolzen ist, aktiviert das oft ähnliche Teile von anderen, wodurch die Kultur der Organisation von einer schützenden Energie durchdrungen wird. Vom Selbst geführte Menschen bringen hingegen das Selbst in ihrer Umgebung zum Vorschein. Wie eine vibrierende Stimmgabel eine andere aus der Distanz zum Schwingen bringt, hilft die Präsenz des Selbst in einem System den beschützenden Teilen dabei, sich zu entspannen, und weckt in der gesamten Organisation das Selbst.

Die Präsenz des Selbst in einem System hilft den beschützenden Teilen dabei, sich zu entspannen, und weckt in der gesamten Organisation das Selbst.

Ich habe mich bereits auf das Phänomen der Resonanz in der Physik bezogen und will das hier noch einmal zur Sprache bringen. Weil unser Teilchen-Selbst ein Aspekt eines vibrierenden Feldes ist, findet es Resonanz im Selbst von anderen Menschen und im Selbst unserer eigenen Teile. In der Physik hat sich die Erkenntnis durchgesetzt, dass alles im Universum ständig auf verschiedenen Frequenzen vibriert oder oszilliert, selbst stationäre Objekte. Und wenn zwei Objekte sich annähern, fangen sie an, auf derselben Frequenz zu vibrieren: Sie synchronisieren sich.

Als Therapeut versuche ich, das im Sinn zu behalten. Vor jeder Sitzung nehme ich mir etwa eine Minute Zeit, meine Teile zu bitten, sie mögen beiseitetreten, damit ich in den Körper kommen kann. Der Erfolg der Sitzung hängt nämlich davon ab, wie viel Selbst ich einbringe. Es freut mich sehr, dass ich leitende Beratungspersonen von internationalen Firmen wie McKinsey, Egon Zehnder und Mobius darin ausbilde, das Gleiche zu tun, bevor sie mit ihren Klientinnen und Klienten arbeiten. Als größeres Ziel sehe ich es, Führungspersonen aus Wirtschaft und Politik dabei zu unterstützen, Zugang zum Selbst zu bekommen. Das wird das Selbst eines Unternehmens oder Landes zum Vorschein bringen, sodass das Feld der Selbstenergie unsere ganze Kultur durchdringt.

Der Flow

Bisher haben wir uns hauptsächlich damit beschäftigt, wie Selbstführung sich ausdrückt, wenn das Selbst in seinem Teilchenzustand eine aktive Führungsrolle in unserer inneren und äußeren Welt übernimmt. Ist das der Fall, sind wir uns bewusst, dass wir etwas tun, ob wir uns nun um unsere Teile kümmern oder gegen Ungerechtigkeit protestieren. Wie steht es nun, wenn das Selbst sich in seinem Wellenzustand befindet? Gibt es Momente, in denen wir existieren, ohne uns unseres Daseins oder auch unseres Selbst bewusst zu sein?

Im Buddhismus wird ein solcher Zustand als *Anatta* (Pali) beziehungsweise *Anātman* (Sanskrit) oder *Nicht-Selbst* bezeichnet. Manchmal gehen wir so in einer Tätigkeit auf, dass unser Körper sich mühelos bewegt und wir das Gefühl des Getrenntseins verlieren. In den Siebzigerjahren prägte der Psychologe Mihály Csíkszentmihályi für diesen Zustand den Begriff *Flow* und untersuchte ihn in verschiedenen Zusammenhängen. Wenn wir in den Flow-Zustand eintreten, empfinden wir diesen als außerordentlich angenehm und erfüllend, weshalb wir die damit verbundene Tätigkeit um ihrer selbst willen ausführen statt für eine äußere Belohnung.[43] Ein typisches Beispiel ist die Versunkenheit von Jazzmusikern und anderen Künstlern, die ganz im kreativen Prozess aufgehen.

Beim Sport machte ich gelegentlich ähnliche Erfahrungen. Es gab Momente, in denen ich den Eindruck hatte, es sei kein anderes Ich vorhanden bis auf meinen Körper, der sich fließend und effizient bewegte. Als Student spielte ich Football, und manchmal kam es mir dabei vor, als würde die Zeit sich verlangsamen, während ich genau wusste, was ich tun musste, ohne darüber nachzudenken. Ich konnte leicht um Spieler herummanövrieren, die mich abblocken wollten, weil sie sich wie in Zeitlupe zu bewegen schienen.

Wenn ich IFS unterrichte, gerate ich manchmal in einen ähnlichen Zustand. Dann ist es so, als strömten die Worte ohne vorheriges Nachdenken aus mir heraus, beinahe als würde ich etwas channeln. Ich bin absolut ruhig, zuversichtlich und klar, aber ohne zu bemerken, dass ich mich so fühle, weil ich einfach nur da bin. Außerdem ist das besonders bereichernd – ein Grund dafür, dass ich so viel unterrichte. Anschließend freue ich mich, wenn der Workshop (und ich) gut angekommen sind, aber das ist nicht mein vorrangiges Motiv – ich liebe den Flow-Zustand, in den ich komme, und das Gefühl, dass ich in diesem Leben meinen Zweck erfülle.

Meiner Meinung nach können Flow-Zustände ein Beispiel dafür sein, dass alle unsere Teile vollständig auf den Zweck oder das Vergnügen einer

Tätigkeit eingestimmt sind, sodass ihr Selbst mit unserem verschmilzt. In gewissem Sinne lösen die Teile sich vorübergehend auf, und wir befinden uns in einem nichtdualen Zustand, obwohl wir weiterhin in der äußeren Welt aktiv sind.

Für unser tägliches Leben sind Flow-Erfahrungen allerdings nicht bestimmend, weil wir meistens mit Teilen verschmolzen sind, die in unserem Inneren daran arbeiten, dass wir uns in Sicherheit fühlen, funktionieren und zufrieden sind. Wenn wir unsere Teile entlasten und sie daraufhin uns und einander immer mehr vertrauen, fühlen wir uns zunehmend integriert und gewinnen Klarheit über unseren Zweck. Dadurch verbringen wir mehr und mehr von unserem Leben in einem Flow-Zustand.

Abgesehen davon haben viele Menschen unvergessliche Momente erlebt, wenn sich ihnen ein Blick auf das reine, im Wellenzustand befindliche Selbst bot. Shug, eine Figur in Alice Walkers Roman *Die Farbe Lila*, beschreibt das in ihrer speziellen Ausdrucksweise so:

> *»Aber an einem Tag, wie ich ganz still dagesessen bin und mich gefühlt hab wie ein Kind ohne Mutter, und das war ich ja, da kam es mir: so ein Gefühl, dass ich ein Teil von allem bin, nich abgetrennt. Ich hab gewusst, wenn ich einen Baum fäll, blutet mein Arm. Und ich hab gelacht und geweint und bin im ganzen Haus rumgerannt. Ich hab genau gewusst, was Es war. Ja, wirklich, wenns passiert, da kannst dus nich verpassen.«*[44]

In vielen Fällen haben solche flüchtigen Blicke eine lebensverändernde Wirkung. Der Psychologe Steve Taylor dokumentierte, dass Menschen in allen Kulturen und Zeiten diese Erfahrungen auf ähnliche Weise beschreiben. Dieses Phänomen ist nicht auf vergangene Zeiten und bekannte Mystiker beschränkt. Offenbar hat mehr als ein Drittel aller Menschen mindestens einmal eine solche Erfahrung gemacht, während ein kleinerer

Prozentsatz dergleichen häufig erlebt. Häufig wird danach über Folgendes berichtet:

- Ein Gefühl von der Einheit aller Dinge: »Wir werden uns bewusst, dass etwa ein Baum und ein Fluss – oder du und ich – uns nur so unterscheiden, wie zwei Wellen im Meer separat und individuell zu sein scheinen. In Wirklichkeit gehören sie – und wir – zum selben Ozean des Seins.«
- Ein Bewusstsein, dass wir nicht nur mit allem auf der Welt verbunden sind, sondern auch Zugang zu einem »wesentlich stabileren, tiefer verwurzelten und umfassenderen Selbst haben, das nicht durch Zurückweisung geschädigt werden kann, sich nicht ständig nach Aufmerksamkeit sehnt und frei von den Ängsten ist, die das Ego bedrängen«.
- Mitgefühl und Liebe für die Menschen in unserer Umgebung, aber auch für »die gesamte Menschheit und die ganze Welt«.
- Ein neues Gefühl von Klarheit und Weisheit, zu dem der beruhigende Eindruck gehört, dass alles in Ordnung ist. »In uns entsteht das Gefühl, dass alles gut ist und dass die Welt auf merkwürdige Weise keineswegs so kalt und gleichgültig ist, wie die Wissenschaft es uns sagt, sondern [...] ein freundlicher Ort. Egal, welche Probleme es in unserem Leben gibt und wie voller Gewalt und Ungerechtigkeit die Welt ist, empfinden wir, dass alles gut und dass die Welt vollkommen ist.«
- Eine vibrierende Energie, die durch den Körper strömt und vom Gefühl intensiver Freude begleitet wird. »Es ist keine Freude *wegen* etwas [...], sie ist einfach da, als natürlicher Seinszustand.«
- Eine verminderte Furcht vor dem Tod und das Wissen, dass dieser lediglich einen Übergang darstellt.[45]

Ähnliche Erfahrungen machte ich bei der Meditation, zuverlässiger jedoch bei Ketamin-Sitzungen mit einer vom Selbst geführten Begleitung. Mary Cosimano wiederum, die beinah zwei Jahrzehnte lang die Psilocybin-Forschung an der Johns Hopkins University geleitet und dabei etwa vierhundert Sitzungen durchgeführt hat, schreibt: »Psilocybin kann uns als Mittel dienen, uns wieder mit unserer wahren Natur – unserem authentischen Selbst – zu verbinden, und uns dadurch helfen, Sinn im Leben zu finden [...] Ich glaube, dass die Natur unseres wahren Selbst Liebe ist.«[46]

Was sollen wir aus solchen Erfahrungen schließen, die bei allen Menschen ähnlich zu sein scheinen? Viele, die sie erleben, haben den Eindruck, dass sie mit Gott kommunizieren, und deuten sie als mystische oder spirituelle Erlebnisse. Wer wissenschaftlich orientiert ist, interpretiert sie als reine Gehirnaktivität, etwa wie der Arzt Alex Lickerman:

> *»Der Grund, dass Beschreibungen von mystischen Erlebnissen so einheitlich sind, ist letztlich ganz simpel: Der Zustand der Erleuchtung ist weder auf eine weit verbreitete Wahnvorstellung noch auf ein mystisches Gesetz oder ein übernatürliches Wesen zurückzuführen, sondern auf die Neurobiologie des Gehirns selbst [...] Es zeigt sich, dass alles, was mystische Erfahrungen auslöst – von Meditation über Krampfanfälle bis hin zu psychedelischen Drogen wie Psilocybin –, messbar identische Veränderungen im Gehirn verursacht.«*[47]

Eine weniger materialistische (und desillusionierende) Interpretation dieser neurologischen Tatsache wäre, dass logischerweise derselbe Gehirnbereich betroffen ist, wenn solche Erfahrungen uns für das reine Selbst öffnen. Für mich ist das Selbst kein Gehirnzustand, sondern eine spirituelle Essenz in uns und um uns herum, wie ein Feld, das den denkenden Teil des Gehirns

Für mich ist das Selbst kein Gehirnzustand, sondern eine spirituelle Essenz in uns und um uns herum, wie ein Feld, das den denkenden Teil des Gehirns beruhigen kann.

beruhigen kann. Ich hoffe, eines Tages eine Studie durchführen zu können, bei der die Teilnehmenden durch IFS Zugang zum Selbst finden. Dann könnte man sehen, ob bei allen derselbe Teil des Gehirns deaktiviert wird.

Aus meiner Perspektive handelt es sich jedenfalls um das, was Ken Wilber als »Einsichtserfahrungen« bezeichnete in dem Sinne, dass wir einen kurzen Blick auf das reine Selbst erhalten, das immer vorhanden ist.[48] Normalerweise ist es lediglich durch unsere Teile und ihre Lasten verdeckt. Wenn wir das Selbst mit Gott in unserem Inneren gleichsetzen, dann kommunizieren wir tatsächlich mit dem Göttlichen.

Die oben aufgeführten Eigenschaften, die Steve Taylor in seinen Studien identifizierte, weisen eine bemerkenswerte Ähnlichkeit zu den acht Eigenschaften des Selbst auf: Verbundenheit und Klarheit (wir sind Teil desselben Ozeans), Ruhe und Selbstvertrauen (alles ist in Ordnung), Mitgefühl für alle und Mut (keine Angst vor dem Tod mehr). Vorstellbar ist, das auch die beiden weiteren Eigenschaften erfahrbar werden: Neugier im Sinne von Ergriffenheit vor der ganzen Erfahrung und Kreativität in Form der Offenbarungen, von denen oft berichtet wird.

Führt die Erfahrung eines Zugangs zum reinen Selbst und der Verbundenheit mit allem zu einer anderen inneren Einstellung? Für ihre Studien haben Kate Diebels und Mark Leary eine einfache Skala entwickelt, wie stark man ans Einssein glaubt. In Bezug gesetzt haben sie das dazu, inwieweit die betreffende Person das zu ihren allgemeinen Werten zählt. Die Skala besteht aus den folgenden sechs Aussagen:

1. Jenseits des oberflächlichen Erscheinungsbildes ist alles im Grunde eins.
2. Obgleich viele scheinbar getrennte Dinge existieren, sind sie alle Teile desselben Ganzen.
3. Auf der grundlegendsten Ebene der Realität ist alles eins.

4. Die Trennung zwischen einzelnen Dingen ist eine Illusion, in Wirklichkeit ist alles eins.
5. Alles besteht aus derselben Grundsubstanz, ob man sich diese nun als Geist, Bewusstsein, Quantenprozesse oder etwas anderes vorstellt.
6. Dieselbe Grundessenz durchdringt alles, was existiert.

Personen, die ein höheres Ergebnis auf dieser Skala erzielten, fühlten sich mit wesentlich größerer Wahrscheinlichkeit mit ihnen nicht nahestehenden Menschen verbunden. Sie hatten auch wesentlich häufiger Interesse am Wohlergehen von anderen, weil sie sich mit einer gemeinsamen Menschlichkeit, gemeinsamen Problemen und Unvollkommenheiten verbunden fühlten.[49] Anders gesagt, verändert es uns tatsächlich, wenn wir einen Zustand des reinen Selbst erleben. Während der Schleier des Getrenntseins sich auflöst und wir die Realität unserer gegenseitigen Verbundenheit erfahren, werden wir innerlich wie äußerlich mehr vom Selbst geführt.

Ralph De La Rosa lässt erkennen, dass zumindest seine Version des Buddhismus mit dieser Ansicht übereinstimmt. Er schreibt:

> *»Es kann vielleicht so aussehen, als ob wir dieses Gefühl der Offenheit, Neuartigkeit, Freude, Erkenntnis oder Ruhe erst entwickeln müssten. Nach Ansicht der Buddhisten sind wir dieses Selbst jedoch bereits und sind es schon von Beginn an gewesen. Die Vorstellung, dass wir diese Ausdehnung an anderen Orten suchen, während sie doch darauf wartet, in unserem Inneren gefunden zu werden, ist schrecklich. Es ist nicht etwas, auf das wir aktiv zugehen, sondern etwas, das wir finden, wenn unser ganzes Gerenne nachlässt. Unser tiefstes Selbst ist das, was übrig bleibt, wenn wir endlich mit den andauernden Bemühungen aufhören, jemand sein zu wollen.«*[50]

TEIL 3

Das Selbst im Körper und in der Welt

9 | LEBENSLEKTIONEN UND QUÄLGEISTER

Wir sind auf der Erde, um eine bestimmte Anzahl von Lebenslektionen zu lernen, und der Lehrplan befindet sich bereits in uns. Wir alle tragen Erblasten, die aus unserer Familie und unserer Kultur stammen, und außerdem sammeln wir unterwegs eine Menge persönliche Lasten an. Am Anfang unseres Lehrplans steht also die Aufgabe, diese Lasten abzuladen. Das schafft die Voraussetzungen für die wichtigste aller Lektionen – herauszufinden, wer wir wirklich sind.

Zuerst finden wir allerdings heraus, wer wir *nicht* sind. Dazu müssen wir die extremen Überzeugungen und Emotionen unserer Teile identifizieren, die bisher unser Leben bestimmten (oft ohne dass wir es merkten), und uns klarmachen, dass sie nicht zu uns gehören. Außerdem lernen wir unser Selbst kennen und arbeiten daran, von ihm geführt zu werden. Natürlich verläuft diese Reise nicht immer glatt und ohne Umwege.

Ich brauchte selbst eine Weile, um zu erkennen, dass ich nicht wertlos und armselig bin. Das nämlich waren die Überzeugungen, die meine Verbannten hatten, weil ich von einem frustrierten Vater aufgezogen wurde. Jahrelang funktionierte ich in der Welt ziemlich gut, hatte insgeheim jedoch immer das Gefühl, ich mache den Leuten etwas vor und müsse Leistung bringen, um ihren Verdacht zu widerlegen. Wenn ich mit anderen Menschen zusammen war, vermied ich es, mich offen zu zeigen, weil ich Angst hatte, man könnte einen Blick auf mein wahres Ich bekommen, wodurch meine ganze Maskerade in Stücke brechen würde. Das ging selbst dann noch weiter, als ich durch Meditation eine Ahnung vom Selbst bekommen hatte. Noch als ich IFS entwickelte, traten meine Verbannten auf den Plan, um mich daran zu erinnern, was für ein erbärmlicher Versager ich doch sei, vor allem, wenn ich nicht die positiven Rückmeldungen bekam, hinter denen ich her war.

Wie viele leistungsorientierte Menschen beschäftigte ich mich mit diesen Verbannten erst, als ich dazu gezwungen war. Dazu war mein Freundeskreis in der IFS-Gemeinschaft nötig, der mir klarmachte, dass meine beschützenden Teile mich daran hinderten, meine Führungsrolle gut auszufüllen. Irgendwann nahm ich diese Hinweise endlich ernst, was mir schwerfiel. Es bedeutete, den kleinen Jungen in meinem Inneren kennenzulernen und zu entlasten, der in einer Zeit feststeckte, als mein Vater ihn angebrüllt und ihm erklärt hatte, er sei »zu nichts nütze«.

Im Großen und Ganzen wusste ich zwar bereits, dass ich durchaus zu etwas nütze war, aber der einsame kleine Kerl wusste das nicht. Nachdem ich ihn aus seiner Situation herausgeholt und entlastet hatte, lernte auch er diese Lektion und war anschließend eine innere Freude für mich. Als sich außerdem mein leistungsorientierter Teil stärker entspannte, konnte ich das Leben mehr genießen, weil ich wusste, dass ich keineswegs wertlos, sondern ein liebenswerter und liebevoller Mensch war. Dieses tief empfundene Wissen verlieh mir mehr Mut, einer skeptischen Welt IFS zu vermitteln, und das ist noch heute so.

Wir sind unendlich wertvolle Wesen, genau wie unsere Teile und die ganze Erde.

Mit dieser Geschichte will ich ausdrücken, dass wir unendlich wertvolle Wesen sind, genau wie unsere Teile und die ganze Erde. Allzu viele Menschen sterben, ohne das zu erfahren. Zu dem, was mich antreibt, gehört die Hoffnung, dass IFS das ändern kann.

Wenn wir wissen, wer wir sind, das heißt, wenn wir im Selbst sind, beziehen wir uns auf andere Menschen automatisch auf der Grundlage der acht Eigenschaften des Selbst. Daher wissen wir, wie wir effizient kommunizieren können. Zu einer guten Kommunikation gehören Ruhe, Klarheit, Kreativität und Mitgefühl. Wie bei so vielen anderen Verhaltensaktivitäten besteht die größte Herausforderung nicht darin, eine bestimmte Fertigkeit zu meistern. Vielmehr müssen wir unseren Manager-Teilen, die uns Befangenheit und Versagensangst vermitteln, das Vertrauen zeigen, dass unser Selbst führen kann.

Gelingt das, ist es unter anderem nicht mehr so schwierig wie zuvor, kaputte Beziehungen zu reparieren, weil wir besser mit Teilen von uns umgehen können, die uns kleinmachen oder sich schämen. Wir können diesen Teilen umgehend versichern, dass unsere Fehler uns nicht zu schlechten Menschen machen und dass wir nicht mehr so bestraft werden wie damals in der Kindheit. Außerdem können wir mit der Verletzung anderer Personen umgehen, ohne zu meinen, diese heilen oder ändern zu müssen, weil wir auch bei Teilen von uns, die verletzt sind, auf diese Weise präsent sein können. Wie wir uns gegenüber unseren eigenen Teilen verhalten, entspricht nämlich genau dem, wie wir mit Menschen umgehen, die diesen Teilen ähneln.

Wie wir uns gegenüber unseren eigenen Teilen verhalten, entspricht genau dem, wie wir mit Menschen umgehen, die diesen Teilen ähneln.

Wenn wir wiederum keine Angst vor unserer Wut haben, können wir vom Selbst geführt bleiben, wenn andere wütend auf uns sind. Eine kritische Haltung uns gegenüber löst dann nicht mehr unsere eigenen kritischen Teile aus, weil wir wissen, wer wir sind, und weil diese Teile nicht mehr aktiv sind oder eine neue Rolle angenommen haben. Viele Hindernisse für unsere Beziehungen entstehen dadurch, dass wir das Chaos fürchten, welches durch das Verhalten anderer Menschen in unserem inneren System verursacht werden könnte. Wenn das Selbst führt, gibt es kein solches Chaos mehr.

Auch an dieser Stelle verspreche ich nicht, dass Sie die ganze Zeit vom Selbst geführt werden. Falls das zu einem bestimmten Zeitpunkt nicht der Fall ist, wird Ihnen das jedoch auffallen. Und wenn ein Teil die Führung übernimmt und Sie einer anderen Person wehtun, wissen Sie, wie Sie damit aufhören können. Sie schaffen sich inneren Raum, hören dem verantwortlichen Teil zu und sprechen dann *für ihn statt aus ihm heraus*. Indem Sie mit offenem Herzen vom Selbst aus für Ihre Teile sprechen, können Sie die Verletzung, die Sie der anderen Person zugefügt haben, wieder heilen.

Um solche Lebenslektionen zu lernen und mehr vom Selbst geführt zu werden, können wir glücklicherweise auf vielfältige Unterstützung zurückgreifen. Ich meine nicht die durch Gurus, Geistliche, Lehrerinnen, Lehrer oder Eltern, obwohl die uns gewiss beim Lernen unserer Lektionen helfen können, sofern sie ihre eigenen gelernt haben. Was ich meine, sind jene schwierigen Ereignisse und Personen, die bestimmte Reaktionen in uns auslösen – unsere *Quälgeister*. Indem sie uns quälen, machen sie uns bewusst, was wir in uns heilen müssen. Die Emotionen, die sie auslösen, sind normalerweise wertvolle Wegweiser. Wenn wir mit diesen Emotionen oder Überzeugungen nicht verschmelzen, sondern sie erforschen und uns von ihnen lösen, führen sie uns zu wichtigen Verbannten wie beispielsweise meinem sich wertlos fühlenden kleinen Kerl.

So wertvoll sind Quälgeister, weil wir uns solcher Teile oft nicht bewusst sind, bevor sie oder ihre beschützenden Teile aktiviert werden. Unsere Manager-Teile haben sie so tief in uns vergraben, dass wir keine Vorstellung von ihnen haben. Vielleicht hat irgendeine Ahnung an uns genagt, aber die Manager-Teile haben es geschafft, uns so abzulenken, dass wir uns nicht damit beschäftigten.

Ich hatte das Glück, im Lauf meines Lebens auf viele Quälgeister zu stoßen, auch wenn mir das zum betreffenden Zeitpunkt nicht unbedingt bewusst war. Ein Beispiel sind meine Eltern, viele andere waren Klientinnen und Klienten, vor allem solche, die extrem sensibel auf die kleinsten

Veränderungen meines Verhaltens reagierten. Sie hatten erstaunliche Fähigkeiten, die Teile anderer Menschen wahrzunehmen. Selbst wenn ich nur minimal abgelenkt, ungeduldig oder autoritär war, gaben sie mir eins auf den Deckel. Es handelte sich zwar oft um Überreaktionen, doch ich erfuhr schnell, dass es sinnlos war, darauf hinzuweisen, und lernte, solche Episoden zu schätzen. Selbst wenn die betreffende Person meine Motive oder meine Gedanken über sie falsch beurteilte, hatte sie doch korrekt einen beschützenden Teil in mir entdeckt, mit dem ich mich beschäftigen musste. Daher entschuldigte ich mich in solchen Fällen und stellte fest, dass das ausgesprochen therapeutisch wirkte, denn die meisten Klientinnen und Klienten hatten Intuitionen, die bisher nie gewürdigt worden waren. Zwischen solchen Sitzungen arbeitete ich außerdem mit meinem eigenen Therapeuten daran, die gefundenen Teile aufzusuchen und zu heilen.

Meine Frau Jeanne hat in den Jahren, die wir nun schon zusammen sind, viel Anteil an den positiven Veränderungen gehabt, die man heute an mir wahrnimmt. Sie hat meine unbedachten, narzisstischen und zu Überarbeitung neigenden Teile auf eine Weise infrage gestellt, die schmerzhaft, aber letztlich heilsam war. Wir waren hervorragende Quälgeister füreinander! Und ich kann stolz sagen, dass wir einander noch immer auf diese Weise helfen, uns wieder zu sammeln, vor allem nach einem heftigen Streit.

Damit will ich nicht sagen, dass es sich bei allen Leuten und Ereignissen, die uns auf die Palme bringen, um wertvolle Quälgeister handelt. Und auf keinen Fall bin ich dafür, von Missbrauch geprägte Beziehungen weiterzuführen, um etwas daraus zu lernen. In solchen Fällen besteht die beste Lektion wahrscheinlich darin, dass man sich um sich selbst kümmert und Schluss macht.

Es schadet nichts, achtzugeben und uns um Teile zu kümmern, die durch etwas aktiviert werden.

Obwohl ich am Anfang dieses Kapitels die Idee vertreten habe, wir seien alle hier, um bestimmte Lektionen zu lernen, hielt ich nie viel von der New-Age-Vorstellung, alles, was geschehe, sei dazu da, um uns etwas beizubringen. Ebenso wenig halte ich von der verwestlichten Auffassung von Karma, die auf einem Missverständnis beruht. Uns stoßen durchaus schlechte Dinge zu, die nichts mit irgendwelchen Lektionen oder mit unserem Verhalten in diesem Leben (oder in früheren) zu tun haben. Trotzdem schadet es nichts, achtzugeben und uns um Teile zu kümmern, die durch etwas aktiviert werden. Die Lektion besteht dann darin, dass diese Teile lernen, darauf zu vertrauen, dass wir mit der schwierigen Person oder Situation, mit der wir konfrontiert sind, umgehen können. So war es jedenfalls damals, als ich beinah ertrunken wäre.

Wenn man diese Perspektive ernst nimmt, wird das Leben zu einer Reihe von interessanten Gelegenheiten, die große Lektion zu lernen, wer wir wirklich sind. Natürlich ist es nicht immer leicht, die Kehrtwende zu vollziehen, die nötig ist, um zum nächsten Punkt des Lehrplans überzugehen. Normalerweise vermitteln unsere beschützenden Teile uns recht überzeugend die Botschaft, das eigentliche Problem sei der vor uns stehende Quälgeist, womit sie manchmal völlig recht haben. Aber selbst dann können sie die Lektion lernen, darauf zu vertrauen, dass unser Selbst sich um sie kümmert und mit der Situation so gut umgeht, wie wir das eben können.

Übung: Eine Teile-Karte zeichnen (erweiterte Version)

Eine Form dieser Übung haben Sie bereits im ersten Kapitel gemacht. Jetzt kommt die erweiterte Version, in der Sie Quälgeister nutzen, um sich mit einer »Knoblauchzehe« zu beschäftigen, die von einer bestimmten Person oder einem Ereignis aktiviert worden ist.

Dazu ein persönliches Beispiel: Heute Morgen arbeitete ich an einem Vortrag, als mir plötzlich einfiel, dass ich ein wichtiges Online-Meeting mit allen meinen fünf Brüdern vergessen hatte. Es ging um eine geschäftliche

Sache, ein Anwalt war ebenfalls zugeschaltet, und ich war der einzige Bruder, der es nicht geschafft hatte. Ich bin der Älteste von uns sechsen, war früher jedoch kein typischer ältester Bruder, weil ich mich wahrscheinlich nicht am vernünftigsten von allen verhielt. Mein Vater behandelte mich damals deshalb ziemlich streng. Ich habe einen kritischen Teil, der meinen Vater ganz gut nachahmen kann, wenn ich etwas verpfusche; und heute merkte ich sofort, wie dieser Teil sich meldete. Im Lauf der Jahre hat er sich zwar relativ stark verändert, aber wenn ich einen schwerwiegenden Fehler mache, tut er bis zu einem gewissen Grad noch immer das, woran er gewohnt ist. Dadurch wiederum kommt immer ein Verbannter zum Vorschein, was ich daran merke, dass mich eine Welle von Scham überkommt.

Anschließend war ich sehr enttäuscht. Nachdem ich so viel an mir gearbeitet hatte, hätte ich keine so heftige innere Reaktion mehr erwartet. Da ich mir jedoch vorgenommen hatte, solche Vorfälle zu nutzen, um mich zu entwickeln, rief ich sofort die Person an, mit der ich Sitzungen austausche. Dadurch wurde das Erlebnis zum Teil meiner heilenden Arbeit.

Ich erzähle diese Geschichte, um Sie dazu anzuregen, an eine Situation und die involvierten Teile zu denken, die Sie gern weiter erforschen wollen. Bevor Sie anfangen, will ich jedoch darauf hinweisen, dass Sie etwas über die von Ihren anderen Teilen geschützten Verbannten erfahren werden. In deren Nähe werden Sie zwar nicht kommen, aber manche Menschen haben schon dann heftige Reaktionen, wenn ihre Verbannten sichtbar werden. Falls Sie während der Übung also irgendwann den Eindruck bekommen sollten, dass es Ihnen zu viel wird, machten Sie bitte eine Pause. Treten Sie aus der Übung heraus, spüren Sie nach, wie es Ihnen geht, und erinnern Sie Ihre Teile daran, dass Sie noch da sind. Wenn das etwas nützt, können Sie mit der Übung weitermachen, wenn nicht, lassen Sie sie bitte aus.

Denken Sie nun an einen Moment, in dem etwas eine starke Reaktion in Ihnen auslöste. Nehmen Sie, während Sie sich die Situation vorstellen, die aktivierten Teile wahr, und wählen Sie aus der »Knoblauchknolle« einen beschützenden Teil aus, um sich darauf zu konzentrieren. Richten Sie die

Aufmerksamkeit dann ausschließlich darauf, suchen Sie ihn in oder um Ihren Körper herum, und registrieren Sie, wie Sie ihn empfinden. Wenn Sie irgendwelche extremen Gefühle wahrnehmen, also zum Beispiel Angst vor dem Teil haben, ist das nur ein weiterer Teil von Ihnen.

Konzentrieren Sie sich in diesem Fall einen Moment darauf. Nehmen Sie – wie schon in der Dilemma-Meditation – zugleich den ursprünglichen Teil und jenen wahr, der Probleme mit ihm hat. Auf welche Weise kämpfen die beiden in Ihrem Innern miteinander? Stellen Sie außerdem fest, ob irgendwelche anderen beschützenden Teile zum Vorschein kommen, die einen der beiden kämpfenden Teile unterstützen oder auch eine dritte Haltung einnehmen.

Bisher haben wir noch mit keinem von den Teilen interagiert; wir verschaffen uns nur einen Eindruck von dem Netzwerk, das bei diesem Auslöser in Ihrem Leben zum Vorschein kommt. Anders gesagt, lernen wir die beschützenden Teile kennen, die bisher involviert sind. Stellen Sie, während Sie den Tanz Ihrer beschützenden Teile beobachten, nach einer Weile fest, ob Sie sich weiter für sie öffnen können, um mehr über sie zu erfahren. Wenn Ihnen das nicht gelingt, ist das völlig in Ordnung; verbringen Sie die Übung dann damit, das Geschehen weiter zu beobachten. Sollten Sie jedoch neugierig darauf werden, worum es bei dem Ganzen geht, können Sie jeden Teil danach fragen, welche Verletzung er beschützt. Was befürchtet er, wenn er seine Rolle nicht spielte?

Wenn Ihre beschützenden Teile diese Frage beantworten, werden Sie etwas über die Verbannten erfahren, die solche extremen Reaktionen auslösten. Stellen Sie fest, welchen Eindruck Sie von den Verbannten erhalten können, ohne direkt Kontakt mit ihnen aufzunehmen. Können Sie ahnen, wie sie sind? Können Sie sich ihrer Verletzlichkeit stärker bewusst werden?

Während Sie mehr über das erfahren, worum Ihre beschützenden Teile sich zu kümmern versuchen, ist es hilfreich, ihnen das Herz zu öffnen. Dann bekommen Sie eher ein Gefühl dafür, womit diese Teile es zu tun haben und wie viel auf dem Spiel steht. Oft ähneln solche Teile Eltern, die ein sehr verletzliches Kind haben und sich darüber streiten, wie man es am besten beschützen kann, weil es so schlimm wäre, wenn das Kind verletzt würde. Allerdings sind diese beschützenden Teile nicht alt genug, um Eltern zu sein; normalerweise sind sie selbst jung und überfordert, während sie versuchen, ihr Bestes zu tun.

Vermitteln Sie diesen Teilen, dass Sie das alles verstehen. Sagen Sie ihnen, dass Sie mit ihnen zusammenarbeiten werden. Den Verbannten wiederum können Sie vermitteln, dass Sie sich ihres Vorhandenseins bewusst sind – Sie können sie heute zwar noch nicht besuchen, werden aber irgendwann versuchen, auch ihnen zu helfen. Denken Sie dabei daran, dass alles, was in der inneren Welt geschieht, gewaltige Auswirkungen auf das hat, was in der äußeren Welt abläuft.

Alles, was in der inneren Welt geschieht, hat gewaltige Auswirkungen auf das, was in der äußeren Welt abläuft.

Richten Sie die Aufmerksamkeit nun wieder nach außen. Obwohl Sie Ihre innere Welt verlassen, werden Sie sie nicht vergessen.

Für manche von Ihnen war diese Übung wahrscheinlich ein bisschen schwierig, vor allem dann, als Sie etwas über Ihre Verbannten erfuhren. Es kann beunruhigend sein zu wissen, dass sie vorhanden sind, und auch wenn man sie – wie in der Übung erläutert – nicht direkt besucht, wird man manchmal von ihrem Schmerz, ihrem Schrecken, ihrer Scham und den Überzeugungen getroffen, die sie mit sich herumtragen. Das wiederum wirkt beunruhigend auf die beschützenden Teile, die so lange versuchten, die Verbannten von uns fernzuhalten. Aus diesen Gründen fühlt man sich nicht selten etwas überfordert, und mir ist klar, dass dies schwierig sein kann. Selbst wenn wir unsere Verbannten nur ganz leicht berühren, führt das oft zu einer heftigen Gegenreaktion von beschützenden Teilen, die Angst davor haben, oder von Teilen, die uns kritisieren wollen. Wenn es Ihnen jedoch gelingt, sich klarzumachen, dass dies nur an den Ängsten dieser Teile liegt, können Sie sie beruhigen und daran erinnern, wer Sie sind. Vielleicht hilft Ihnen das, zentriert zu bleiben.

Jedenfalls sind Sie eine Person, die über Mut, Selbstvertrauen und Klarheit verfügt, die sich mit allem verbunden fühlt und die mit beiden Beinen auf der Erde steht. Sobald Sie irgendein Gefühl haben, das Ihnen etwas anderes sagt, machen Sie sich einfach klar, dass solche Botschaften von Teilen kommen, die nicht wissen, wer Sie sind. Denken Sie immer daran, dass diese Teile Sie oft für wesentlich jünger halten, als Sie sind. Deshalb ist es sinnvoll, nicht völlig mit ihnen zu verschmelzen und dadurch in ihre Welt zu geraten. Beruhigen Sie sie, lösen Sie sich von ihnen, und helfen Sie ihnen, darauf zu vertrauen, dass solche Erkundungen des eigenen Inneren zwar schwierig sind, dass Sie es aber trotzdem schaffen können, weil Sie kein kleines Kind mehr sind und da sind, um ihren Teilen zu helfen – statt umgekehrt.

Übung: Mit Auslösern arbeiten

Wenn manche von Ihren Teilen bei der letzten Übung ausgelöst (aktiviert oder getriggert) wurden, kann diese Übung hilfreich sein.

Nehmen Sie wahr, was in Ihrem Körper und Ihrem Kopf abläuft, nachdem Sie sich einige Minuten in Ihrer inneren Welt aufgehalten haben. Falls dadurch irgendwelche Teile ausgelöst wurden, registrieren Sie sie lediglich, ohne mit ihnen zu verschmelzen. Zu diesem Zweck bitten Sie die Teile, sich nur ein kleines bisschen von Ihnen zu lösen, damit Sie *bei* ihnen sein können, statt sie zu *sein*. Wenn es Ihnen in diesem deutlicher getrennten Zustand gelingt, neugierig auf die Auslöser zu sein, fragen Sie die Teile einfach, weshalb die letzte Übung so schwer für sie war. Was wollen sie Ihnen darüber mitteilen? Während Sie auf diese Weise *bei* und nicht *in*

Ihren Teilen sind, versuchen Sie, ihnen klarzumachen, dass Sie noch da sind. Erinnern Sie sie daran, dass Sie nicht jung, sondern erwachsen sind und ihnen daher helfen können. Ja, Sie verstehen, dass solche Übungen harte Arbeit bedeuten und manchen von Ihren Teilen Angst machen, aber Sie werden diesen Teilen beistehen.

Während Sie auf solch mitfühlende Weise bei Ihren Teilen sind, erinnern Sie diese abschließend daran, dass Sie sich schon lange um sie und um sich selbst kümmern. Da Sie wissen, wie Sie allen Beteiligten helfen können, sich besser zu fühlen, werden Sie entsprechend handeln. Und wenn der richtige Zeitpunkt dafür gekommen ist, richten Sie die Aufmerksamkeit so, wie Sie es gewohnt sind, wieder nach außen.

Ich hoffe, Sie waren in der Lage, die beiden Übungen zu machen, und haben dabei etwas über Ihre beschützenden Teile und das erfahren, was sie beschützen. Wenn ich mit einem Paar arbeite und ein Konflikt zwischen den beiden Personen entsteht, sage ich ihnen, sie sollen innehalten, die Aufmerksamkeit nach innen richten und eine solche Übung machen. Wenn es zwischen meiner Frau und mir zu einem Streit kommt, verhalten wir uns ebenso. Wir halten inne, nehmen uns ein wenig Zeit für uns selbst, richten den Blick nach innen und suchen die Teile, die gerade das Wort geführt haben. Wir hören ihnen zu, nehmen wahr, was sie beschützen, und wenn wir uns dann wieder einander zuwenden, sprechen wir mit offenerem Herzen *für* diese Teile. Sofern uns das tatsächlich gelingt, ist der Unterschied gewaltig. Ganz funktioniert das zwar nicht immer, aber es läuft im Allgemeinen wesentlich besser, als wenn ich es zulasse, dass meine beschützenden Teile die Führung übernehmen und das Wort führen.

Bei viel zu vielen Interaktionen handelt es sich um Kriege zwischen beschützenden Teilen. Das sehen wir in Unternehmen, in Familien und in der Politik. Länder wie die Vereinigten Staaten sind voller Polarisierungen, weil die Teile der beiden Seiten die Führung übernehmen und miteinander kommunizieren. Wird ein Teil extrem, lässt er den beschützenden Teil der anderen Seite genauso extrem oder noch extremer werden, wodurch die ganze Dynamik im Lauf der Zeit immer weiter eskaliert. Besonders gilt das dann, wenn keine der beiden Seiten einer übergeordneten Führung vertraut und viele Verbannte hat. Das ist auf allen Ebenen von menschlichen Systemen das Gleiche.

Bei viel zu vielen Interaktionen handelt es sich um Kriege zwischen beschützenden Teilen.

Ich leite Workshops für Menschen, die im Mediations- und im Konfliktlösungsbereich arbeiten oder gesellschaftlich und politisch aktiv sind. Sie alle finden den beschriebenen Prozess nützlich. Wenn wir sagen: »Ein Teil von mir hat stark auf das reagiert, was du gerade gesagt hast, und unterhalb von diesem Teil war einer, der sich sehr verletzt fühlte«, dann vermittelt das eine ganz andere Botschaft als: »Was du da gerade gesagt hast, passt mir gar nicht!« Es führt auch zuverlässig zu anderen Ergebnissen. Vom Selbst geführt zu sein und für unsere Teile zu sprechen bedeutet nicht nur, Zeit in unserer Innenwelt zu verbringen. Es beeinflusst auch, wie wir in der Außenwelt leben und wie wir mit anderen Menschen und ihren Teilen umgehen.

10 | DIE GESETZE DER INNEREN PHYSIK

Am Anfang von *A Beautiful Mind,* einem Film über den berühmten Mathematiker John F. Nash, weiß das Publikum nicht, dass es alles durch die Augen eines paranoiden Teils betrachtet, den die Hauptfigur hat. Das ist ein wunderbares Beispiel dafür, was wir erleben, wenn wir vollständig mit einem beschützenden Teil verschmolzen sind.

Irgendwann im Film löst Nash sich von seinem paranoiden Teil, der den Namen Parcher trägt und von Ed Harris gespielt wird. In diesem Moment erkennen wir gemeinsam mit ihm, dass es sich nur um einen Teil handelt, der die Führung über seine Gedanken übernommen hat. Indem er Parcher ignoriert und ihn auf Distanz hält, kann Nash wieder funktionieren, was ihm sein restliches Leben lang gut gelingt. Aus meiner Sicht verdeutlicht das, wie nützlich die Achtsamkeitspraxis sein kann.

In IFS gehen wir einen weiteren Schritt. In diesem Fall würden wir Parcher aufsuchen, um zu erfahren, was er beschützt. Am Ende des Films sieht Nash ein Stück weit entfernt Parcher und zwei weitere Gestalten aus seinen illusionären Vorstellungen stehen. Sie blicken verloren zu ihm herüber, während er in sein Leben davongeht und seinen Beschützer samt seinen Verbannten im Nichts stehen lässt.

Alle Ihre Teile warten in Ihrem Inneren auf Sie, und sie verdienen Ihre Liebe und Aufmerksamkeit. Aber bevor wir uns den Teilen nähern, bei denen wir am meisten fürchten, dass sie uns mit ihren rohen oder wütenden Emotionen überfordern, bitten wir sie, uns nicht vollständig damit zu überfluten. Wir versichern ihnen, dass wir ihnen dann besser zuhören und ihnen helfen können. Wenn ein Teil daraufhin zustimmt, uns nicht zu überfordern, dann tut er das auch nicht. Das ist eines der Gesetze der inneren Physik.

Dieses Gesetz macht es uns möglich, uns unseren Verbannten zu nähern, ohne zu ihnen zu werden. Dabei empfinden wir einige ihrer Gefühle und verschmelzen bis zu einem gewissen Grad mit ihnen, aber sobald die Vereinbarung gilt, überrollen sie uns nicht mehr so wie früher. In all den Jahren, die ich mich schon mit IFS beschäftige, ist diese Vereinbarung noch nie gebrochen worden.

Wie sich herausgestellt hat, können unsere Teile kontrollieren, wie stark sie uns überfluten. Vielen Leuten fällt es schwer, das zu glauben, denn wenn sie ihren Verbannten die Tür öffnen, werden sie oft von deren Gefühlen überflutet und haben nicht den Eindruck, irgendwelche Kontrolle darüber zu haben. Für beschützende Teile gilt das manchmal ebenfalls. Wie Sie in manchen von den Übungen in diesem Buch festgestellt haben, können diese so stark mit uns verschmelzen, dass wir durch ihre Augen blicken und so denken wie sie.

Dennoch hat dieses spezielle Gesetz der inneren Physik sich als extrem wertvoll erwiesen bei der Arbeit mit sehr sensiblen und traumatisierten Menschen, die große Angst davor haben, von ihren Teilen und besonders von ihren Verbannten überflutet zu werden. Mit seiner Hilfe können wir ohne die in anderen Traumaverfahren angewandten Bewältigungsstrategien in solche innere Systeme gelangen. Dazu müssen wir lediglich die betreffenden Teile bitten, die Person nicht zu überfluten. Wenn sie zustimmen, halten sie sich daran. Unsere Teile überfluten uns nämlich dann, wenn sie – oft mit gutem Grund – meinen, sie müssten ganz die Kontrolle übernehmen, weil wir sie sonst wieder einsperren würden.

Wenn eine Klientin oder ein Klient überflutet werden, also zum Beispiel während einer Therapiesitzung in einen Panikanfall geraten, dann liegt das daran, dass wir vorher keine Vereinbarung mit den verängstigten Verbannten getroffen haben. In solchen Fällen weise ich die betreffende Person an, tief zu atmen, mir in die Augen zu schauen und ihre Füße auf dem Boden zu spüren. Dann sage ich einfach etwas wie: »Ich sehe, dass jetzt ein wirklich verängstigter Teil da ist, und würde gern direkt mit ihm sprechen. Geht das?« Während ich mit dem Teil spreche, sage ich ihm, er sei absolut willkommen und ich würde mich freuen, dass es ihm gelungen sei auszubrechen. Außerdem vermittle ich ihm, dass es ein bisschen leichter für uns wäre, ihm zu helfen, wenn er seine Energie ein klein wenig zurücknähme, damit die Person bei ihm sein könne. Meist glaubt mir der in Panik geratene Teil, worauf die Person sich plötzlich zentriert fühlt, wieder Zugang zu ihrem Selbst bekommt und Mitgefühl für den panischen Teil empfindet. Dann kann sie *bei* dem Teil sein, statt zu ihm zu werden.

Wäre John F. Nash für eine Sitzung zu mir gekommen und hätte von den ganzen Leuten berichtet, die hinter ihm her seien, hätte ich ihn gefragt, ob ich direkt mit dem Teil sprechen dürfe, der ihm solche furchtbaren Sachen erzähle. Zuerst würde er eventuell widersprechen und behaupten, das sei kein Teil, sondern er selbst, aber ich kann hartnäckig sein. Wenn er mich dann direkt mit Parcher sprechen ließe, würde ich den fragen, was passierte, wenn er nicht die Führung übernähme. Außerdem würde ich ihm versichern, wenn er Nash bei sich sein ließe, könnten wir das heilen, was er beschütze. Vielleicht würde es mehrere Sitzungen brauchen, bis Parcher mir genügend vertraute, um sich zu von Nash zu lösen, aber sobald er das täte, würde Nash ihn *sehen*, statt er zu *sein*. Dann könnte Nash ihm für seine Bemühungen danken, ihn zu beschützen, und damit wären wir auf dem Weg, den Verbannten zu heilen, um den Parcher sich zu kümmern versuchte.

Weil das so laufen würde, ist das erwähnte Gesetz der inneren Physik von unschätzbarem Wert. Ich erläutere es hier so ausführlich, um Ihnen etwas zu versichern: Wenn einer Ihrer verbannten oder beschützenden Teile während einer Übung die Führung übernimmt, ist es möglich, ihn dazu zu bringen, dass er sich wieder löst.

Es gibt nichts in unserem Inneren, was irgendeine Macht hat, wenn wir im Selbst sind und keine Angst davor haben.

Erwähnen will ich noch ein weiteres Gesetz der inneren Physik, das in manchen der hier abgedruckten Sitzungsprotokolle erkennbar wird. Es gibt nichts in unserem Inneren, was irgendeine Macht hat, wenn wir im Selbst sind und keine Angst davor haben. Auch dieses Gesetz hat sich in den Jahrzehnten, die ich mit IFS arbeite, immer bestätigt. Bemerkenswert ist das, weil ich mit Menschen zu tun hatte, die extrem beängstigende Teile hatten oder sogar entschlossen waren, sich selbst oder andere zu verletzen oder umzubringen. Wenn wir in solchen Fällen gemeinsam an die Arbeit gehen, können Teile, vor denen diese Menschen ihr Leben lang Angst hatten, weil sie ihnen wie Monster oder Dämonen vorkamen, ihnen plötzlich absolut nichts mehr antun. Die üblichen Versuche dieser Teile, zu kontrollieren oder einzuschüchtern, wirken jetzt nur noch schwach, weil die Person erkennt, worum es den Teilen geht und wie sie in ihrer Rolle stecken geblieben sind.

Nichtsdestotrotz ist es wichtig zu erkennen, dass Teile, die Angst machen, oft schlimme Lasten tragen und die Person dazu bringen können, sich selbst und andere zu verletzen. Entscheidend ist es daher, im Selbst zu sein und nicht von Angst überflutet zu werden. Dabei muss man sich immer daran erinnern, dass Teile nicht das sind, was sie zu sein scheinen, und wenn man beim Umgang mit ihnen zentriert bleiben kann, offenbaren sie die geheime Geschichte darüber, wie sie in ihre extreme Rolle gezwungen wurden. Außerdem verraten sie uns, was sie im Innern beschützen, wonach wir auch diesen Teilen helfen können, sich zu verwandeln.

Dieses zweite innere Gesetz hat für mich einen spirituellen Aspekt. Wenn das Selbst tatsächlich ein Ausdruck des Göttlichen in unserem Inneren sein sollte, leuchtet es ein, dass das nicht mit irgendwelchen Teilen verschmolzene Selbst von nichts in der inneren Welt eingeschüchtert werden kann, auch nicht durch etwas scheinbar Böses. Stattdessen arbeitet es energisch, aber auch liebevoll und effizient daran, diese Welt zu heilen und zu verwandeln.

Zwischenbilanz

An diesem Punkt haben Sie beinah alle Übungen in diesem Buch kennengelernt. Daher will ich Ihnen einen Rat geben beziehungsweise eine bestimmte Perspektive vermitteln.

Wenn Sie sich auch nur auf eine dieser Reisen ins eigene Innere begeben haben, stellen Sie vielleicht fest, dass Ihr inneres System etwas in Aufruhr geraten ist. Sie hatten den Mut, eine ungewohnte und vom vorherrschenden Denken abweichende Methode auszuprobieren, sich selbst zu erforschen und mit Ihren Teilen in Kontakt zu treten. Am Anfang kann das ziemlich beunruhigend wirken, vor allem, wenn Sie allein damit umgehen – wenn die Menschen in Ihrer Umgebung Sie also nicht verstehen und Probleme haben, Sie dabei zu unterstützen.

Ich möchte Ihnen meine Anerkennung für Ihren Mut aussprechen und Sie zugleich daran erinnern, wie wichtig es ist, dass Sie gut für sich selbst (und für Ihre Teile) sorgen, während Sie die Reise fortsetzen. Dazu gehört Geduld, wenn ein Teil skeptisch oder verstört reagiert. Führen Sie daher viele innere Gespräche, bei denen Sie Ihren Teilen klarmachen, wer Sie sind, wer Sie nicht sind, wie wichtig Sie Ihre Teile nehmen und dass Sie ihnen helfen können.

Dabei geht es auch darum, von Ihren Teilen zu erfahren, was Sie in der äußeren Welt für sie tun können. Das könnte beispielsweise bedeuten, von manchen Personen mehr Abstand zu halten und zu anderen eine stärkere Verbindung aufzubauen. Bedeuten könnte es auch, mehr Zeit in der Natur zu verbringen, sich mit Yoga und beruhigenden Meditationsübungen zu beschäftigen, sich eine Weile in die duftende Badewanne zu legen oder die Filme und Fernsehsendungen anzuschauen, die Ihren Teilen gefallen (aber nicht unbedingt Ihnen selbst). Wenn Sie Ihren Teilen zuhören, werden diese Ihnen jedenfalls im Allgemeinen verraten, was sie brauchen.

Ein Beispiel: Wenn der Neuropsychiater und IFS-Ausbilder Frank Anderson eine medizinische Untersuchung durchführt, sagt er seinen Patientinnen oder Patienten, sie sollten in ihrem Inneren die Frage stellen, ob die bisher verwendeten Medikamente nützen oder nicht. Durch die Antworten der Teile erfährt er, ob er die Dosierung anpassen oder ein anderes Medikament verschreiben sollte. Diese Vorschläge, wie Sie für sich selbst sorgen können, habe ich gerade an dieser Stelle eingefügt, weil die nächste Übung besonders beunruhigend wirken kann.

Übung: Fortgeschrittene Arbeit mit beschützenden Teilen

Wir haben das Motto, dass alle Teile willkommen sind. Allerdings gibt es welche, vor denen wir uns besonders fürchten oder für die wir uns schämen.

Nehmen Sie sich wie in den bisherigen Übungen etwas Zeit, es sich bequem zu machen. Wenn es nützlich ist, können Sie ein paar tiefe Atemzüge nehmen oder sich wie zur Meditation hinsetzen. Nehmen Sie dann erst einmal Kontakt zu den Teilen auf, mit denen Sie sich bereits beschäftigt haben. Stellen Sie fest, wie es ihnen geht, und erinnern Sie sie daran, dass Sie bei ihnen sind und sich um sie kümmern.

Ich glaube, man kann nicht in den Vereinigten Staaten oder einem anderen Land mit einer langen rassistischen Geschichte aufgewachsen sein, ohne die entsprechende Erblast mit sich herumzutragen (wobei ich festgestellt habe, dass Leute aus manchen Ländern das nicht tun). Egal, welche Hautfarbe man hat, und egal, wie viel man sich damit auseinandergesetzt hat, wird man wahrscheinlich einen Teil mit dieser Last haben. Dazu passt eine Anekdote, die Desmond Tutu gern erzählt. Als er einmal ein Flugzeug bestieg, stellte er stolz fest, dass beide Piloten schwarz waren. Während des Flugs kam es jedoch zu technischen Schwierigkeiten, wobei Tutu sich dabei erwischte, dass er sich Sorgen machte, weil kein weißer Pilot an Bord war!

Damit will ich nur darauf hinweisen, dass in uns *allen* Rassismus vorhanden ist. Wenn wir jedoch auf den betreffenden Teil reagieren, in dem wir ihn beschämen und in die Verbannung schicken, erzeugen wir nur mehr unausgesprochenen Rassismus. Das bedeutet noch mehr blinde Flecken und hält das größere System des Rassismus in Bewegung.

Das also ist der Teil, den Sie sich jetzt anschauen sollen – Ihren rassistischen Teil. Der Teil, der Weiße für überlegen hält und der in Ihrem Kopf gelegentlich fiese Dinge sagt. Ich habe diese Übung schon mit vielen Menschen gemacht und festgestellt, dass selbst jene, die sich ihres eigenen Rassismus zuerst aufrichtig nicht bewusst sind, ihn entdecken, wenn sie Geduld haben.

Wieder sollen Sie sich nicht in die Nähe dieses rassistischen Teils begeben, sondern nur wahrnehmen, welche Gefühle Sie ihm entgegenbringen. Falls sich dabei ein anderer, beschützender Teil meldet – vor allem einer, der Ihnen sagt, Sie sollten sich schämen oder Angst vor Ihrem rassistischen Teil haben –, dann erklären Sie ihm Folgendes: Es wird dem rassistischen Teil helfen, sich zu verändern, wenn Sie ihn besser kennenlernen; ihn zu verbannen nützt hingegen kaum.

Vorläufig reicht es vielleicht aus, dass Sie sich das Vorhandensein des rassistischen Teils eingestehen und sich vornehmen, mit Unterstützung von außen daran zu arbeiten. Aus der IFS-Perspektive einige hoffentlich nützliche Anmerkungen dazu:

- Dieser innere Rassismus ist nur ein Teil von Ihnen. Vieles in Ihnen ist nicht so wie er.
- Es handelt sich nicht um eine feste rassistische Überzeugung, mit der man nicht umgehen kann. Wie alle Ihre anderen beschützenden Teile kann dieser Teil sich entlasten und verwandeln.

- Sie müssen sich nicht schämen, weil Sie diesen Teil in sich haben. Rassismus ist eine Erblast, die unsere Kultur durchdringt.
- Wenn es bei Ihnen so ist wie bei mir und zahlreichen Menschen, mit denen ich gearbeitet habe, ist diese Erblast in vielen von Ihren Teilen vorhanden. Seien Sie also nicht enttäuscht, wenn sie nicht vollständig verschwindet, nachdem Sie einen davon entlastet haben.

Eventuell werden Sie feststellen, dass es sich um einen beschützenden Teil handelt, weshalb er erst entlastet werden kann, nachdem Sie den damit verbundenen verbannten Teil geheilt haben. Es kann jedoch auch sein, dass er einfach die kulturelle Erblast des Rassismus trägt und mehr als bereit ist, sich zu entlasten, wenn Sie ihm klarmachen, dass dies möglich ist.

Wenn Sie das Gefühl haben, der richtige Zeitpunkt sei gekommen, danken Sie Ihren Teilen wie üblich für alles, was sie getan haben, und richten Sie die Aufmerksamkeit dann wieder nach außen. Tun Sie alles, was es braucht, um sich behutsam von der Übung zu lösen und sich um sich selbst zu kümmern.

Meine Eltern waren in der Bürgerrechtsbewegung aktiv, und ich engagierte mich mein Leben lang in progressiven Bewegungen oder unterstützte sie zumindest. Als ich jedoch beschloss, mich direkter mit dem Problem des Rassismus zu beschäftigen, entdeckte ich voll Scham einen rassistischen Teil in meinem Inneren. Ich weiß nicht genau, warum, aber diesen Teil zu entlasten fiel mir besonders schwer. Noch jetzt meldet er sich gelegentlich, und dann muss ich seinen Impulsen und Überzeugungen behutsam entgegentreten. Er ist sehr jung und verängstigt. Das wird bei vielen Menschen so sein. Deshalb ist es hier eines meiner Ziele, die Debatte über Rassismus zu entschärfen, damit wir mit mehr Offenheit und Bereitschaft erforschen können, was wirklich in uns vor sich geht.

Bis Sie Ihre rassistischen Teile entlasten können, ist es besser, sich ihrer einfach nur bewusst zu sein. Wenn Sie einen entdecken, können Sie ihn aktiv und mitfühlend daran erinnern, dass Sie seine Überzeugungen kennen, aber das, was er sagt und denkt, nicht richtig finden. Problematisch wird es hingegen, wenn Sie gegen Ihren inneren Rassismus in den Krieg ziehen. Wie bereits mehrfach erläutert, stärkt es einen Teil normalerweise nur, wenn wir ihn bekriegen. Und wenn wir ihn verbannen und so tun, als wäre er nicht vorhanden, machen wir das meist nur, um uns besser zu fühlen. Dadurch wird es jedoch wesentlich schwerer, ihn zu entlasten und etwas gegen den Schaden zu unternehmen, den er potenziell anzurichten vermag.

Ein ähnliches Vorgehen empfehle ich auch bei anderen Teilen, für die Sie sich schämen oder die Sie fürchten. Das kann ein Teil sein, der Ihnen peinliche sexuelle Fantasien vermittelt, der Leute wie Donald Trump großartig findet, der sich insgeheim freut, wenn Menschen aus Ihrem Freundeskreis mit etwas scheitern, oder der glaubt, dass Männer den Frauen *tatsächlich* überlegen sind. Wir alle haben Teile, deren Vorhandensein wir nicht gern zugeben wollen, nicht einmal uns selbst gegenüber. Im Allgemeinen handelt es sich dabei um junge, fehlgeleitete innere Kinder. Genau wie fehlgeleitete äußere Kinder verdienen sie unsere Unterstützung und Liebe, statt von uns verachtet, beschämt und verlassen zu werden.

SITZUNG 4: ANDY

Wie Sie inzwischen längst erraten haben, bin ich begeistert von der Möglichkeit, dass IFS uns helfen kann, die Lasten unseres inneren Rassismus, unseres Leugnens und unserer Apathie abzulegen. Im Grunde geht es um alles, was uns daran hindert, das von systemischem Rassismus verursachte Leiden wahrzunehmen und zu handeln, um den Schaden wiedergutzumachen. In diesem Sinne experimentierte ich mit einer ganzen

Reihe von Gruppen und Einzelpersonen. Die folgende Sitzung ist ein Beispiel dafür. Sie ist für einen Podcast entstanden, bei dem Andy – der Interviewer, der weiß ist und sich sehr gegen Rassismus engagiert – mir erlaubte, mich mit seinen rassistischen Teilen zu beschäftigen.

Dick: Andy, wenn Sie dazu bereit sind, wäre es toll, sich mit dem Teil von Ihnen zu beschäftigen, der rassistisch ist.

Andy: Tja, ich bin offen dafür. Der Teil kommt mir zwar nervös und verletzlich vor, aber ich wäre nicht konsequent, wenn ich mich dagegen sperrte.

D: Gut, dann konzentrieren Sie sich jetzt auf den Teil von Ihnen, der rassistische Überzeugungen hat und vielleicht manchmal in Ihrem Inneren etwas Rassistisches von sich gibt. Schauen Sie mal, ob Sie ihn in oder um Ihren Körper herum finden können.

A: Ich hab den Eindruck, dass es eventuell zwei Teile sind – einer in der Gegend von meinem Mund und meinen Lippen und ein anderer, der schwerer zu finden ist.

D: Gut, dann beschäftigen wir uns zuerst mit dem um Ihren Mund herum. Spüren Sie mal nach, was Sie ihm gegenüber empfinden.

A: Er ist etwa fünf bis sechs Jahre alt und steckt in einer bestimmten Erinnerung fest. Ich hab etwas Mitgefühl ihm gegenüber.

D: Vermitteln Sie ihm das, und schauen Sie, wie er reagiert und ob er Ihnen mehr darüber mitteilen will, was damals geschah.

A: Es findet in einem Restaurant statt. Ich bin mit jemandem zusammen, den ich liebe und dem ich sehr vertraue, und es ist das erste Mal, dass ich einen schwarzen Menschen sehe. Ich bin nämlich in einem gutbürgerlichen Viertel aufgewachsen und war dort ziemlich abgeschirmt. Deshalb hab ich den Erwachsenen, mit dem ich zusammen war, gefragt, wieso die Haut von dem anderen Mann da so schmutzig wäre. Das war bloß kindliche

Neugier, aber der Erwachsene war total betreten, hat sich bei dem Schwarzen entschuldigt und mir gesagt, ich soll keine solchen Fragen mehr stellen. Und heute sagt mir dieser Teil, dass er immer noch Angst hat, seine Neugier könnte nicht nur den Erwachsenen damals verletzen, sondern auch Menschen mit der Hautfarbe, die der andere Mann hatte.

D: Fragen Sie ihn, ob er noch in der damaligen Szene lebt.

A: Nein, aber er macht sich immer noch Sorgen, dass es den beiden Leuten da nicht gut geht.

D: Okay, dann gehen Sie jetzt gemeinsam mit ihm dorthin, und helfen Sie ihm zu schauen, wie es den beiden geht und was sie brauchen. Fragen Sie ihn, was Sie da in der Vergangenheit mit ihm oder für ihn tun sollen.

A: Er will bloß, dass die beiden Männer miteinander reden, der Mann, den er liebt und dem er vertraut, und der Schwarze. Deshalb sorge ich jetzt dafür. Ach, er freut sich total darüber! Jetzt kommt es mir abgeschlossen vor.

D: Gut, dann holen wir ihn doch aus der Szene damals heraus, um ihn an einen Ort zu bringen, wo es ihm gefällt. Dann können wir sehen, ob er die Überzeugungen und Gefühle aufgeben möchte, die er seit damals hat.

A: Ja, das will er unbedingt.

D: Wo trägt er das denn alles?

A: Es steckt in seinem Hals. *[Der Junge von Andy lässt alles aus seinem Hals ins Licht strömen. Daraufhin fühlt der Junge sich glücklich und leicht, er holt Mut in seinen Körper und das Wissen, dass auch Erwachsene leiden und dass er ihnen helfen kann, eine Verbindung zueinander herzustellen.]*

D: Vorher haben Sie noch einen Teil erwähnt, der nicht so leicht zu finden ist. Schauen Sie mal, ob Sie das jetzt können.

A: Der ist irgendwie schwer zu beschreiben, aber das Bild, das ich sehe, ist eine Schlange oder ein Seil, das um mein Rückgrat geschlungen ist.

D: Was fühlen Sie dabei?

A: Ich hab irgendwie Angst davor.

D: Bei dem, was wir hier tun, gibt es die Regel, dass uns nichts verletzen kann, wenn wir keine Angst davor haben. Schauen Sie also, ob die angstvollen Teile bereit sind, in ein geschütztes Wartezimmer zu gehen, damit wir diese Schlange kennenlernen können.

A: Okay, jetzt bin ich neugierig darauf. Die Schlange sagt mir, dass sie Angst hat, sich mir zu zeigen.

D: Fragen Sie sie danach – was würde denn dann passieren? Was befürchtet sie?

A: Sie hat Angst, dass viele Leute, die ich liebe und die mir wichtig sind, dann verletzt würden und uns ebenfalls verletzen würden. Also glaubt sie, es ist besser, unsichtbar zu sein, und deshalb hat sie sich zusammengerollt und versteckt. Manchmal bewertet sie Leute danach, wie sie aussehen – nach ihrer Hautfarbe oder ihren Gesichtszügen –, und sie weiß, wie verletzend das ist.

D: Sagen Sie ihr, dass wir ihr helfen werden, das zu entlasten, was sie zu diesen Gedanken bringt. Wir werden sie nichts sagen lassen, was irgendjemanden verletzt.

A: Der Teil ist in mir, seit ich dreizehn war. Damals bin ich in der Schule wie ein Verbannter behandelt worden, weil ich ziemlich dick war und merkwürdige Interessen hatte. Außerdem ging es darum, mit welchen Leuten ich zusammen war und welche sich nicht mit mir abgeben wollten. Zum Schutz hat der Teil immer eine Möglichkeit gefunden, sich besser als andere zu fühlen. Er ist wirklich lange schlecht behandelt worden und musste sich in mir drin vergraben.

D: Sagen Sie ihm, dass Sie das verstehen; es leuchtet völlig ein, dass er angefangen hat, andere abzuwerten, um sich besser zu fühlen. *[Der Teil zeigt Andy eine bestimmte Szene in der Schulcafeteria, wo er und seine Freunde von einem beliebten Mädchen verächtlich gemacht wurden. Dabei fühlte er sich klein, gedemütigt und wütend. Andy begibt sich in die Szene und hilft dem Jungen dabei zu sehen, dass das Verhalten des Mädchens nichts mit ihm zu tun hatte. Anschließend spricht er für ihn mit dem Mädchen. Der Junge ist völlig verblüfft, weil er geglaubt hat, man könne beliebten Personen nicht die Stirn bieten. Sobald Andy das für ihn getan hat, ist er bereit, die Szene zu verlassen, worauf Andy ihn in die Gegenwart holt.]*

D: Schauen Sie, ob er bereit ist, alles zu entlasten, was er damals auf sich genommen hat.

A: Ja, er ist bereit dazu – es steckt in seinen Schultern und seinem Hals und drückt ihn nieder. Deshalb kann er anderen Leuten nicht in die Augen schauen und muss den Kopf wegdrehen.

D: Wohin will er das alles abgeben?

A: Ins Feuer. *[Sobald der Junge alles, was in seinen Schultern steckte, dem Feuer übergeben hat, ist er ein ganzes Stück größer. Jetzt sieht er: Wenn er sich anderen Leuten gegenüber so verhielte, wie es das Mädchen ihm gegenüber getan hat, könnte er später mit ihnen darüber sprechen und sich entschuldigen. »Als ich sah, wie du das mit dem Mädchen getan hast, öffnete mir das die Augen«, sagt er. Anschließend holt er Selbstvertrauen in seinen Körper und, wie er sagt, »die Fähigkeit, den Schmerz von diesem Mädchen zu sehen und dass sie versucht hat, sich besser zu fühlen, indem sie uns niedermachte«.]*

D: So, Andy, sagen Sie jetzt den beiden Teilen, dass Sie sie eine Weile täglich besuchen werden, und kommen Sie dann zurück.

Innerhalb eines kurzen Zeitraums begegnete Andy zwei Teilen, die wichtig für seine Auseinandersetzung mit Rassismus sind. Der erste hatte viel Angst davor, neugierig und offen gegenüber Menschen mit anderer Hautfarbe zu sein, eine Angst, die Andy bei seinem gesellschaftlichen Engagement mit großer Anstrengung überwinden musste. Der zweite Teil verwendete Rassismus dazu, sich zu bestätigen, indem er meinte: »Wenigstens bin ich etwas Besseres als solche Leute.« Wenn man dieses Thema erforscht, ist festzustellen, dass Teile viele unterschiedliche Motive haben, an Rassismus festzuhalten oder nichts dagegen zu tun. Alle solchen Teile, mit denen ich es bisher zu tun hatte, auch meine eigenen, sind jedoch jung, stecken in einer schwierigen Situation fest und sind erleichtert, wenn sie entlastet werden.

Die Persönlichkeitsanteile haben viele unterschiedliche Motive, an Rassismus festzuhalten oder nichts dagegen zu tun.

Hier ist wieder einer der Grundsätze von IFS am Werk: Gegen innere Überzeugungen oder Emotionen jeder Art in den Krieg zu ziehen geht oft ins Auge. Besser ist es, den dafür verantwortlichen Teilen zuzuhören und sie zu heilen. Bis sie entlastet sind, behandeln wir sie vom Selbst aus mit einer festen, aber liebevollen Disziplin.

Während Sie erforschen, was Ihre dunklen Seiten zu sein scheinen, stoßen Sie übrigens eventuell auf etwas, was Ihnen nicht wie ein Teil vorkommt. Gelegentlich begegnen wir nämlich Stimmen oder Bildern, die ziemlich garstig, aber außerdem stärker zweidimensional als unsere Teile sind. So etwas bezeichnet man als *unabhängige Lasten*, weil es sich um verinnerlichte Aspekte von Hass oder Bösartigkeit handelt, die sich nie mit einem Teil verbunden haben. Man könnte auch von *frei schwebenden Lasten* sprechen. In manchen psychodynamischen Modellen werden sie als *Introjekte* bezeichnet. Auch sie üben jedoch keine Macht über uns aus, wenn wir nach einem der Gesetze der inneren Physik im Selbst sind und keine Angst vor irgendetwas in unserem Inneren haben.

11 | IM KÖRPER SEIN

Wenn unsere Teile allmählich dem Selbst vertrauen, öffnen sie uns mehr Raum dafür, in unserem Körper zu sein. Ist das der Fall, nehmen wir Körperempfindungen und Emotionen stärker wahr und sind daher zunehmend daran interessiert, den Körper im Gleichgewicht und gesund zu erhalten. Dabei sind wir nicht nur empfänglicher für die Rückmeldungen des Körpers, sondern wissen auch besser, welche Nahrungsmittel und Aktivitäten ihm bekommen und welche ihn schädigen können. Das führt zu entsprechenden Verhaltensänderungen. Außerdem müssen unsere Verbannten den Körper nicht mehr verwenden, um auf sich aufmerksam zu machen oder um uns zu bestrafen, weil wir sie ignorieren, denn nun haben wir direkten Zugang zu ihnen. Viele von meinen Klientinnen und Klienten waren in der Lage, chronische medizinische Probleme zu lösen, indem sie einfach darauf hörten, was ihr Körper ihnen sagte, statt es zu missachten.

In manchen spirituellen Traditionen wird die Bedeutung unserer physischen Gestalt geschmälert, falls der Körper nicht gar als Hindernis für das Erwachen gilt. In diesem Sinne wird behauptet, die Bedürfnisse und Triebe des Körpers würden uns mit der materiellen Welt verhaften, während das höchste Ziel darin bestehe, diese zu transzendieren. Gelegentlich geht man noch weiter und dämonisiert den Körper und seine fleischlichen Impulse. In anderen Traditionen wird der Körper hingegen als kostbares Gefäß betrachtet, um das man sich sorgfältig kümmern sollte, weil es der Tempel des Geistes sei. In IFS denken wir eher so über den Körper.

Eines der Hauptziele von IFS ist es, die Fähigkeit zu stärken, sowohl in der inneren als auch in der äußeren Welt vom Selbst geführt zu werden. Je mehr dieses Selbst in beiden Bereichen zum Tragen kommt, desto vernetzter, harmonischer und ausgeglichener werden die darin vorhandenen Wesen. Um in der inneren und äußeren Welt seine volle Wirkung zu entfalten, braucht das Selbst jedoch Zugang zum Körper. Es muss verkörpert werden.

Um in der inneren und äußeren Welt seine volle Wirkung zu entfalten, braucht das Selbst Zugang zum Körper.

Wenn Ihre Teile Ihnen erlaubt haben, die Pfad-Übung im sechsten Kapitel zu machen, haben Sie wahrscheinlich einen kleinen Eindruck von dem intensiveren Körpergefühl, um das es hier geht. Sollten Ihre Teile jedoch nicht so kooperativ gewesen sein, haben sie normalerweise gute Gründe aus der Vergangenheit, Sie *nicht in Ihren Körper zu lassen.*

Den Kontakt zum Körper verlieren kann man aus vielen Gründen, am häufigsten ist dafür jedoch ein Trauma verantwortlich. Wenn wir mit einem bestimmten Trauma konfrontiert werden, glauben unsere Teile irrtümlich, sie müssten unser Selbst schützen, weshalb sie es aus dem Körper drängen. Deshalb berichten so viele Menschen, die schwer traumatisiert wurden, sie hätten von außerhalb ihres Körpers (meist von oben) gesehen, wie sie verletzt wurden. Anschließend haben unsere beschützenden Teile Angst, uns wieder in den Körper zu lassen, weil sie in der Trauma-Szene erstarrt sind und meinen, wir wären so alt wie damals zur Zeit unserer Verletzung. Deshalb glauben sie oft, sie würden ein sehr junges Wesen beschützen.

Die Lasten, die wir durch ein Trauma ansammeln, scheinen in der inneren Welt eine dichte Energie darzustellen. Außerdem nehmen sie viel inneren Raum in Anspruch, weshalb das Selbst nicht nur vom Körper getrennt ist, sondern durch diese Energie schwerer wieder hineinkommen kann. Daher leben die meisten Menschen in einem Zustand, in dem sie nicht vollständig im Körper sind. Das bedeutet, dass wir unserer inneren wie unserer äußeren Welt nicht mit einem optimalen Grad an Selbstführung entgegentreten.

Wie erwähnt, habe ich in meiner Collegezeit Football gespielt und war dabei zahllosen Kopfstößen ausgesetzt. In einigen Fällen kam es zu einer Gehirnerschütterung. Da ich relativ klein für einen Footballspieler war und als Verteidiger eingesetzt wurde, musste ich oft mit vollem Tempo einen Gegner anrempeln, der wesentlich größer als ich war und genauso schnell. Es hat eine jahrelange innere Arbeit gebraucht, bis ich so weit war, meine Emotionen und Sinnesempfindungen so im Körper zu spüren wie vor meiner Zeit im Footballteam – und ich war schon vorher nicht besonders empfänglich dafür gewesen. Mein Vater wiederum litt seit dem Zweiten Weltkrieg an einer nie diagnostizierten posttraumatischen Belastungsstörung. In der Armee von Militärgouverneur George S. Patton leitete er eine medizinische Einheit und erhielt nach der Befreiung des Konzentrationslagers Dachau den Auftrag, sich um die Rehydrierung der Überlebenden zu kümmern. Er bebte vor Zorn, wenn er mich verprügelte.

Die Wut, die ich aufgrund dieser Erlebnisse verspürte, lebte ich auf dem Footballplatz aus. Wenn mein zorniger Feuerbekämpfer-Teil während eines Spiels die Führung übernahm, konnte ich meine Gegenspieler ohne Rücksicht auf die Folgen für meinen eigenen Körper zu Fall bringen. Ich nahm ihn sogar kaum wahr; erst lange nach Spielende spürte ich die Blutergüsse. Das Gefühl von Macht, der Adrenalinschub, das Ausleben von Wut und die Anerkennung durch meine Mannschaftskameraden stellten eine wirkungsvolle Kombination dar. Im Rückblick begreife ich, warum unsere Feuerbekämpfer-Teile so mächtig sind und uns süchtig machen. Das Lob der anderen besänftigte mein Gefühl der Wertlosigkeit; das Empfinden von Macht, das Adrenalin und die Wut sorgten dafür, dass der schwache kleine Junge in mir sich stark und lebendig fühlte. Noch als ich schon lange nicht mehr Football spielte, empfand ich gelegentlich den intensiven Wunsch, andere Leute anzurempeln und zu Fall zu bringen.

Übrigens will ein Teil von mir sich ausgewogen äußern, wenn es um meinen Vater geht. Von dem habe ich nämlich auch eine Menge gute Eigenschaften. Er war ein echter Wissenschaftler, er zeigte in seinem Forschungsgebiet, der Endokrinologie, Mut, und er hatte den starken Wunsch, der Welt zu helfen. Das alles stellt ebenfalls ein Erbe dar, das mich auf meinem Weg beeinflusste. Außerdem konnte mein Vater sehr warmherzig sein, weswegen es mich als Junge nur noch mehr verwirrte, wenn er wieder einmal in Rage geriet.

Es gibt noch einen weiteren Grund, weshalb beschützende Teile unsere Körperwahrnehmung verhindern – wenn wir im Körper sind, haben unsere Verbannten mehr Zugang zu uns. Solange unsere beschützenden Teile uns jedoch in einem zumindest leicht dissoziativen, betäubten oder verkopften Zustand halten, müssen wir die Emotionen von Verbannten nicht empfinden, was bedeutet, dass diese mit geringerer Wahrscheinlichkeit aktiviert werden. Deshalb lassen sich beschützende Teile oft schwer überzeugen, uns wieder in den Körper zu lassen. Sie fürchten zu Recht, dass wir dann wesentlich mehr empfinden, und machen sich Sorgen, das könnte uns überfordern, weil sie uns oft für ziemlich jung und gefährdet halten. Außerdem verfügen sie über mehr Macht, unser Leben zu beherrschen, wenn das Selbst nicht verkörpert bleibt. Daher wehren sie sich gegen unsere Versuche, das zu ändern, weil sie sonst ihre beschützende Rolle aufgeben müssten.

Tatsächlich sind es häufig genau diese Teile, die uns davon überzeugen, Medikamente einzunehmen. Medikamente wirken oft dämpfend auf die Körperwahrnehmung, weshalb sie bestimmte Symptome lindern können. Unter ihrem Einfluss beruhigen sich unsere Feuerbekämpfer-Teile, weil wir nicht so viel spüren und dadurch weniger reagieren. Das soll nicht heißen, psychotrope Medikamente hätten keinen Nutzen, und es gibt eindeutig Momente, wenn das System sich einfach eine Weile beruhigen muss. Allerdings sollten Sie nicht zu enttäuscht sein, wenn Sie unter dem Einfluss solcher Substanzen nicht viel innere Arbeit zustande bringen.

Manche Medikamente wiederum – vor allem die Psychedelika, über die ich berichtet habe – können beschützende Teile dazu bringen, sich zu entspannen, sodass wir mehr Zugang zum Selbst haben. Mit Meditation verhält es sich ähnlich; manche Formen holen uns mehr in den Körper, während andere von unseren beschützenden Teilen oft dazu benutzt werden, das weiterhin zu verhindern. Aus diesem Grund ist es immer sinnvoll, bei unseren Teilen nachzufragen, ob ein bestimmtes Medikament oder eine Meditationsform das Selbst mehr in den Körper holt oder weniger. Verwenden wir es, um unsere Heilung zu fördern oder um unsere Verbannten auszublenden? Das Ergebnis ist oft verblüffend.

Andere Gründe für mangelndes Embodiment sind eine ungesunde Ernährung, zu wenig Bewegung, die Sucht nach elektronischen Geräten und die von Hektik und Überarbeitung geprägte moderne Lebensweise. Ein weiteres Problem ist die Obsession mit dem eigenen Aussehen und Gewicht. Diese Erblast ist dadurch entstanden, dass wir wegen unseres Aussehens beschämt wurden. Sie führt zu ständigem Diäthalten und kritischen Blicken in den Spiegel, was die Beziehung zum eigenen Körper ebenfalls beeinträchtigt.

Falls unsere Teile nicht vollständig damit einverstanden sind, dass wir mehr in den Körper kommen, werden sie unsere gesunden Vorsätze letztlich sabotieren.

Man verkauft uns allerhand Lösungen, die darauf hinauslaufen, wir sollten uns mehr bewegen, uns gesünder ernähren, langsamer machen und mehr meditieren. Das kann alles nützlich sein, wenn es uns hilft, mehr in den Körper zu kommen, aber falls unsere Teile nicht vollständig damit einverstanden sind, werden sie solche gesunden Vorsätze letztlich sabotieren. Sobald wir jedoch unsere Verbannten heilen und mehr vom Selbst geführt werden, müssen wir uns nicht mehr so anstrengen, Dinge zu tun, die gut für uns sind – wir genießen sie ganz selbstverständlich. Unsere beschützenden Teile setzen sich nicht mehr ans Steuer (sie sind ohnehin zu jung für einen Führerschein) und überlassen uns ihren Platz. Anschließend können sie uns bei der Navigation helfen und uns auf Gefahren im Straßenverkehr oder das Tempolimit aufmerksam machen, aber sie trauen uns zu, das Lenken zu übernehmen. Unsere früheren Verbannten dürfen derweil auf dem Rücksitz spielen.

Sitzen wir hingegen nicht am Steuer (oder werden manchmal sogar aus dem Wagen geworfen), geraten unsere Teile außer Rand und Band. Dann haben sie Zugang zum Körper, um ihn für *ihre* Zwecke zu nützen, und ihre extremen Emotionen wirken sich auf ihn aus. Zum Beispiel können die Ängste von Manager-Teilen chronische Muskelverspannungen hervorrufen, vor allem im Rücken, in den Schultern, in der Stirn und im Kiefer. Außerdem kontrollieren solche Teile angestrengt, wie wir aussehen, uns verhalten, sprechen und empfinden, während sie sich zugleich abmühen, unsere Verbannten und Feuerbekämpfer-Teile in Schach zu halten.

Mehrere Opfer von Missbrauch, die bei mir in Therapie waren, hatten Manager-Teile, die ihren Körper hassten. Sie warfen ihm vor, Bedürfnisse zu haben, die sie selbst immer weiter verletzlich und zu einem attraktiven Ziel machten. »Deine Bedürfnisse haben dazu geführt, dass du verletzt wurdest«, sagten sie, »deshalb werde ich dich betäuben, damit du sie nicht mehr hast.« Manche versuchten, die betreffende Person sexuell unattraktiv oder unscheinbar zu machen, damit sie für mögliche Täter unsichtbar wurde. Oder Sie brachten die Person dazu, strikt Diät zu halten, um ihren Appetit zu kontrollieren und ihre Bedürfnisse zu verringern.

In gewissem Sinne leuchtet es ein, dass Manager-Teile versuchen, unsere Feuerbekämpfer-Teile zu kontrollieren, weil viele von ihnen – wie mein footballbegeisterter Teil, der sich danach sehnte, andere anzurempeln – süchtig nach Adrenalin sind. Sie wählen Aktivitäten, bei denen Hormone freigesetzt werden, die uns aufputschen, uns ein Gefühl von Macht verleihen oder uns Angst machen, je nachdem, auf welche Weise sie versuchen, uns abzulenken oder zu beschützen. Andere Feuerbekämpfer-Teile haben eine unterschiedliche Strategie; sie sind eher faul. Das heißt, sie halten uns davon ab, uns anzustrengen, und bringen uns dazu, Drogen und Nahrungsmittel zu konsumieren, die eine ähnliche Wirkung haben.

Bei der Übung »Feueralarm« schauten Sie durch ein Fenster auf eine Person, die eine bestimmte Reaktion bei Ihnen auslöst. Sie sollten in sich hineinspüren, als ein beschützender Teil die Führung übernommen hat, und die Wirkung auf Ihren Körper wahrnehmen. Wichtig ist auch, dass unsere Teile selbst dann den Körper beeinflussen, wenn sie gerade nicht aktiv sind, weil sie an Orten in der Vergangenheit feststecken, an denen sie etwas auslösten. Viele Feuerbekämpfer-Teile behalten die Fähigkeit bei, vollständig die Führung zu übernehmen, weil wir uns früher auf sie verließen. Das heißt, wir haben es uns angewöhnt, sie ans Steuer zu lassen, und verbinden sie mit den wirkungsvollen Hormonen, die wir während des ursprünglichen Ereignisses brauchten. Zum Beispiel kann unser sexueller Feuerbekämpfer-Teil das System dann jederzeit mit Testosteron überfluten, sodass wir nur noch an Sex denken. Selbst wenn unsere Verbannten so abgeschirmt sind, dass wir sie nicht bewusst wahrnehmen, stecken im Körper ihr Schmerz, ihre Scham, ihr Schrecken und ihre Verzweiflung. Das gilt auch für die Stresshormone wie Cortisol, mit denen sie verbunden sind, weshalb ein Feuerbekämpfer-Teil weiter notwendig ist. Wahrscheinlich halten wir uns dann allerdings nur für hochgradig sexuell interessiert, ohne zu erkennen, wie sehr der betreffende Teil sich anstrengt, uns zu beschützen.

Wie ich feststellen konnte, zielen unsere Teile aus verschiedenen Gründen bewusst auf unterschiedliche Organe oder Körpersysteme, falls sie nicht direkt zu uns durchdringen können. Wenn wir einem Teil nicht zuhören, hat er nur eine begrenzte Zahl an Optionen, auf sich aufmerksam zu machen oder uns zu bestrafen, weil er wütend auf uns ist. Er kann uns Albträume, Flashbacks und Panikanfälle bescheren oder den Körper auf noch schlimmere Weise schädigen.

Wir alle haben genetische Mängel und Veranlagungen, über die unsere Teile oft Bescheid wissen. Es ist fast so, als hätten sie wie in dem fantastischen Animationsfilm *Alles steht Kopf* ein Schaltpult vor sich, auf dem sie nach Belieben Knöpfe für unseren Körper drücken können. Zum Beispiel neige ich zu Migräne und Asthma. Sobald ich in einem sehr staubigen Raum bin, bekomme ich einen leichten Asthmaanfall, was natürlich nichts mit meinen Teilen zu tun hat. Wenn jedoch ein Teil das aus irgendeinem Grund tun will, kann er ebenfalls den Knopf für einen Asthmaanfall drücken und mich schachmatt setzen. Glücklicherweise kommt es inzwischen nicht mehr oft dazu, weil ich mich so viel damit auseinandergesetzt habe. Ich glaube, viele medizinische Symptome werden von unseren Teilen auf ähnliche Weise zumindest verstärkt oder ausgelöst, wenn die Teile nicht direkt zu uns durchdringen können. Je weniger wir ihnen zuhören, desto schlimmer sind die Symptome.

Vor einigen Jahren wirkte ich an einer Arthritis-Studie mit, die in einer Fachzeitschrift für Rheumatologie veröffentlicht wurde. Etwa 36 Personen mit rheumatoider Arthritis machten sechs Monate lang eine IFS-Therapie; eine Vergleichsgruppe aus vierzig Personen erhielt lediglich Informationen über ihre Krankheit. Wir leiteten die IFS-Gruppe an, sich auf ihre Schmerzen zu konzentrieren, neugierig darauf zu werden und Fragen zu stellen, wie wir sie üblicherweise an Teile richten. Bei den teilnehmenden Personen handelte es sich hauptsächlich um katholische

Frauen irischer Herkunft, die noch nie eine Therapie gemacht hatten. Sie besaßen aktive Kümmerer-Teile, die nicht zuließen, dass sie sich um sich selbst kümmerten. Während sie auf den Schmerz in ihren Gelenken lauschten, gaben die Teile, die diesen Schmerz benutzten, auf Fragen hin Antworten wie »Du kümmerst dich nie um dich selbst«, »Wir werden dich derart verkrüppeln, dass du nicht so weitermachen kannst« und »Wir machen immer weiter, bis du uns endlich zuhörst«. Während die Versuchspersonen allmählich auf diese Teile hörten und mit den Kümmerer-Teilen darüber verhandelten, Zeit für sich zur Verfügung zu haben, verbesserten sich die Symptome. Die physische Manifestation der Arthritis veränderte sich erheblich, was unabhängige medizinische Untersuchungen bestätigten. Manche Personen in der Gruppe erlebten eine komplette Remission.[51]

Das heißt: Wenn wir uns weigern, unseren Teilen zuzuhören, verwandelt sie das unter Umständen in innere Terroristen, die den Körper zerstören werden, falls sie das für nötig halten. Leider ist unser medizinisches System in vieler Hinsicht so strukturiert, dass es sich wie ein repressives politisches System verhält – es bekämpft die Symptome, statt uns zu helfen, ihre Bedeutung zu begreifen.

SITZUNG 5: TJ

Das folgende Protokoll demonstriert, wie unsere Teile den Körper einsetzen, wenn wir ihnen nicht zuhören. TJ ist eine Ärztin in den Vierzigern, die erforschen wollte, ob es psychische Ursachen für ihre chronischen Rückenschmerzen seit einem siebzehn Jahre zurückliegenden Autounfall gab.

TJ: Ich kämpfe nun schon etwa siebzehn Jahre mit Schmerzen im unteren Rücken, die ausgesprochen frustrierend sind. Früher hab ich viel Sport gemacht, aber während meiner zweiten

Schwangerschaft hatte ich einen Autounfall. Sobald ich mich bewege, flammen die Schmerzen auf. Die Ärzte sagen, es ist Arthritis oder etwas in der Richtung. Jetzt kann ich alles, was mir früher Spaß machte, zum Beispiel Triathlon, nicht mehr machen. Es kommt mir so vor, als ob mein Körper mich im Stich lassen würde. Außerdem hab ich fast fünfzehn Kilo zugenommen und schäme mich deshalb unheimlich.

Dick: Das ist ja eine ganze Menge. Womit möchten Sie denn gern anfangen?

TJ: Ich weiß nicht, wie ich mit den Schmerzen umgehen soll. Hab keine Ahnung, ob die mir etwas sagen wollen.

D: Wenn Sie möchten, können wir das erforschen. Dabei werden wir völlig unvoreingenommen vorgehen, schließlich handelt es sich vielleicht nur um ein Problem mit der Wirbelsäule. Schauen wir mal. Konzentrieren Sie sich bitte auf den Schmerz selbst – ich nehme an, dass der in Ihrem Rücken steckt. Wenn Sie ihn dort wahrnehmen, welche Gefühle bringen Sie ihm da entgegen?

TJ: Ich mag ihn nicht. Bin total wütend darüber.

D: Ich verstehe, wieso manche Teile wütend auf ihn sind, aber ich will sie trotzdem um die Chance bitten, die Schmerzen auf andere Weise zu sehen und festzustellen, ob sie uns etwas mitteilen wollen. Schauen Sie also, ob die wütenden Teile uns für ein paar Minuten etwas Raum lassen *[was TJ macht]*. Was empfinden Sie jetzt den Schmerzen gegenüber?

TJ: Ich bin immer noch wütend auf sie.

D: Was braucht der Teil, der wütend ist, um uns etwas Raum zu lassen? Vielleicht sollten wir ihm eine Weile eine Stimme geben?

TJ: Da kommt eine Angst hoch, die die Wut nicht anschauen will.

D: Fragen Sie die Angst, was sie befürchtet, wenn Sie sich mit der Wut beschäftigen.

TJ: Dann könnte ein anderes furchtbares Trauma zum Vorschein kommen.

D: Und was würde passieren, wenn Sie etwas Furchtbares entdecken?

TJ: Der Teil denkt, dass ich nicht damit umgehen kann, wenn er nicht die Führung übernimmt.

D: Fragen Sie die Angst mal, für wie alt sie Sie hält.

TJ: Jetzt bin ich ganz jung geworden.

D: Machen Sie dem Teil klar, dass Sie nicht mehr ganz jung sind, und schauen Sie, wie er reagiert.

TJ: Er ist geschockt.

D: Finden Sie eine Möglichkeit, ihn davon zu überzeugen, dass Sie nicht mehr ganz jung sind.

TJ: Jetzt hat er sich beruhigt. Er wird zulassen, dass wir uns mit dem wütenden Teil beschäftigen.

D: Wie fühlen Sie sich jetzt, wenn Sie an den denken?

TJ: Ganz okay.

D: Fragen Sie ihn, was er uns mitteilen will.

TJ: Jetzt ist ein Kritiker aufgetaucht. »Du bist so faul, du tust überhaupt nichts«, sagt er.

D: Tja, dann müssen wir uns mit ihm beschäftigen. Was empfinden Sie ihm gegenüber?

TJ: Er ist sehr groß. Und total gemein.

D: Können alle Teile, die von ihm verletzt werden, uns wohl etwas Raum lassen? Oder soll ich direkt mit ihm sprechen? *[Sie nickt.]* Sag, hörst du mich? *[Sie nickt wieder.]* Du bist ganz schön streng mit TJ, nicht wahr? Warum tust du ihr das an?

TJ: Sie ist faul und tut überhaupt nichts und muss endlich den Arsch hochkriegen. Außerdem ist sie fett und hässlich und ekelhaft.

D: Was befürchtest du denn, was passieren würde, wenn du ihr das alles nicht die ganze Zeit vorhältst?

TJ: Dann würde sie hundertfünfzig Kilo wiegen, hätte keine Arbeit und wäre total nutzlos.

D: Du willst dafür sorgen, dass sie in Form bleibt und ihre Arbeit behält.

TJ: Ich weiß, dass sie fähig ist, wieder so abzunehmen, dass sie sich besser und gesünder fühlt.

D: Also geht es dir hauptsächlich um ihr Gewicht?

TJ: Nein. Um ihre Gesundheit. Ich will, dass sie alles dafür tut, was vernünftig ist.

D: Das verstehe ich. Da bist du wegen der Rückenprobleme natürlich frustriert.

TJ: Das ist so übel. Erst motiviere ich sie, und dann verbockt sie alles, weil sie Schmerzen hat.

D: Okay. Ich verstehe die Zwickmühle, in der du steckst. Wie wirkt es denn, wenn du sie beschämst?

TJ: Das funktioniert nicht. Aus Scham frisst sie dann noch mehr. Und so weiter.

D: Bist du bereit, etwas anderes zu versuchen?

TJ: Ja.

D: Würdest du uns dann erlauben, uns wieder mit dem wütenden Teil zu beschäftigen?

TJ: Ja. *[Pause.]* Jetzt kann ich keine Wut mehr finden, weil die nicht zulässig ist. Der Kritiker sagt, Wut ist eine sinnlose Emotion und bringt überhaupt nichts.

D: Ob die Wut uns wohl eine Chance gibt, ihr zu helfen? Es ist ja nicht einfach ein Wutknäuel, es ist ein Teil in einer Rolle. Sagen Sie Ihrer Wut, dass sie gefahrlos wiederkommen kann. Machen Sie ihr klar, dass Sie neugierig auf sie sind und hören wollen, was sie Ihnen mitteilen will.

TJ: Jetzt mischt sich ein Blockierer ein und wischt alles weg.

D: Fragen Sie ihn, was er befürchtet, wenn wir uns mit der Wut beschäftigen.

TJ: Dann wird es schlimm. Die Wut wird die Führung übernehmen.

D: Sagen Sie ihm, dass es nicht dazu kommen wird.

TJ: Die Wut ist hinter Gittern, soll ich sie herauslassen?

D: Ja, lassen Sie sie heraus, und schauen Sie, was sie Ihnen mitteilen will.

TJ: Jetzt kommt der Blockierer wieder.

D: Fragen Sie ihn, warum er wiedergekommen ist.

TJ: Er will beschreiben, wie Wut aussieht. Er ist ein großes, schauriges Monster.

D: Wie weit sind Sie von der Wut entfernt?

TJ: Einen Meter oder so.

D: Sagen Sie Ihren Teilen, dass kein Teil irgendwelche Macht über Sie hat, wenn Sie keine Angst vor ihm haben. Und sagen Sie dann Ihren verängstigten Teilen, sie sollen in einen Warteraum gehen, wo sie in Sicherheit sind. *[Das tut TJ.]* Was empfinden Sie jetzt der Wut gegenüber?

TJ: Interesse.

D: Gut. Teilen Sie ihr das mit. *[Lange Pause.]* Wie reagiert die Wut? Was sagt sie?

TJ: Ich sehe den Autounfall und die Angst davor.

D: Ist es in Ordnung, das wieder zu erleben?

TJ: Ja.

D: Sagen Sie der Wut, dass Sie wirklich verstehen wollen, wie es damals für sie war.

TJ: Ich war schwanger, und meine zweijährige Tochter saß auf dem Rücksitz. Irgendwann hab ich vor einer Ampel angehalten. Jetzt meldet sich ein kritischer Teil, der sagt, dass ich nicht davon erzählen soll. Ich soll es einfach hinter mir lassen.

D: Setzen Sie den Kritiker in den Warteraum. Mit solchen Teilen müssen Sie konsequent umgehen.

TJ: Ich hab telefoniert, das war damals noch erlaubt, und dann stand ich vor einer Ampel. Urplötzlich ist ein anderer Wagen mit mehr als achtzig Stundenkilometer von hinten auf uns aufgefahren. Weil der Aufprall so stark war, drehte mein Wagen sich um die eigene Achse, bis wir der Frau, die uns erwischt hatte, direkt gegenüberstanden. Ich bin sofort in meine Rolle als Ärztin verfallen. Hab meine Tochter vom Rücksitz geholt, sie durch die Gegend getragen und Anordnungen gebrüllt, ohne zu merken, dass ich am Kopf blutete. Außerdem hatte ich Angst, dass ich zu früh gebären könnte. Um die Wehen aufzuhalten, gab man mir später Medikamente, die mich fast verrückt machten. Ich hatte furchtbare Angst und fühlte mich allein, und ich glaube nicht, dass ich das je wirklich verarbeiten konnte.

D: Fragen Sie den wütenden Teil doch mal, ob er Ihnen noch mehr darüber sagen will.

TJ: Ich bin nie wütend auf die Frau geworden, die auf mich aufgefahren ist. Hatte nie eine Chance dazu. Es ging nur um meine Schmerzen und die Sorgen um mein Kind. Jedenfalls trug ich verschiedene Verletzungen davon. Da ist irgendwas mit dem wütenden Teil, und ich hab das Gefühl, dass ich das erfahren muss.

D: Sagen Sie der Wut, dass Sie jetzt bereit dafür sind.

TJ: Jetzt ist sie in meinem Bauch. Sie ist so zornig! *[Fängt an zu zittern.]*

D: Das ist in Ordnung. Bleiben Sie einfach bei ihr.

TJ: Da ist ein Teil von mir, der sagt, es ist nicht okay, wütend zu sein, aber ich bin so verdammt zornig auf sie. Das hat mich so lange kaputtgemacht, und trotzdem …

D: Hm. Sie hat jedes Recht, zornig darüber zu sein. Sagen Sie ihr das. Dass sie wirklich willkommen ist und so groß sein kann, wie sie will.

TJ: Darf ich aufstehen?

D: Klar, stehen Sie auf.

TJ: Das ist total peinlich. Aber gut … *[Schreit aus voller Lunge.]*

D: Das ist toll. Es ist wirklich toll, dass dieser Teil jetzt hier sein kann. Was empfinden Sie ihm jetzt gegenüber?

TJ: Er hat festgesteckt. Total festgesteckt.

D: Und wie geht es ihm jetzt?

TJ: Er ist wesentlich leichter.

D: Gut. Fragen Sie ihn, ob wir ihn dort herausholen sollen, falls er immer noch da feststeckt. *[Sie nickt.]* Okay, dann gehen Sie jetzt bitte in die Szene zurück, um bei dem wütenden Teil und allen anderen Teilen, die noch da sind, so zu sein, wie sie es brauchen.

TJ: Sie müssen nur gehört werden. Der wütende Teil will, dass ich meine Stimme einsetze.

D: Und was sagen Sie dazu?

TJ: Er hat recht.

D: Vielleicht müssen Sie sich später mit den anderen Teilen beschäftigen, die Ihre Stimme nicht verwenden wollen. Aber ist dieser Teil jetzt bereit, die damalige Zeit und den Ort zu verlassen?

TJ: Ja.

D: Schauen Sie mal, ob da noch andere Teile feststecken, die mitkommen wollen.

TJ: Angst, Schmerz und Wut und der Teil, der es allen recht machen will, die wollen alle von dort weg.

D: Dann bringen Sie alle vier an einen Ort, wo sie sicher und geborgen sind. *[Nach einer Pause:]* Wo haben Sie sie hingebracht?

TJ: In eine Berghütte.

D: Sind sie da glücklich?

TJ: Das sind sie.

D: Gut. Machen Sie ihnen klar, dass sie nie wieder dorthin zurückkehren müssen und dass Sie sich um sie kümmern werden. Und fragen Sie sie, ob sie bereit sind, ihre Gefühle von damals abzulegen.

TJ: Die Teile glauben mir nicht, dass ich mich um sie kümmern werde.

D: Haben sie Gründe, das nicht zu glauben?

TJ: Ja.

D: Dann sagen Sie ihnen, da sei noch ein weiteres Projekt, nämlich dass Sie sich mit den Teilen beschäftigen werden, die sich davor fürchten, dass Sie eine Stimme haben. Sind die Teile jetzt bereit, die Gefühle und Überzeugungen abzulegen, die sie damals auf sich genommen haben?

TJ: Ja, jetzt sind sie es.

D: Wohin wollen sie alles ablegen? In Licht, Wasser, Feuer, Wind oder etwas anderes?

TJ: In Schnee.

D: Dann sagen Sie ihnen, sie sollen es aus ihrem Körper holen und dem Schnee übergeben. Es einfach aus sich herausbekommen.

TJ: Okay.

D: Wie geht es allen jetzt?

TJ: Sie wollen feiern.

D: Sagen Sie ihnen, sie sollen die Eigenschaften in ihren Körper holen, die sie in Zukunft brauchen.

TJ: Mut, Verbundenheit, Freiheit, Stimme.

D: Wie geht es den Teilen jetzt? Laden wir auch den Kritiker und all die anderen beschützenden Teile ein, auf die wir getroffen sind. Wie reagieren die?

TJ: Ich spüre eine Art Freude. Die Kreativität will auch wiederkommen.

D: Gut. Holen Sie auch die Kreativität zurück. Und bevor wir aufhören, sollten wir uns noch mal an den Rückenschmerz wenden, um festzustellen, wie der sich jetzt fühlt.

TJ: Momentan ist gar kein Rückenschmerz da.

D: Dann fragen Sie die anderen Teile, ob sie bei dem Rückenschmerz eine Rolle gespielt haben.

TJ: Ja, weil sie wollten, dass ich ihnen zuhöre. Schon ganz lange.

D: Sagen Sie ihnen, dass Sie zuhören werden, wenn sie irgendwann wieder Ihre Aufmerksamkeit brauchen. Fühlt sich das vorläufig abgeschlossen an?

TJ: Ja, aber die Wut sagt, ich soll die Sache bloß nicht mehr herunterspielen, verdammt noch mal.

D: Wie ist es, wenn Sie das hören?

TJ: Nicht sehr schön, aber es kommt mir passend vor.

D: Vielleicht können Sie sich entschuldigen, weil Sie die Sache heruntergespielt haben, und versprechen, sich mit den Teilen zu beschäftigen, die das tun. Wie fühlt es sich jetzt an?

TJ: Leichter. Erstaunlich. Vielen Dank!

Das nächste Mal sah ich TJ erst ein Jahr später, als sie wieder an einem Retreat teilnahm, das ich leitete. Wie sie berichtete, hatte sie seit unserer Sitzung keinerlei Rückenschmerzen mehr gehabt. Wichtig ist allerdings, dass sie das ihren Teilen gegebene Versprechen erfüllt und sich eigenständig weiter mit ihnen beschäftigt hat. Hätte sie das nicht getan, wären die Schmerzen wahrscheinlich zurückgekehrt.

Übung: Körpermeditation

Das ist die letzte Übung, die ich vorschlagen möchte. Sie hat mit den Vorstellungen über den Körper zu tun, um die es ging. Während Sie darüber gelesen haben, haben Sie wahrscheinlich über Ihre eigene Beziehung zu Ihrem Körper und vielleicht auch über irgendwelche Symptome nachgedacht. Damit will ich nicht sagen, dass Ihre Symptome oder Spannungen im Körper unbedingt auf Ihre Teile zurückzuführen sind. Außerdem will ich Sie auf keinen Fall beschämen, indem ich behaupte, Sie wären für alles selbst verantwortlich. Darum geht es mir überhaupt nicht. Es ist ja nicht so, dass *Sie* ein Symptom haben wollen, dafür ist nur ein kleiner Teil von Ihnen verantwortlich. Oft hat dieser Teil keine Ahnung von dem Schaden, den er Ihrem Körper oder Ihrer Familie zufügt, und sobald Sie ihm endlich zuhören, wird er damit aufhören.

Richten Sie die Aufmerksamkeit jetzt auf den Körper. Wenn Sie ein gesundheitliches Problem haben, können Sie sich gern darauf konzentrieren, wie es sich ausdrückt. Wenn nicht, suchen Sie einfach einen Ort im Körper, der sich nicht ganz so anfühlt, als würde er zu Ihnen gehören – ein Ort mit Spannung, Druck, Stau, Schmerz oder Ermüdung. Wir suchen nach einem Wegweiser, einem Punkt, auf den Sie sich konzentrieren können, um mit der Erkundung zu beginnen. Nehmen Sie sich dazu etwas Zeit.

Wenn Sie etwas gefunden haben, richten Sie die Aufmerksamkeit darauf, und nehmen Sie wahr, was Sie ihm gegenüber empfinden. Vielleicht sind Sie frustriert oder niedergeschlagen, oder Sie würden es gern loswerden, was alles verständlich ist. Für unsere Zwecke wollen wir die damit verbundenen Teile allerdings bitten, uns ein bisschen Raum zu lassen, damit Sie es kennenlernen können. Wenn Neugier darauf entsteht, fragen Sie es, was es Ihnen mitteilen will.

Warten Sie wie üblich auf eine Antwort. All Ihre denkenden Teile, die gern Vermutungen anstellen wollen, dürfen sich jetzt entspannen; und falls keine Antwort kommt, ist das in Ordnung. Schließlich kann es sich schlicht um ein rein körperliches Problem handeln, das überhaupt nichts mit Ihren

Teilen zu tun hat. Wenn Sie jedoch eine Antwort erhalten, bleiben Sie bitte bei der Körperempfindung, als wäre sie ein Teil von Ihnen, und stellen Sie ihr entsprechende Fragen. Zum Beispiel: »Was befürchtest du, wenn du das meinem Körper nicht antun würdest? Was würde dann passieren?«

Wenn es diese Frage beantwortet, erfahren Sie etwas darüber, wie es versucht, Sie irgendwie zu beschützen. Dann können Sie ihm Anerkennung zollen. Es könnte jedoch sein, dass es gar kein beschützender Teil ist und nur versucht, Ihnen eine Botschaft zu vermitteln. Eine weitere nützliche Frage lautet dann: »Warum glaubst du, dass du meinen Körper benutzen musst?« Das heißt, warum glaubt es, nicht direkt mit Ihnen sprechen zu können? Und eine abschließende Frage könnte so aussehen: »Was brauchst du von mir, damit du das nicht mehr mit meinem Körper machen musst?«

Wenn der richtige Zeitpunkt gekommen ist, danken Sie dem Teil für alles, was er Ihnen anvertraut hat (falls das der Fall war), und richten Sie die Aufmerksamkeit allmählich wieder nach außen. Wenn das sinnvoll ist, können Sie dabei ein paar tiefe Atemzüge nehmen.

Das ist eine Möglichkeit, eine neue Beziehung zu Ihrem Körper einzuüben. Immer wenn eine Körperempfindung oder ein Symptom sich meldet, richten Sie die Aufmerksamkeit darauf. Welche Botschaft soll Sie dadurch erreichen?

ABSCHLIESSENDE GEDANKEN

Unsere innere Welt ist real. Unsere Teile sind keine Fantasievorstellungen oder Symbole unserer Psyche; ebenso wenig sind sie einfach Sinnbilder von tieferer Bedeutung. Es sind innere Wesen, die in Inneren Familien oder Gesellschaften leben, und was in diesen inneren Bereichen geschieht, ist von großer Bedeutung dafür, wie wir uns fühlen und unser Leben führen.

Wenn Sie Ihre Teile nicht ernst nehmen, wird Ihnen die Beschäftigung mit ihnen schwerfallen. Vielleicht gelingt es Ihnen, sie einigermaßen zu entlasten, aber es ist ungeheuer hilfreich, die innere Welt mit voller Überzeugung zu betreten und die Teile als die realen, kostbaren Wesen zu behandeln, die sie sind.

Nehmen Sie Ihre Teile hingegen nicht ernst, werden Sie sie nicht effizient führen können. Verschiedene psychotherapeutische Methoden können Ihnen zwar helfen, eine Verbindung zu den tiefsitzenden Emotionen Ihrer Verbannten herzustellen, was bis zu einem gewissen Grad heilend wirken kann. Wenn Sie diesen Prozess jedoch so sehen, dass damit eine bislang unterdrückte Emotion zum Ausdruck gebracht wird, werden Sie nicht weiter daran arbeiten, was von entscheidender Bedeutung wäre.

Begreifen Sie jedoch, dass sich in Ihrem Inneren Verbannte befinden, die wirklich Vertrauen zu Ihnen haben müssen, werden Sie sie eher so lange aufsuchen, wie sie es brauchen. Sich mit ihnen so zu beschäftigen ist oft nötig, um eine permanente Entlastung zu erreichen. Dazu müssen Sie bestimmte Lektionen lernen, Lektionen wie: *Alles verdient Liebe.*

Können wir alle unsere Teile lieben, dann können wir auch alle Menschen lieben. Wenn unsere Teile sich geliebt fühlen, lassen sie zu, dass wir unser Leben vom Selbst aus führen. Wir fühlen uns mit der Erde verbunden und wollen sie vor den ausbeuterischen Teilen anderer bewahren. Dadurch dehnen wir das Feld des Selbst auf unserem Planeten aus, was dazu beiträgt, ihn zu heilen. Verbunden fühlen wir uns zudem mit dem größeren Feld des SELBST.

Es ist nicht leicht, sich unsere Teile als real vorzustellen, da das geläufige Denk- und Kommunikationsschema von einer einheitlichen Persönlichkeit ausgeht. Deshalb fragen wir einander ständig »Was willst du?«, als gäbe es nur ein einziges Du. Mit uns selbst gehen wir genauso um, wenn wir sagen: »*Ich* will heute Abend ins Kino gehen.« Manchmal sagen wir stattdessen zwar etwas wie »Ein Teil von mir will ins Kino gehen, und ein anderer Teil will zu Hause bleiben«, aber das ist nicht die Norm, und selbst wenn man sich so ausdrückt, spricht man meist nicht von tatsächlichen Unterpersönlichkeiten. Leider wird es noch immer stark stigmatisiert und pathologisiert, viele Persönlichkeiten zu haben.

Können wir alle unsere Teile lieben, dann können wir auch alle Menschen lieben.

An einer Stelle in diesem Buch habe ich geschrieben, das Selbst sei ansteckend. Wenn wir im Körper sind, während wir anderen Personen begegnen, spüren diese nicht nur das Vorhandensein unseres Selbst; auch ihr eigenes Selbst kommt zum Vorschein und schwingt sich auf unseres ein. Unsere und ihre beschützenden Teile nehmen die beruhigende Präsenz des Selbst im Raum war und entspannen sich, wobei zusätzliche Selbst-Energie freigesetzt wird.

Genau das erlebe ich oft, wenn ich mit Paaren, Familien, Unternehmen oder anderen Organisationen arbeite. Es hat eine gewaltige Wirkung, wenn man dafür sorgt, dass die Beteiligten im Körper sind, während sie ihren Konflikt verhandeln. Oft bitte ich alle, ihre Teile aufspüren zu dürfen, und wenn sich ein Teil einmischt, unterbreche ich das Geschehen. Dann sorge ich dafür, dass alle – auch ich – nach innen gehen, um ihren Teilen zuzuhören und anschließend mit einer offenen, vom Selbst geführten Haltung in deren Namen zu sprechen.

Auch ganze Länder haben meiner Meinung nach Teile und ein Selbst, weshalb mit den Politikern dieser Länder ein ähnliches Verfahren möglich ist. IFS wird dafür schon heute eingesetzt. Natürlich wirken auch unsere beschützenden Teile ansteckend. Sie und ihre Lasten – ihre extremen Überzeugungen und Emotionen – sind für die wichtigsten Polarisierungen verantwortlich; und wenn sie auf beschützende Teile von anderen treffen, kommt es zur Eskalation. Auf der internationalen Ebene ist das nur allzu oft zu beobachten.

Wenn die Wasserbüffel im Sumpf kämpfen, leiden die Frösche.

Auf diese Situation passt eines meiner Lieblingssprichwörter: Wenn die Wasserbüffel im Sumpf kämpfen, leiden die Frösche. Sobald mein beschützender Teil sich auf Sie stürzt, schadet er Ihrem Verbannten (dem Frosch). Und wenn Ihr beschützender Teil sich gegen mich wehrt, verletzt er meinen Verbannten – und so geht es immer weiter. Dabei erlauben uns unsere Beschützer nicht zuzugeben, dass wir verletzt werden. Keiner von uns beiden spricht für die Frösche. Stattdessen lassen wir unsere Wasserbüffel einfach aufeinander herumtrampeln.

Eine derartige Eskalation kann aufgelöst werden, wenn das Selbst in beiden Parteien den jeweiligen Wasserbüffel zurückruft, den eigenen Frosch beruhigt und wertschätzt und wenn beide dann den Mut haben, einander vom entstandenen Schaden zu erzählen. Sobald sie die Erfahrung ihrer Verbannten mitgeteilt haben, verändert die Atmosphäre sich greifbar, was eine von Mitgefühl geleitete Wiedergutmachung ermöglicht und eine Lösung, von der beide profitieren.

Wir haben Teile in uns, die in einem solchen Fall versuchen, uns davon zu überzeugen, genau das nicht zu tun. Sie erklären uns, so ein Verhalten sei schwach und wir würden uns zu stark entblößen, wenn wir anderen unsere wahren Bedürfnisse zeigen. In Wahrheit entsteht echte Kraft nur dann, wenn wir vom Selbst aus kommunizieren. Tun wir das, spüren andere die Kraft, die in unserer Verletzlichkeit liegt.

Sobald eine kritische Masse an Selbst-Energie in einem System vorhanden ist, kommt es spontan und rasch zu einer Heilung.

Wenn wir uns auf diese fürsorgliche Weise um unsere Teile kümmern, das Selbst verkörpern und von ihm geführt kommunizieren, schaffen wir nicht nur mehr Harmonie im eigenen Innern sowie zwischen uns und anderen, wir schenken der ganzen Erde auch mehr Selbst-Energie. Davon bin ich überzeugt. Und sobald eine kritische Masse an Selbst-Energie in einem System vorhanden ist, kommt es spontan und rasch zu einer Heilung.

Das also brauchen wir. Wir scheinen in einer entscheidenden Zeit unserer Geschichte zu leben, und es war nie notwendiger, eine kritische Masse an Selbst zu erreichen. Früher dachte ich, das Selbst hätte kein bestimmtes Ziel, aber das hat sich geändert. Vielleicht ist *Ziel* nicht der ideale Ausdruck dafür, aber meiner Erfahrung nach hat das Selbst den Wunsch, Verbundenheit, Harmonie und Gleichgewicht zu fördern und Ungerechtigkeit zu beheben. Im Gegensatz zu unseren Teilen klammert sich das Selbst jedoch nicht daran, dass dies auf bestimmte Weise (oder zumindest nicht sofort) passiert. Das Selbst hat eine breitere, langfristigere Perspektive.

Ich glaube, dass unser individuelles Selbst zu einem größeren Feld aus SELBST gehört, das harmonisieren kann, wie wir miteinander umgehen. Immer wenn wir vom Selbst aus handeln oder dazu beitragen, es in anderen Menschen freizusetzen, tragen wir dazu bei, dass dieses Feld wächst und stärker auf die Welt einwirken kann. Das verleiht nicht nur dem mehr Bedeutung, was bei der individuellen IFS-Therapie geschieht, es spricht auch für den Sinn von kleinen, unbeobachteten Handlungen, die von Integrität und Mitgefühl geprägt sind. Dazu gehört es, unsere eigenen inneren und äußeren Kinder zu lieben.

Die Vorstellung eines Feldes hilft uns zu begreifen, auf welche Weise das Selbst und unsere belasteten Teile ansteckend wirken, denn dabei handelt es sich ebenfalls um Aspekte von Feldern. Und wenn wir die Erde als lebenden und fühlenden Organismus betrachten, hat es den Anschein, als wäre das Selbst zunehmend verschleiert worden – von Feldern, entstanden durch die unmenschliche Weise, wie wir mit unserem Planeten und miteinander umgegangen sind. Wenn rechtsgerichtete, nationalistische Politiker überall auf der Welt ihre ebenso unmenschlichen, manipulativen Taktiken anwenden, ist es so, als würden ihre Länder von demselben dunklen Feld eingehüllt.

Dadurch ist es noch wichtiger, dass wir uns selbst und einander von unseren Lasten befreien. Indem wir das tun, verringern wir die Macht solcher verdunkelnder Felder und stärken das Feld des Selbst auf der Erde. Dazu müssen wir zusammenarbeiten. Wir müssen Gemeinschaften bilden, in denen wir uns gegenseitig unterstützen, damit sich etwas ändern kann. Das gilt vor allem dann, wenn die angestrebten Veränderungen sich gegen kulturelle Standards richten, weil sie dann allein nur schwer durchzuhalten sind. Daher brauchen wir die Gesellschaft von Menschen, die uns bestätigen, dass wir nicht verrückt sind, auch wenn der Rest der Welt anderer Meinung ist als wir. Ich jedenfalls hätte es nicht geschafft, IFS zu entwickeln, hätte ich nicht eine kleine Gruppe von Leuten gehabt, die gemeinsam mit mir experimentierten und sich gegenseitig bestätigten. Falls Sie an Möglichkeiten der Vernetzung interessiert sind, finden Sie auf der Website des IFS Institute Informationen über Facebook-Gruppen, Mailinglisten und ein Online-Programm.

Aufs Wesentliche reduziert, schlage ich dies vor:

- Wir führen unser Leben so gut wie möglich vom Selbst aus und finden Möglichkeiten, immer mehr Menschen dabei zu unterstützen, das ebenfalls zu tun.
- Wir heilen (entlasten) uns selbst und einander.

Ich bin davon überzeugt, dass große Gruppen von Menschen auf dieselbe Weise unterstützt werden können, kulturelle Erblasten wie Rassismus, Individualismus, Konsumdenken, Materialismus und Sexismus zu erkennen und abzulegen. Auf dieser größeren Ebene wäre es allerdings ein Fehler, das Ablegen von individuellen Lasten zu unterschätzen. Bevor unsere Teile eine stabile Bindung zu uns, zur Erde und zum SELBST aufgebaut haben, sind beschützende Teile in uns aktiv, die nach Macht, Bewunderung, materiellen Dinge und Status streben. Das alles sorgt dafür, dass wir voneinander getrennt sind und uns nicht bewusst werden, welche Folgen es hat, die Erde zu missbrauchen.

Es gibt Wege, wie große Gruppen von Menschen dabei unterstützt werden können, kulturelle Erblasten zu erkennen und abzulegen.

Keine dieser Veränderungen ist möglich, wenn wir dem gegenwärtig herrschenden Paradigma verhaftet bleiben, wie unser Geist und die menschliche Natur angeblich funktionieren. Es reicht nicht aus, nur spezifische Probleme anzugehen und beispielsweise grüne Energie zu fördern. Denn solange wir uns Menschen weiterhin als egoistisch, isoliert und abgetrennt sehen, werden wir weiter so mit unseren Teilen umgehen, dass sie immer extremer werden. Dann jedoch findet die Masse an Problemen, vor denen wir heute stehen, nur andere Möglichkeiten, sich auszudrücken. Herausforderungen wie die Corona-Pandemie und die sich verschärfende ökologische Krise hingegen könnten unser Nicht-wahrhaben-Wollen und unser Gefühl der kulturellen Überlegenheit durchbrechen und Raum für ein neues Paradigma schaffen.

Wenn wir im Selbst sind, erinnern wir uns daran, dass wir mit unseren Teilen, mit anderen Menschen und mit der Erde verbunden sind. Wir sehen einander als kostbare Wesen und behandeln uns mit Liebe und Respekt. Auch an unser Verbundensein mit dem SELBST erinnern wir uns, wodurch wir von dieser Bewusstseinsebene klug geleitet werden können. Werden wir vom Selbst geführt, finden wir unwillkürlich unsere Vision und handeln entsprechend, und sobald wir das tun, kommen uns materielle Dinge nicht mehr so wichtig vor wie früher. Wir entspannen uns und schalten einen Gang herunter. Außerdem stärken wir das Feld des Selbst auf der Erde und verringern aktiv die Felder aus Lasten, von denen sie eingehüllt wird.

Es war eine Freude für mich, über diesen fantastischen Weg zu berichten. Dieses Buch machte mir Mut, meine Ansichten über die spirituelle Seite von IFS weiter zu erforschen, zu klären und zu konsolidieren. Dafür bin ich dankbar. Beim Schreiben entdeckte ich mehrere Teile von mir und beschäftigte mich mit ihnen. Das waren ein Teil, der die Stimme meines Vaters verwendet, um mir vorzuhalten, wie unwissenschaftlich das alles ist, ein Teil, der sich Sorgen macht, ich würde mich mit meinen Aussagen über die Welt und darüber, wie sie sein könnte, übernehmen, und ein Teil, der trotz jahrzehntelanger Beweise noch immer die Realität unserer inneren Welt anzweifelt.

Während ich jeden dieser Teile entlaste, empfinde ich reine Dankbarkeit für die Gelegenheit dazu und dafür, dass Sie genügend Interesse an diesen Ideen hatten, um sich mit diesem Buch zu beschäftigen und es bis hierher zu lesen. Ich hoffe, dass Sie es auf die eine oder andere Weise nützlich gefunden haben – und möge das Selbst mit Ihnen sein!

DANKSAGUNG

Eine gewaltige Zahl an Menschen hat dazu beigetragen, das IFS-Modell zu entwickeln – viel zu viele, um Ihnen hier danken zu können. Was dieses Buch angeht, spielten jedoch einige Personen eine entscheidende Rolle. In den frühen Tagen wurde ich – nicht ohne gelegentlich heftige Gegenwehr – von verschiedenen Kolleginnen und Kollegen dazu gebracht, spirituelle Erklärungen für die Phänomene zu suchen, denen wir bei unserer therapeutischen Arbeit begegneten. Dafür verantwortlich waren Michi Rose, Tom Holmes, Susan McConnell, Kay Gardner, Paul Ginter, Toni Herbine Blank und der verstorbene Ron Kurtz, der Hakomi konzipierte. Später kommunizierte ich mit der Sufi-Mystikerin Cindy Libman und konnte viel von ihr lernen, und in den letzten zehn Jahren tauschte ich mit Carey Giles wirkungsvolle Sitzungen aus. Zudem sind viele der Menschen, die momentan an unserem Ausbildungsprogramm mitwirken, spirituell orientiert und wirkten bei Entwicklung der hier enthaltenen Ideen mit.

Zusammengearbeitet habe ich ferner mit Loch Kelly, Lama John Makransky, Lama Willa Miller und Ed Yeats, die tibetischen Buddhismus praktizieren, und auf christlicher Seite mit Mary Steege, Jenna Riemersma und Molly LaCroix. Bob Falconer war für einen großen Teil der Forschung für unser Buch *Many Minds, One Self* verantwortlich, durch das mir noch bewusster wurde, wie allgegenwärtig das Selbst in verschiedenen spirituellen Traditionen ist. Danken möchte ich auch Bob Grant für die Betreuung bei Ketamin-Sitzungen, die mich ebenfalls mehr von den spirituellen Aspekten unseres Modells überzeugten.

Mein Interesse am Systemdenken wurde während meines Studiums bei Doug Sprenkle ebenso gefördert wie durch die Zusammenarbeit mit Doug Breunlin und Howard Liddle. Bei Salvador Minuchin habe ich zwar nie direkt studiert, aber sein Werk hatte großen Einfluss auf IFS. Von Reggie Goulding erfuhr ich von der Wirkung von Trauma auf innere Systeme, und Bessel van der Kolk bin ich dankbar für seine Pionierarbeit in diesem Bereich. Einen ähnlich wichtigen Beitrag dazu leistete Gabor Maté, mit dem ich mich über Fragen von Sucht und medizinischen Symptomen austauschte.

Bei Sounds True fühle ich mich bestens aufgehoben. Mein Lektor Robert Lee verstand schon zu Anfang, worauf ich hinauswollte, und widmete sich mit ganzer Kraft einer größeren Umstrukturierung, die das Buch enorm verbesserte. Dankbar bin ich auch für die Kreativität von Jennifer Yvette Brown sowie die Unterstützung von Tami Simon.

Danken will ich schließlich meinem Bruder Jon, der mir durch die kompetente Leitung des IFS Institute in den vergangenen zwölf Jahren den Rücken für meine Forschungen freigehalten hat, und meiner Frau und Mitforscherin Jeanne Catanzaro, die über eine erstaunliche Intuition verfügt und einen entscheidenden Beitrag zu meinem Denken über die hier behandelten Fragen leistete.

Der Übersetzer dankt der IFS-Therapeutin Eva Orinsky für terminologische Unterstützung, vor allem aber für die jahrelange Begleitung bei der eigenen IFS-Arbeit.

ANMERKUNGEN

1 Daniel Christian Wahl: »[We Are] a Young Species Growing Up«, *Medium*, 13.1.2018, medium.com/age-of-awareness/we-are-a-young-species-growing-up-3072588c5a82.

2 Jimmy Carter: »A Time for Peace: Rejecting Violence to Secure Human Rights«, 18. bis 21.6.2016, Transkript vom 21.6.2016, Rede beim jährlichen Human Rights Defenders Forum des Carter Centers, cartercenter.org/news/editorials_speeches/a-time-for-peace-06212016.html.

3 Jonathan Van Ness: *Over the Top: A Raw Journey to Self-Love,* New York: HarperOne 2019, S. 5 f.

4 Jean Calvin: *Unterricht in der christlichen Religion = Institutio Christianae religionis.* Nach der letzten Ausg. übers. und bearb. von Otto Weber, Neukirchen: Neukirchener Verlag, 6. Aufl. 1955/1997, S. 139 f., www.calvinismus.ch/category/institutio/buch-2/buch-2-kapitel-1.

5 Rutger Bregman: *Im Grunde gut. Eine neue Geschichte der Menschheit,* Übers. Ulrich Faure und Gerd Busse, Hamburg: Rowohlt 2020, S. 35.

6 Ein umfassender Überblick über diese und ähnliche Studien findet sich bei Rutger Bregman: *Utopien für Realisten,* Übers. Stephan Gebauer, Reinbek bei Hamburg: Rowohlt 2017.

7 Van Ness, a. a. O., S. 173.

8 Ebenda, S. 261.

9 Ralph De La Rosa: *Monkey Mind. Was dein Verstand dir sagen will,* Übers. Ingrid Ickler, Bielefeld: Fischer & Gann 2020, Einleitung.

10 Matt Licata: *The Path Is Everywhere. Uncovering the Jewels Hidden Within You,* Boulder, CO: Wandering Yogi Press 2017, S. 72.

11 Jeff Brown: *Karmageddon,* Dokumentarfilm, Regie: Jeff Brown und Paul Hemrend, Ontario, Kanada: Open Heart Gang Productions, 2011.

12 Brian Gallagher: »The Problem with Mindfulness«, *Facts So Romantic* (Blog), Nautilus, 30.3.2018, nautil.us/blog/the-problem-with-mindfulness; Lila MacLellan: »There's a dark side to meditation that no one talks about«, *Recesses of Your Mind* (Blog), Quartz, 29.5.2017, qz.com/993465/

theres-a-dark-side-to-meditation-that-no-one-talksabout.

13 Saul McLeod: »Bowlby's Attachment Theory«, *Simply Psychology,* aktualisiert 2017, simplypsychology.org/bowlby.html.

14 T. Berry Brazelton: *Babys erstes Lebensjahr,* Übers. Evelyn Linke, München: dtv 1995.

15 Korrespondenz von Sam mit dem Autor.

16 Henry Wadsworth Longfellow: *Poems and Other Writings,* Hrsg. J. D. McClatchy, New York: Library of America 2000, dt. zitiert nach https://beruhmte-zitate.de/zitate/2082137-henry-wadsworth-longfellow-konnten-wir-die-geheime-geschichte-unserer-feinde/, abgerufen am 5.1.2022.

17 Fritjof Capra und Pier Luigi Luisi: *The Systems View of Life,* Cambridge: Cambridge University Press 2014.

18 University of Liverpool: »Study Finds Psychiatric Diagnosis to be ›Scientifically Meaningless‹«, *Medical Xpress,* 8.7.2019, medicalxpress.com/news/2019-07-psychiatric-diagnosis-scientifically-meaningless.html.

19 Donella H. Meadows: *Die Grenzen des Denkens. Wie wir sie mit System erkennen und überwinden können,* München: Oekom 2019, S. 189.

20 Vgl. Bregman: *Im Grunde gut,* a. a. O.

21 Ebenda, S. 356–379.

22 Charles Eisenstein: *Die schönere Welt, die unser Herz kennt, ist möglich,* München: Scorpio 2014, S. 139.

23 Meadows, a. a. O., S. 225.

24 Jordan Davidson: »Scientists Warn Worse Pandemics Are on the Way if We Don't Protect Nature«, EcoWatch, 27.4.2020, ecowatch.com/pandemics-environmental-destruction-2645854694.html.

25 Vgl. Eisenstein, a. a. O.

26 Meadows, a. a. O., S. 262.

27 Robert Bly: *Die dunklen Seiten des menschlichen Wesens,* Übers. Johannes Gottwald, München: Droemer Knaur 1993, S. 29–34; Neuausgabe: *Der Schatten. Die dunklen Seiten des menschlichen Wesens,* Wasserburg am Inn: Eagle Books 2018.

28 Michael und Annie Mithoefer, unveröffentlichter Bericht.

29 Kathryn Jepsen: »Real Talk: Everything Is Made of Fields«, *Symmetry,* 18.7.2013, symmetrymagazine.org/article/july-2013/real-talk-everything-is-made-of-fields.

30 Tam Hunt: »The Hippies Were Right: It's All about Vibrations, Man!«, *Scientific American,* 5.12.2018, blogs.scientificamerican.com/observations/the-hippies-were-right-its-all-about-vibrations-man.

31 Vgl. Jenna Riemersma: *Altogether You. Experiencing Personal and Spiritual Transformation with Internal Family Systems Therapy,* Marietta, GA: Pivotal Press 2020; Mary Steege und Richard Schwartz: *The Spirit-Led Life. A Christian Encounter with Internal Family Systems,* Scotts Valley, CA: Createspace 2010.

32 Eisenstein, a. a. O., S. 62.

33 Mitteilung von Ethan an den Autor, 26.6.2020.

34 Wendell Berry: *The Unsettling of America. Culture and Agriculture,* San Francisco: Avon Books 1978.

35 Jean Houston: *A Mythic Life. Learning to Live Our Greater Story,* San Francisco: Harper 1996.

36 Abraham Maslow: *Motivation und Persönlichkeit,* Übers. Paul Kruntorad, Reinbek bei Hamburg: Rowohlt 1999 (1. Aufl. 1981), S. 73 f.

37 Scott Barry Kaufman: *Transcend. The New Science of Self-Actualization,* New York: Penguin Random House 2020, S. 117.

38 Dan Siegel: *Gewahr sein. Was es heißt, präsent zu sein,* Übers. Richard Reschika, Freiburg im Breisgau: Arbor 2020, S. 26 f.

39 Eisenstein, a. a. O., S. 81.

40 Ebenda, S. 113.

41 David T. Dellinger: *Revolutionary Nonviolence.* Essays by Dave Dellinger, Indianapolis: Bobbs-Merrill 1970.

42 Robert Greenleaf: *Servant Leadership,* Mahwah, NJ: Paulist Press 1991, S. 13 f.

43 Vgl. zum Beispiel Mihály Csíkszentmihályi: *Flow. Das Geheimnis des Glücks,* Übers. Annette Charpentier, Stuttgart: Klett-Cotta 2017.

44 Alice Walker: *Die Farbe Lila,* Übers. Helga Pfetsch, Deutscher Bücherbund: Stuttgart/München 1987 (urspr. Reinbek bei Hamburg: Rowohlt 1984), S. 167 f.

45 Steve Taylor: *Waking From Sleep. Why Awakening Experiences Occur and How to Make Them Permanent,* Carlsbad, CA: Hay House 2010.

46 Mary Cosimano: »Love: The Nature of Our True Self: My Experience as a Guide in the Johns Hopkins Psilocybin Research Project«, *MAPS Bulletin Annual Report 24,* Nr. 3, Winter 2014, S. 39 ff., maps.org/news-letters/v24n3/v24n3_p39-41.pdf.

47 Alex Lickerman und Ash ElDifrawi: *The Ten Worlds.* The New Psychology of Happiness, Deerfield Beach, FL: Health Communications 2018, S. 296.

48 Ken Wilber: *The Essential Ken Wilber. An Introductory Reader,* Boston, MA: Shambhala 1998, S. 179.

49 Scott Barry Kaufman: »What Would Happen If Everyone Truly Believed Everything Is One?«, *Beautiful Minds* (Blog), Scientific American, 8.10.2018, blogs.scientificamerican.com/beautiful-minds/what-would-happen-if-everyone-truly-believed-everything-is-one.

50 De La Rosa, a. a. O., Einleitung.

51 Nancy Shadick et al.: »A Randomized Controlled Trial of an Internal Family Systems-Based Psychotherapeutic Intervention on Outcomes in Rheumatoid Arthritis: A Proof-of-Concept Study«, *Journal of Rheumatology* 40, Nr. 11, November 2013, S. 1831–1841, doi.org/10.3899/jrheum.121465.

ZUM AUTOR

Richard C. Schwartz ist der Begründer des IFS-Ansatzes. Er entwickelte dieses effektive, evidenzbasierte therapeutische Modell Ende der 90er-Jahre des letzten Jahrhunderts und schuf damit einen Ansatz, der die Arbeit mit Persönlichkeitsanteilen bereicherte. Das von ihm gegründete IFS Institute bietet Ausbildungen und Workshops sowohl für die berufliche Fortbildung als auch zur Selbsterfahrung.

www.ifs-institute.com

WEITERE LITERATUR AUS DEM ARBOR VERLAG

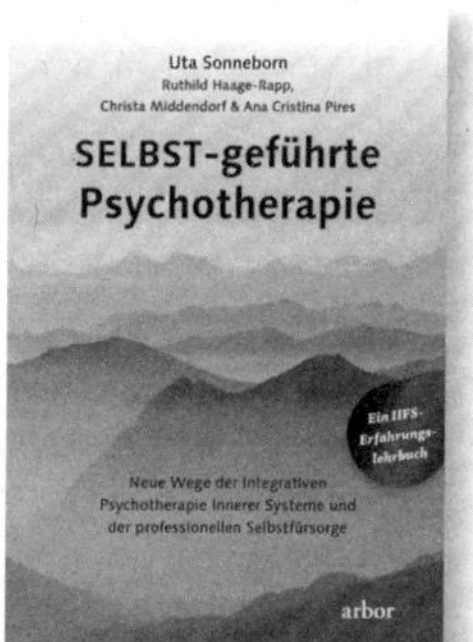

UTA SONNEBORN

(mit Beiträgen von Ruthild Haage-Rapp, Christa Middendorf & Ana Cristina Pires)

SELBST-geführte Psychotherapie

Neue Wege der Integrativen Psychotherapie Innerer Systeme und der professionellen Selbstfürsorge

Dieses Erfahrungslehrbuch beschreibt die Grundlagen der integrativen IFS (IIFS), macht Sie mit dem SELBST-Begriff vertraut, skizziert ausführlich die Beziehung zwischen SELBST und Teilen und beleuchtet mögliche Anwendungsgebiete in der Psychotherapie wie den Umgang mit Scham, die Psychoonkologie und Trauma-Therapie. Zudem enthält es viele Übungen, Meditationen und Beispiele.

Ein **IIFS-** Erfahrungslehrbuch

ISBN 978-3-86781-295-5

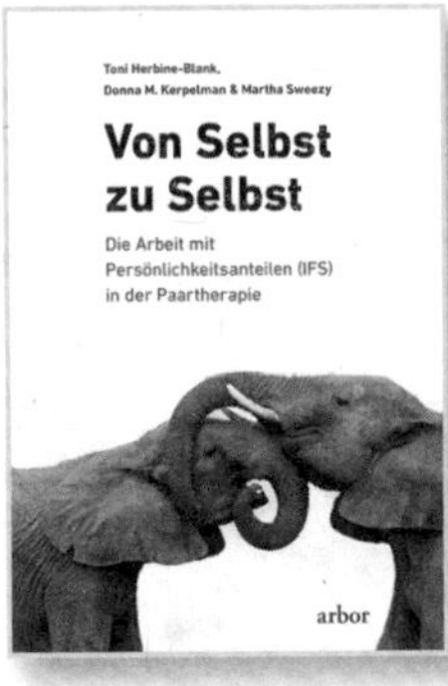

TONI HERBINE-BLANK,
DONNA M. KERPELMAN & MARTHA SWEEZY

Von Selbst zu Selbst

Toni Herbine-Blank hat auf der Basis der IFS-Therapie eine neue Art der Paartherapie entwickelt: Intimacy from the Inside Out (IFIO). Mit ihr können Paare darin unterstützt werden, zu verstehen, wie sie frühe seelische Verletzungen auf den oder die andere projizieren, und sich dann bedroht, frustriert und wütend fühlen. Indem sie lernen, diese alten Verletzungen zu heilen und ihre essenziellen Bedürfnisse zu äußern, kann es ihnen gelingen, verständnisvoll miteinander zu kommunizicren und sich sicher, verbunden und geliebt zu fühlen.

Ein hervorragender Leitfaden, um mit Persönlichkeitsanteilen in der Paartherapie zu arbeiten – mit eleganten Fallbeispielen und klaren Anleitungen.

ISBN 978-3-86781-263-4

Die Arbeit mit Persönlichkeitsanteilen in der **Paartherapie**

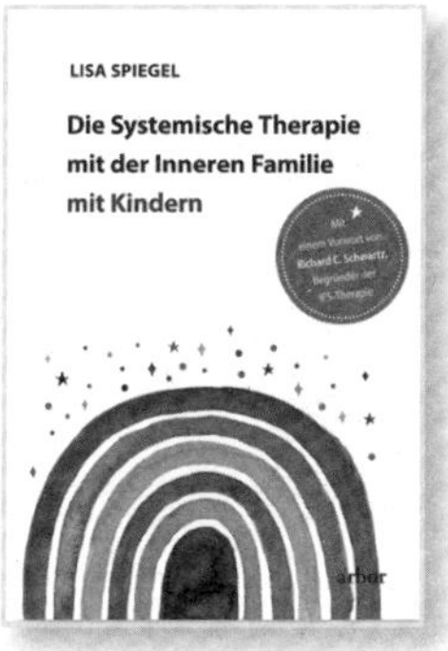

Mit einem Vorwort von **Richard C. Schwartz**

LISA SPIEGEL

Die Systemische Therapie mit der Inneren Familie mit Kindern

Dieses Buch beschreibt erstmals ausführlich, wie IFS in der Therapie mit Kindern eingesetzt werden kann.

Es erklärt Schritt für Schritt, wie der IFS-Prozess vor sich geht, und illustriert mit zahlreichen Fallbeispielen das Heilpotenzial dieser Methode. Mit dieser Anleitung können sich alle, die therapeutisch mit Kindern arbeiten, mit IFS vertraut machen oder ihr Verständnis vertiefen.

ISBN 978-3-86781-261-0